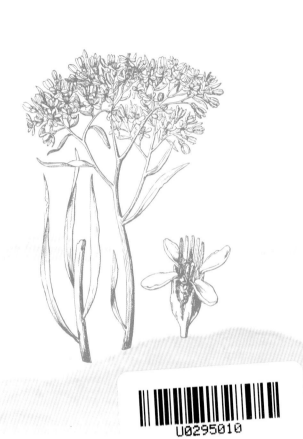

郭剑华 著

筋伤证治精要

刘渝松　马善治　郭　亮　｜　整理
涂燕兵　吴春宝

人民卫生出版社

图书在版编目（CIP）数据

筋伤证治精要 / 郭剑华著 . —北京：人民卫生出
版社，2018
ISBN 978-7-117-27865-2

Ⅰ.①筋… Ⅱ.①郭… Ⅲ.①筋膜疾病 – 中医治疗法
Ⅳ.① R274.3

中国版本图书馆 CIP 数据核字（2018）第 293600 号

| 人卫智网 | www.ipmph.com | 医学教育、学术、考试、健康，购书智慧智能综合服务平台 |
| 人卫官网 | www.pmph.com | 人卫官方资讯发布平台 |

筋伤证治精要

著　　者：郭剑华
出版发行：人民卫生出版社（中继线 010-59780011）
地　　址：北京市朝阳区潘家园南里 19 号
邮　　编：100021
E - mail：pmph @ pmph.com
购书热线：010-59787592　010-59787584　010-65264830
印　　刷：河北新华第一印刷有限责任公司
经　　销：新华书店
开　　本：710×1000　1/16　印张：14　插页：2
字　　数：237 千字
版　　次：2019 年 1 月第 1 版　2020 年 11 月第 1 版第 3 次印刷
标准书号：ISBN 978-7-117-27865-2
定　　价：48.00 元

打击盗版举报电话：010-59787491　E-mail：WQ @ pmph.com
（凡属印装质量问题请与本社市场营销中心联系退换）

兼众学与术

国手精于诚

精诚

为王辉武先生题属 岁在乙未
重校之日 桥井淳志志
橘轩

首届全国名中医
重庆医科大学教授
王辉武

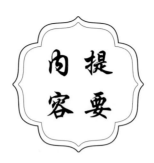

内容提要

　　本书记录了全国名中医郭剑华行医 53 年以来的临床经验总结。全书分为学术经验、优化方案、专病专方、精选医案等四章，全书搜罗广泛、条理清楚、按语精当、实用性强。不仅比较全面地展现了郭剑华在筋伤疾病方面的诊疗经验，而且充分反映了郭剑华主张"外病内治，内外兼顾"的"中医综合治疗筋伤疾病"学术观点，突出了"筋伤顽疾、病证结合、广开治路、防治并重、提高疗效"的学术思想。在字里行间，传递行医做人的真谛，透视传道授业的精髓，展现传承创新的造诣，突出综合疗法的特色，可供同道们借鉴参考。

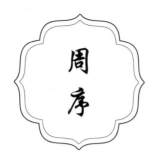

周序

　　郭剑华先生为川南郭氏医家第六代传人，自幼在药香中长大，目睹先辈悬壶济世、治病救人风采，誓怀救世之心，秉超悟之哲，踏国医之门，行岐黄之道，创综合之术。剑华先生涉足杏林 50 余载，挚爱中医，嗜学不厌，研理务精，术业精进，德医双馨，造诣深厚。尤其在筋伤疾病诊治方面，传承祖上"药内药外结合"思想，主张"疑难病症、内外兼顾、杂合而治"原则，创立"中医综合治疗筋伤疾病"学术观点，在针刺、灸法、推拿、方药等方面独具匠心和技法，形成"筋伤顽疾、病证结合、广开治路、防治并重、提高疗效"的学术思想，对诊疗筋伤疾患力专效宏。

　　余与剑华先生因中医而结识，又因中医而挚交，今得先生垂爱，为其新书作序，备感荣幸。本书从学术经验、优化方案、专病专方、精选医案四个方面较为全面地论述了先生研究与诊治筋伤疾病的学术思想和经验。首先学术经验篇阐述先生博览群书，熟读经典，尤对《内经》之养生观和非药物疗法甚为推崇，以溯其学术精髓的源泉，并展其中医功底的深厚。专病专方篇述其博采众方，训古不泥，既重视古方筛选，又锐意创新验方，所创新方，专病专治，疗效显著，影响深远；全书贯穿"善临症者，功夫在药外"，"未病先防、重视养生"思想，彰显其服务为民，医泽广被的精神。优化方案、精选医案各篇，其言精而奥，其法简而详，凭理、法、方、药、术彰显其"筋伤顽疾、病症结合、法当综合、防治并重"的思想与经验，突出中医非药物疗法与中药内服外用综合治疗的特色与优势，对后之习医业医者，既可按图索骥，又可推而行之。

郭剑华先生集学者、名医于一身，学术建树颇多，他既是一位志存岐黄、博学多才、治学严谨的知名学者，又是一位医术精湛、多闻博识、勇于创新的中医名家，为中医学术发展作出了突出贡献。在《筋伤证治精要》出版之际是为序。

中华中医药学会常务理事

全国老中医药专家学术经验指导老师

全国名老中医传承工作室指导老师

重庆市中医药学会会长

周天寒

2017 年 3 月 6 日于山城

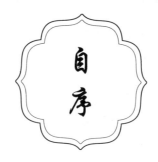

自序

一、家学渊源

我出生于中医世家，自幼在药香中长大，据祖上传下的家谱记载，我曾祖父的祖父郭熙成于清咸丰年间在川南开办"郭氏福善堂"悬壶，距今已200年历史，我应是郭氏医家第六代传人。我从能记事时起，目睹了先辈们治病救人的风采，给我幼小心灵打下了深深的烙印。祖父及叔辈中业医者甚多，祖父有兄妹6人，其中4人皆谙医道，分别在荣县、威远等地开办"博济生""治安堂"医馆，广治民病，享誉川南。祖父郭绍卿排行老二，人称"郭二老师"，12岁学古文之余，常为祖父、父亲抄写中医典籍，口诵心记，渐有所悟，对《内经》《伤寒杂病论》《神农本草经》皆深研细讨，时受父辈点拨，遂入国医之门。14岁随父出诊，经父精心传授，面询解惑，平时抄录整理医案，博览医籍。17岁独立行医，善用经方疗疾，专攻疑难杂症，医道日趋成熟，临证开方药味少而效高，每起沉疴，享誉川南。四祖父郭懋威除熟读中医经典外，对《幼幼集成》《傅青主女科》《小儿药证直诀》及《审视瑶函》等医籍甚为推崇，长于治疗妇科、儿科、眼科病症，为四川荣县名老中医。五祖父郭显威除精内科杂症外，长于外科，精于膏、丹、丸、散的炼制，对疮疡肿毒外科痼疾疗效极佳，为四川威远县名老中医。对我影响最大的是姑婆郭贞卿，她毕业于成都国医学院，得良师李斯炽、邓绍先等先辈的器重，擅长用中药、针灸、点穴、砭木等综合治疗内、妇、儿科疑难病症，因疗效卓越而盛名四川，为蜀中女名医。著有《郭贞卿医论集》《秉烛医话》等。姑婆常教导我们："一个好的中医师，不仅要有深厚的中医基本功和药内功夫，还应具备一定的药外功夫，只有两种功夫的有机结合，治疗疾病才会有好的疗效。"姑婆的学术思想，直接影响着我的临床思维，对我以后从事筋伤病症的综合治疗，充分发挥中医药内和药外疗法的优势，提高临床疗效起到了极大的指导作用。

二、读书感悟

我于1960年初中毕业，考入泸州医学专科学校首届中医专业班学习，终于实现学中医的理想。担任中医专业课的老师们，都是来自川南地区的著名中医临床家，如张君斗、汪新象、赵时珍等，他们熟读经典、忠于临床、经验丰富。老师对我们要求格外严格，希望学生"刻苦学习、认真读书，莫负青春好年华，应像忠山挺拔的大树一样成有用之才。"

在校学习中，首先接触的课程是陈修园的《医学实在易》《时方妙用》《时方歌括》《长沙方歌括》，对这些方歌括是一定要牢记的。在学习《内经》《伤寒论》《金匮要略》《温病条辨》时，老师要求更加严格，不仅要我们熟读，而且对重要条文必须熟背。我在班上年龄最小，坐第一排，老师经常提问叫我回答，有时背错一段经文或背落一个字，都会受到严厉批评。老师告诉我们："经典医籍是中医的根基，是中医的精华所在，只有学好经典，在今后临床时才会按经典的思维去辨证论治，才能为民治病，如果现在不学好经典，今后会先天不足，根基不稳，半途而废。"在老师的严格监督下，我熟背了《内经辑要》《伤寒论》《金匮要略》《温病条辨》。学习了《内经》使我在临床中有坚实的中医诊治疾病的基础，更重要的是教会了我能用《内经》天人合一、辨证论治的思维方法去诊治疾病，去创造和蔼的治疗环境。熟背了《伤寒论》《金匮要略》，使我在临床中逐步地悟出了怎样用辨证论治思想去处理复杂的疾病信息，怎样用辨证论治的思想通过理、法、方、药的紧密结合去治疗疾病。熟背了《温病条辨》，使我在临床实践中深刻地体会到吴鞠通在诊治温病过程中的整体观、动态观及理法方药一致的思维方法。学习针灸，赵时珍老师不仅要求我们熟记十二经脉、奇经八脉的循行路线，还必须熟记每条经脉中所分布的主要穴位及每个穴位的功用主治，掌握针灸补泻方法和技巧，并在自己身上反复练习扎针运针。由于基本功扎实，在以后临床中能熟练地配合针灸治疗，疗效显著提高。

三、拜师取经

学校毕业后，我跟师县内的五大名老中医学习，除学习整理每位老师独到的临床经验外，还在老师们的指导下，精读了叶天士的《外感温热篇》，使我更加理解了温病的发生、发展的规律。学习了张锡纯的《医学衷中参西录》、王清任的《医林改错》等医籍，在临床论治疾病中拓宽了视野，进一步掌握了辨证论治的方法和技巧。老师们的训古不泥、传承创新的思想激励我在业医的道路上忠于临床，注重疗效。

我很感谢我的姑婆郭贞卿，是她的药内与药外功夫相结合的学术思想指导我在治疗筋伤疾病以及疑难病症中走综合治疗之路。综合疗法不仅突出了中医以人为本的治疗特色，还使医患之间关系和谐，对提高临床疗效大有帮助。

四、证治体验

（一）融汇古今，创制新方

临床五十余年学习张锡纯、王清任传承创新精神，创立了内治法专病专方专药，总结出了颈椎病、腰椎间盘突出症、膝骨关节炎、肩周炎等常见病的病因病机，并拟定了颈舒汤、腰舒汤、膝舒汤、肩舒汤等专病专方，取得良好的疗效。

颈椎病存在共同的病因病机，即寒、痰、瘀、虚四者杂合致病，归纳为寒湿痹阻、痰瘀阻络、气血不足、肝肾亏虚四型，拟定了以补益气血、滋补肝肾，祛风散寒、化痰通络为治疗原则的颈舒汤。药用：葛根15g，当归15g，桂枝10g，白术12g，黄芪30g，狗脊20g，茯苓20g，白芍15g，全蝎粉5g（装胶囊吞服），炙甘草6g。寒湿痹阻者加羌活、独活、汉防己，痰瘀阻络者加法夏、陈皮、红花、桃仁、丹参，气血不足者加党参、熟地；肝肾亏虚者加山药、山茱萸，偏于阴虚者加龟板、菟丝子、女贞子，偏于阳虚者加鹿角胶、肉桂、苁蓉。

腰椎间盘突出症的病因病机主要为"伤、痹、瘀、虚"，其中以虚为本，伤、痹为标，瘀血贯穿病程的始终。分为风湿痹阻、寒湿痹阻、湿热痹阻、气滞血瘀、气血两虚、肝肾不足六型，拟定以补肝肾、益气血、祛寒湿、通经络为治则的腰舒汤。药用：桑寄生20g，狗脊20g，党参15g，当归15g，熟地黄15g，丹参15g，川牛膝20g，全蝎粉5g（装胶囊吞服），制川乌10g（先煎1小时以上）。风湿痹阻者加羌活、独活、防风、秦艽，寒湿痹阻者加肉桂、鹿角胶、细辛，湿热痹阻者去川乌，加苍术、黄柏、栀子、泽泻、木通、薏苡仁、茵陈，气滞血瘀者加桃仁、红花、甲珠、川芎，气血两虚者加黄芪、枸杞、怀山药、鹿衔草，肝肾不足者加杜仲、怀山药，偏于肾阳虚者加肉苁蓉、淫羊藿、仙茅，偏于肾阴虚者去川乌加山茱萸、女贞子、墨旱莲、龟板。

膝骨关节炎的病因病机为本虚（肝肾亏虚、气血失调）标实（风寒湿阻、痰瘀内停、外伤劳损），并分为瘀血留滞、气虚湿阻、湿热壅盛、肝肾不足四型，拟定了以补肝肾、调气血、通经络、祛寒湿为治则的膝舒汤，药用：狗脊20g，熟地黄15g，当归15g，党参15g，土鳖虫10g，鳖甲15g，独活 10g，威灵仙 10g，川牛膝 15g。瘀血留滞加三棱、莪术，气虚湿阻加黄芪、薏苡仁、泽泻，湿热壅盛加黄柏、苍术、土苓，肝肾不足加枸杞、川续断、淫羊藿。

肩关节周围炎病机为气血亏虚，外受风寒湿，筋脉失养。治疗原则为祛风散寒，养血通络。拟定了肩舒汤，药用：桂枝 12g，羌活 10g，防风 10g，当归 15g，白芍 15g，川芎 10g，桑枝 20g，葛根 15g，甘草 10g。风寒湿阻型加细辛、苍术、独活，瘀血阻滞型加桃仁、红花，气血亏虚型加黄芪、党参、熟地黄，疼痛较甚者加乳香、没药。

以上专病专方随证加减的灵活运用，在临床中收到较佳疗效。并成为重庆市卫生局科研项目，课题完成后申报为医院制剂的有颈舒胶囊、腰舒胶囊、膝舒胶囊。肩舒胶囊科研即将完成，正为申报医院制剂作好前期工作。

（二）专病顽疾，法推综合

许多筋伤疾病的治疗，单一的疗法已不能满足临床的需要，采用内外结合、药物治疗与非药物治疗相结合的综合疗法特色突出，疗效明显。在临床中，我深入研究了软伤疾病的病因、病机及病理变化，总结出软伤疾病中医综合治疗经验，制定出具体化、步骤化的专病专治的治疗方案，其中颈椎病、腰椎间盘突出症、膝骨关节炎的综合治疗方案已成为国家中医药管理局"十一五"重点专科（专病）建设项目。

1. 五步法治疗腰椎间盘突出症

第一步：针刺通络镇痛法。此法是根据患者疼痛点及疼痛放射走向选用穴位，配患侧的秩边、环跳、承扶等穴。第二步：推拿舒筋解痉法。在针刺法完成后进行。要求在推拿过程中病者入静，全身放松，呼吸调匀，细心体会医生的手法。医者应全神贯注，聚精会神，从丹田运气，催力到双臂，通过肩部、肘部到双手为患者施以滚推法、点穴法。第三步：整复松粘矫正法。在临床中可根据病情、年龄、体质酌情选用。主要采用叠掌振颤法、旋转仰搬法、仰卧牵拉法、侧卧斜搬法。第四步：中药内服调理法。内服自拟腰舒汤加减，水煎取汁分 3 次服，日 1 剂，10 剂为一疗程。第五步：体疗恢复功能法。此法始终贯穿于治疗、康复、预防复发的全过程。另外，可根据病情、体质、年龄选择体疗方法，主要包括燕式运动、桥式运动、仰卧起坐运动、力托千斤运动、体疗恢复功能法。2006 年 1 月至 2007 年 12 月，两年中采用五步法治疗腰椎间盘突出症 526 例，其中痊愈 365 例，好转 146 例，未愈 15 例，总有效率达 97.14%。

2. 六步法治疗颈椎病

第一步：牵引活血解痉法。牵引第 1、2 次时重量为 3~5kg，以后逐渐加重牵引量，最多不超过 10kg，每日 1~2 次，每次 20~30 分钟。第二步：针刺通络镇痛法。各型颈椎病均可选颈椎两旁的疼痛点、圆形或条索状阳性反应点，以及风池、大椎、翳风、肩井、曲池、中渚、合谷穴（以上主穴可分组交替使用）。神经根型可配合患侧大杼、肩髃、肩贞、手三里、列缺等穴；椎动脉型可配角孙、百会、太阳、印堂、内关、神门、太冲、三阴交、足三里等穴；交感神经型可配太阳、睛明（可深刺 1~1.5 寸，进针和留针时不捻针，出针后应立即紧压进针孔 1 分钟左右，以防出血）、球后（方法同睛明）、内关、足三里、三阴交、太冲等穴。第三步：TDP 温经散寒法。在针刺过程中，同时用 TDP 辐射颈肩部，辐射头与皮肤之间距离约 30~40cm，以患者感温热舒适为度，时间与针刺相同。第四步：按摩松粘纠偏法。要求患者在入静的状态下接受按摩，细心体会医生之手法。医生应全神贯注，从丹田运气并催力到双手，施以揉捏法、点按法、滚推法、椎间关节松解法、抖动肩关节法、推前额法、仰卧手牵旋转法。第五步：练功巩固疗效法。此法始终贯穿于治疗、康复的全过程。可根据病情、体质、年龄选择望月法、探海法、环顾法、旋转法、摩颈法。第六步：内服中药调理法。采用颈舒汤加减，水煎取汁分 3 次服，每日 3 剂，10 剂为一疗程。2006 年 1 月至 2007 年 12 月，两年中采用六步法治疗颈椎病 387 例，其中痊愈 257 例，好转 109 例，未愈

21 例，总有效率达 94.57%。

3. 四步法治疗膝骨关节炎

第一步：膝五针通络镇痛法。选取内外膝眼、鹤顶、血海、阳陵泉五个腧穴，在常规消毒后，选取 1.5~2 寸的一次性无菌性毫针，进针后使患者有酸麻胀重感，配合电针治疗仪疏密波刺激，同时用 TDP 照射患膝。第二步：推拿松粘解痉法。患者仰卧，全身放松，配合术者操作。要求医生手法轻快、柔和、深透，力量由轻到重，切忌重手法。具体手法为点揉腧穴、滚揉捏膝周、推揉提髌骨、牵下肢、伸屈膝关节。第三步：中药熏洗活血消肿法。采用自拟膝关节熏洗经验方，药用川牛膝 15g，乳香 6g，没药 6g，海桐皮 15g，红花 10g，伸筋草 15g，透骨草 15g，土茯苓 15g，桂枝 10g，鸡血藤 15g，防风 10g，威灵仙 10g。伴发滑膜炎积液者加木通 30g，泽泻 30g，五加皮 30g。诸药置于盆中，加水 1500~2000ml 煎沸 20~30 分钟，将患肢放在盆口上方高于药液 30cm 左右，并在膝关节处盖上毛巾，熏蒸 10~15 分钟（注意防止烫伤），待药液温度在 60℃ 左右时，将患膝放入盆中浸洗，边洗边按摩膝关节，并做主动伸屈关节的运动至药液变凉。每日早、晚各熏洗 1 次，每日 1 剂，10 剂为一疗程。第四步：功能锻炼巩固疗效法。膝关节功能锻炼的原则是以主动不负重的活动为主，练习关节活动，增强肌肉力量，以保持和改善关节活动范围，稳定关节的平衡力，巩固其疗效。具体方法为伸膝活动、屈膝活动、腘绳肌锻炼、股四头肌锻炼。2006 年 1 月至 2007 年 12 月，两年中采用四步法治疗膝关节退行性骨关节炎 213 例，其中痊愈 101 例，好转 86 例，未愈 26 例，总有效率达 87.79%。

（三）活血化瘀，因人而异

徐灵胎在《医学源流论·病同人异论》中说："天下有同此一病，而治此则效，治彼则不效，且不惟不效，而反有大害者，何也！则以病同而人异也。夫七情六淫之感不殊，而受感之人各殊，或气体有强弱，质性有阴阳，生长有南北，性格有刚柔，筋骨有坚脆，肢体有劳逸，年力有老少，奉养有膏粱藜藿之殊，心境有忧劳和乐之别，更加天时有寒暖之不同，受病有深浅之各异，一概施治，则病情虽中，而于人之气体迥乎相反，则利害亦相反矣。"按徐氏这段论述，活血化瘀药物进入人体是否也会出现这样的现象呢？结论应该是肯定的。如果在临床运用活血祛瘀药物去治疗瘀血证时，倘若不注意"人异"，则有可能走向愿望的反面。目前临床和实验研究告诉我们，要谈论药物的作用，就不能离开患者自稳失调和抗病能力的具体情况，也就是说，不能离开正邪强弱、气血盛衰、阴阳消长等变化，否则就只能是纸上谈兵、按图索骥。比如跌打损伤，《灵枢·邪气脏腑病形》说："有所堕坠，恶血留内。"在论治上，《素问·至真要大论》说："坚者削之，结者散之，留者攻之。"《伤科秘要》说："瘀血停滞或积于脏腑者，宜攻利之，先逐其瘀，而后和营止痛，自无不效。"后世宗此甚多，临床中活血祛瘀法确为治疗跌仆损伤所致瘀血的常法，但当患者脾胃之清气不升，或血虚，或气亏，或肾气不足时，则每每不能取效，反而加重病情。此时就应当根据病情治以升阳益气、调理气血，或补益肝肾为主、辅以活血化瘀之法。又如肺心病感染期，气喘气急，舌质紫黯，口唇发绀，且病程较长，确有久病入络之势，如血象偏高用清热解毒、泻肺平喘利尿之剂，感染往往能迅速控制，瘀血症状也能消失。如以祛瘀为主，则有可能造成血去气脱的恶果。再如治疗冠心病时不应单用活血祛瘀法，而须攻补兼施，扶正祛邪，缓缓图治，以防欲速不达。

近年来，一见瘀血便以活血为主的治法日渐盛行，但这往往与辨证施治的精神相悖。产生和影响瘀血的因素是多方面的，因此不能一见瘀血都治以活血祛瘀。我曾经学习整理过郭贞卿老中医的经验，体会到对瘀血证应当广开治路，并得出结论——见瘀休贸然祛瘀。

（四）取穴精练，补泻有度

针刺取穴力求精练，制定针刺处方时应做到穴位优化组合，少则两穴、多则六穴。其次要在针刺补泻中掌握一定的度，对疾病的针刺治疗，应做到辨证准确，要从疾病的病因、病机，患者的体质、心理素质诸方面综合考虑，再制定处方配穴和手法补泻。做到刺激轻重合适、进针深浅恰当及针刺方向准确，方能有较佳疗效。元·滑寿《难经本义》指出："营为阴，卫为阳，营行脉中，卫行脉外，各有所浅深也，用针之道亦然。针阳，必卧针而刺之者，以阳气轻浮，过之恐伤于营也。刺阴者，先以左手按所刺之穴，良久，令气散乃内针，不然，则伤卫气也。"说明针刺的深浅、手法均会影响针刺的效果。针刺的轻重也同样重要，如同为坐骨神经痛，因单纯性坐骨神经炎引起者多正实邪实，用强刺激的泻法，重泻则痛止；如系腰椎间盘突出症日久压迫坐骨神经所致者多正虚邪实，稍重刺即会正气受伤反致疼痛增剧，用补法则痛消。因此，同此一症，针刺手法不同，疗效迥异。筋伤疾病症状表现大多虚证不明显，致许多医生在针刺治疗时喜欢用泻法或平补平泻手法。我在长期临床实践中发现筋伤疾病多为劳损性病症，病程较长，久病多虚、多瘀，灵活运用补法往往疗效极佳。

对虚实夹杂、正虚邪盛的患者，以补泻兼施、先补后泻的方法：准确取穴，迅速进针，插至一定深度，当患者出现酸麻胀或循经传导感觉时，将针尖顶住该点，名曰守气；然后上下提插，由深至浅，即"动而伸之"的手法，徐徐提至浅层，留针15分钟，每隔5分钟施补法行针一次，出针时揉按针孔。对某些痛症，病程短，或者久病痛处固定不移的筋伤病患者，无论病势轻重，可用快针疗法。找准穴位快速进针，提插捻转行泻法，使局部产生酸麻胀感，并向周围传导；若气感不明显，可用滞针法，即单向（顺时针）捻转，直至不动时向上提3~5秒，以患者局部酸胀能耐受为度，持续行针30~60秒，然后摇大针孔，快速出针。出针后不按压针孔，再加拔罐治疗，以助邪气外出，正所谓"迎之随之，以意和之，针道毕矣"。

（五）针灸并用，互补增效

灸疗是针灸学的重要组成部分。《灵枢·官能》指出"针所不为，灸之所宜"。唐朝医家王焘在《外台秘要》中有"至于火艾，特有奇能，虽曰针、汤、散，皆所不及，灸为其重要"。说明灸疗在我国古代十分盛行，它不仅能治疗多种疾病，而且对许多用针、汤药、散剂均不能取效的痼疾，用灸疗能收到奇效。

传统灸法种类繁多，但在治疗过程中需人扶持施灸，操作费时费力，稍不留意便会灼伤肌肤、烧坏衣物，极不安全。针灸师在临床中不便使用，患者也畏惧灸疗，导致当前在针灸治疗中"重针轻灸"的情况，影响了灸疗的研究与发展。我除研制出能克服以上不足的"多用灸具"和"神农塔灸"灸具外，在临床中还要灵活运用灸法，充分发挥针与灸的协同治疗作用，做到疗效互补。对筋伤疾病我喜用温针灸治疗，这种针灸方法是针与灸有机的结合，对治疗各种寒证、虚证和痛证均有较佳的疗效。利用温针灸治疗筋伤疾病，不仅能发挥二者的双重作用，而且能在刺激穴位、调节经气、平衡阴阳的同时，使热力透达病变深部，可收到疏通经络、温经散寒、活血止痛的疗效。灸疗用于颈椎病、腰椎间盘突出症、膝骨关节炎、肩周炎等所表现的冷痛、剧痛确有良效。我往往还将电针、温针并用，可明显提高疗效。

（六）推拿手法，注重技巧

推拿在长时间的演变过程中，派别众多、手法林立。临证中让我深刻地体会到"任何手法皆从心而出，即心为手之主，手为心之使"。

入静放松、意识推拿。所谓入静放松就是要求医者与患者要密切配合，相互信任，医者要专心致志、精心施术，患者心情要放松。同时还应给患者选择恰当的治疗体位，让患者细心体会医生的手法，任何分散精力和注意力的内、外因素皆要排除。所谓意识推拿，是在医者与患者入静放松的前提下产生，医者在施手法时，要善于调动丹田之气上行于双手臂及指掌，此时双手会有发热发胀感，哪怕是轻轻施法，其力量的渗透也会很强，而且患者会有较强的温热感。患者在放松入静的情况下接受医者的治疗，细心体会医者的手法，两心相静、手与肌肤相触，其信息会犹如电磁波一样的同步共振。此时，医者之手不仅接触了患者的肌肤，而更是犹如触及了患者的灵魂，此时患者很容易读懂医者的手法语言。因此，意识推拿在临床中有其独特的内涵及显著的效果。

因人而异、突出特色。我国北方人天性粗犷、形体高大、皮坚肉厚，医者在治病中喜用大刀阔斧、刚劲有力的重手法推拿；而南方人体格较北方人弱小，医者善用轻柔和缓、舒适有度的轻手法推拿。因此，在长期的临床实践中产生了北派和南派。我在临床中，巧妙地将南北手法结合，柔中带刚、刚中有柔、刚柔相济，不管对体质相对瘦弱的南方人还是壮实的北方人，不论是中青年还是老年人，均力至病所，恰到好处。在治疗前，需要了解患者的体质、心理、职业、生活环境等，并从中摸索出个体差异，从而制定出治疗法则，然后施用不同的手法，方能直达病所，让患者在舒适有度的治疗中得以康复。

抓住重点、巧用手法。在推拿手法中要求首先抓住疾病反映于体表的重点，要达到"手上长眼睛"的境界，要善于用双手在患者身上捕捉出细小的阳性反应点，以及皮肤、筋腱、肌肉的软硬度变化，从这些阳性反应点或软组织的软硬度变化可反映出疼痛点和病变所在。当找准了阳性点后，不能立即在这些阳性点上施手法，应将病变的四周软组织放松，只有在放松的基础上才能对阳性点施以点、揉、弹、拨等松粘解痉法，以避免重伤软组织。在给重点部位施手法时，要注重一个"巧"字，要合理的利用力学原理，做到以四两拨千斤。其次，各部位的肌肉有厚薄之别、关节连接有起伏之异、耐受力有强弱之差，不同的部位，必须重视手法的转换、手法连接的流畅和力量的变化。对于每日接受治疗的患者，手法平补平泻、以补法为主，以避免反复刺激而诱发局部炎症的扩散。

推拿手法，注意美学。医者用其双手，以优美的姿态，精心为病人施术，手法千变万化、从心而出，美不堪言。如果医者能在施法的过程中以美的姿态、美的手法、美的心灵去面对患者，让接受治疗的患者在施术中得到康复，候诊的患者得到启迪，患者家属得到放松，观察治疗的健康人得到美的享受。医者首先要加强自身素质的升华、心灵的净化，有美的心灵才会有美的一切。推拿医师以干净的着装、振作的精神、敏捷的思维、逻辑的言谈、优美的姿态、舞蹈般的手法展现在治疗过程中，将会形成医患之间相互信任的共振，从而增强治疗效果。其次，还应有扎实的中医基本功和对此项工作的热爱与敬业。要熟悉各种单一手法和复合型手法，每种手法分解后好比由舞蹈动作再配合美妙的音乐，能表现出推拿手法均匀、和缓、有力、有节的四要素。施以手法时要用心思考，心灵手方巧，让千变万化的手法，从医者的心灵深处展现出来。正如《医宗金鉴·正骨心法要旨》中所说的"一旦临证，机触于外，巧生于内，手随心转，法从手出"。

（七）筋伤疾病，重在防治

《素问·四气调神大论》云："圣人不治已病治未病，不治已乱治未乱……夫病已成而后药之，乱已成而后治之，譬犹渴而穿井，斗而铸锥，不亦晚乎！""治未病"包含了"未病先防"与"既病防变"的两层含义。对治疗筋伤疾病同样要注意"治未病"。如颈椎病最常见的症状便是颈项疼痛，最常见的病因是长期从事屈颈位工作的人群，例如教师、医生、办公人员、缝纫工等长期伏案的人或长期睡高枕头的人。而这些患病人群中绝大多数均不同程度地疏于运动与锻炼，使得颈项生理弧度长期反向改变，颈项后群肌长时间过度牵拉，经久使颈椎、周围韧带、肌肉劳损，从而发生颈椎病。如能平时就注意自己工作、生活中的姿势，时常参加有益的锻炼，便会减缓甚至减少颈椎病的发生，这就是"未病先防"。颈椎病患者，多数会出现腰痛这一症状，其原因是颈椎的不稳定因素直接影响整个脊柱，人体自身为了调整并缓解颈椎的不稳定，并以胸腰椎作以相应的代偿，久而久之，当腰椎失去代偿能力时即会出现疼痛症状。如果在治疗颈椎病的同时，针对性地用手法放松腰部，调整整个脊柱的顺应性，将会避免腰痛一症的出现，这就是"既病防变"。

　　医生在诊断和治疗的同时，应耐心细致地为患者讲解疾病的相关知识，普及中医"未病先防"之道。针对筋伤疾病容易复发，应告知患者日常生活中应"法于阴阳，和于术数，饮食有节，起居有常，不妄作劳"。除了指导患者饮食起居、生活劳作等正确的生活方式外，我编排了对颈、肩、腰、腿自我保健和功能锻炼方法，如颈椎自我按摩和保健操、腰椎自我按摩和保健操等。告知患者坚持正确的自我保健和功能锻炼，才是防止复发的良方。

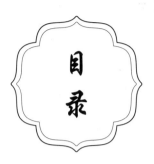

目录

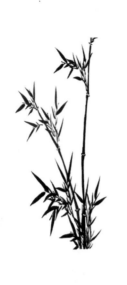

第一章 筋伤证治学术经验

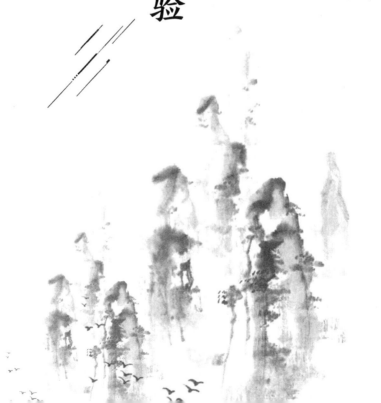

一、筋伤诊断用药经验

（一）诊治筋伤病，重视整体观

郭师曾说"在治疗筋伤疾病中，要充分重视整体观的原则，结合辨证论治的方法，才能获得较好的临床疗效。"所谓整体观，是指从全局考虑问题的观念，整体观，首先是指自然界本身是一个整体，人和其他的生命、生物都是其中的一部分。如果这个整体或某一部分受到损害，那么其他方面也将受到影响，整体则因之破坏。郭师从以下三方面认识整体观，第一，天人感应；第二，内外统一；第三，整体施治。

1. 天人感应

"天人感应"早在《易经》年代即有所记载。《易经·第三十一卦》"泽山咸"解释："象曰：咸，感也。柔上而刚下，二气感应以相与……天地感而万物化生……观其所感，而天地万物之情可见矣！"汉代大儒董仲舒吸收先秦之阴阳五行学说，并利用当时天文、历数、物候等自然科学的新成果构造出了"天人感应"学说。天人感应既包括了人与自然之间的关系，也包含人与社会之间的关系。中医在长期实践中，已经认识到自然界是人类生命的源泉。《素问·六节藏象论》说："天食人以五气，地食人以五味。气和而生，津液相成，神乃自生。"从这一认识出发，就能理解人与自然界存在非常密切的关系。也就是说，自然界的运动变化，直接或间接地影响人体，而人体对于这些影响，也必然相应地反映出不同的生理活动和病理变化。所以《灵枢·岁露》说："人与天地相参也，与日月相应也。"正值于此，郭师向来重视自然环境、气候对人体的影响，并指导临床辨证施治。以渝州患慢性筋伤、风湿性关节炎、骨性关节炎的患者为例，初春少雨却难见阳光，气温偏于阴冷，容易外感风寒而旧患复燃，郭师在用药时往往加入防风、羌活、桂枝之类以祛风温经散寒。仲夏季节闷热潮湿，多易表现为困重、乏力、酸痛之症，此时郭师用药则根据病位病势，在上加入杏仁、香薷以开宣肺气，在中加入藿香、佩兰以芳香醒脾，在下加入黄柏、泽泻以泻其肾浊。盛夏炎热，常贪凉好冷躲在空调房中或对着风扇度日，容易伤风感寒，郭师对此喜用拔罐、刮痧、艾灸等法驱除寒邪、温通经脉。秋季多雨之时而易感受寒湿之邪，郭师好在方中加入二术、茯苓之列以燥湿。秋燥时节往往自觉肢体烦热，咽干鼻燥，郭师喜在方中加入石膏、栀子、沙参、麦冬等清热润燥。冬令阴霾寒冷，易表现为肢体冷痛、乏力，郭师则在方中多加入附子、干姜、细辛之属以温阳通脉。

除人与自然相感外，人与社会同样有所感应。社会因素对人体健康和疾病有着深刻的影响，其中人自身的心理状态、社会行为、生活习性、道德修养等对人的影响尤为显著。如《素问·上古天真论》载："恬淡虚无，真气从之，精神内守，病安从来，是以志闲而少欲，心安而不惧，形劳而不倦，气从以顺，各从其欲，皆得所愿。故美其食，任其服，乐其俗，高下不相慕，其民故曰朴。"很多社会因素在疾病的发生发展中都有着重要的影响，如生活习惯方面，饮食不节，大饥大饱，过寒过热，偏嗜五味等，均可导致疾病的发生。当今生活节奏日趋加快、社会压力日益增大，许多慢性筋伤或骨关节炎患者不仅在身体上无法适应，同时心理上也容易出现相应症状。如椎动脉型颈椎病，部分患者除了表现为反复性体位性眩晕外，经常会有心悸、心烦、头痛、失眠等症，虽经中医治疗有效，但在情绪受影响时症状又再度出现。郭师强调对于该类型患者除了针对其躯体疾病进行治疗外，应加强其心理调节，同时让该类患者家属也积极参加到患者心理辅导中，使之身心同治，获得最佳治疗疗效。

2. 内外统一

人体内外是一个有机结合的整体，《灵枢·揣外》篇说："远者司外揣内，近者司内揣外，是谓阴阳之极，天地之盖。"此言即揭示了人体内在外象之间的联系。金元医家朱丹溪据此发明"有诸内者，必形诸外"一说（《丹溪心法·能合脉色可以万全》："视其外应，以知其内者，当以观外乎诊于外者，斯以知其内，盖有诸内者，必形诸外"）。此说类似现代黑箱控制论的观点，即把人体看成一个密闭的黑箱，对于人体内的各种状况，无需打开黑箱去观察，而是凭借体外的表现来探求内部的变化。

郭师常要求我们要学会透过外在临床表现而知晓内在病变部位、性质。记得十多年前笔者才参加工作时，常有患椎间盘突出症的病人说郭师的眼睛就像 CT 一般，在没有借助于任何现代仪器检查条件下，仅通过四诊收集便准确判断出病因、病位，往往在仪器检查后能如其所言、如矢中的，这便是司外揣内的功夫。现在影像学检查十分普遍，郭师常说现代检查手段并非是西医的专利，同时也应属于为我中医所用，这些检查手段可以看作是我们的眼睛、耳朵功能的延伸，并为"司内揣外"打下基础。再如椎间盘突出症患者通过 CT 或 MRI 检查得知存在有椎管狭窄的情况，便应考虑其是否存在间歇性跛行或鞍区麻木等症状，同时在治疗时做出相应处置，或是告知患者如何进行自我功能锻炼，以防止椎管狭窄症的出现。

此外，郭师要求我们不要只重视局部的症状，要从整体去看待一个疾病。例如腰源性膝痛，这类患者通常表现为膝关节疼痛为主，而腰部症状轻微或鲜见，但在查体时通常可在腰部找到一个阳性反应点，刺激该点时可引出膝关节疼痛症状。如果只重视局部病变而忽略了整体，势必容易出现漏诊的发生。又如个别较肥胖的患者，当其膝关节或踝关节发生损伤时，如未能及时处治，数日后往往会出现该侧髋关节或腰部疼痛现象，究其原因多因生物力线发生改变使得相邻关节过度代偿用力，而出现症状。如不只看到患者局部表现，而从其整体考虑，仅予以制动或辅以护具就可以避免这种现象的发生。

其次，郭师也告诫我们要学会判断内外的不一致性。再如腰腿疼痛的患者，现今 CT、MRI 检查十分便利、快捷，其在中老年患者检查时多数存在腰椎间盘突出的影像，但并非每个患者均是由于椎间盘病变所导致的腰腿疼痛，其中有因为慢性腰背筋膜炎、第三腰椎横突综合征所引起的腰及大腿前外侧胀痛者，也有因梨状肌综合征所引起的臀部及下肢症状合并腰椎退行性骨关节炎者。如果一味只考虑影像诊断，那么势必在治疗上会发生偏差而出现罔效之果。

3. 整体施治

郭师强调"在筋伤疾病治疗中应考虑整体施治原则，切勿头痛医头、脚痛医脚"。俗话说"一脉不和，周身不遂"，人体各脏腑、经络、肢节、肌肤均相互联系，一旦某部位发生疾病，会出现相应脏器、经络等发生病理变化，单单从局部施治可能疗效并不十分理想，而需要从整体出发，面面俱到，方能更迅速改善病情。

（二）诊法重问触，病证相结合

郭师临证时首重问诊。他认为问诊是收集患者病因、病史、病程、现在症状、治疗经过等最直接的手段，并通过问诊能详细了解患者生活环境、作息方式、情绪变化等与疾病相关内容。临床中多数患者通过问诊即可对诊断把握十之八九。特别在某些疾病，或是在疾病的早期，机体只是处于功能或病理生理改变的阶段，还缺乏器质性或组织、器官形态学方面的改变，而患者却可以更早地陈述某些特殊的感受，如头晕、乏力、食欲改变、疼痛、失眠、焦虑等症状。在此阶段，体格检查、实验室检查，甚至特殊检查均无阳性发现，问诊所得的资料却能更早地作为诊断的依据。故而《素问·三部九候论》中提到："必审问其所始病，与今之所方病，而后各切循其脉。"张景岳也提出问诊"乃诊治之要领，临证之首务"。

次重触诊。郭师认为触诊是骨伤科最具特色而又非常重要的诊断方法。强调通过"手摸心会"，来了解筋、骨、关节的正常形态及筋伤的部位、性质、大小、程度，并判断其与临床症状的相应关系。将手摸心会与组织解剖、影像学检查结合，纳入中医筋伤的辨证论治体系，增强了诊断的准确性，避免了治疗的盲目性，使其目的性更加明确，为保证治疗的疗效提供了依据。

人体气血循行全身内外上下、皮肉筋骨、五脏六腑、四肢百骸，无所不至，故人体无论何处损伤，首当其冲伤及气血。临床所见的内、外伤，其基本的病机是伤后气血运行失常，而发生一系列的病变。因此在中医辨证体系中，筋伤疾病首重气血辨证，临床辨证明确，方能医治有效。他认为在筋伤的临床诊治过程中，不仅要辨证施治，还应辨病施治。有病就有证，辨证才能识病，两者密不可分，只有病、证合参，才能选用正确的手法、适当的方药。另外，他认为现代科学技术发展迅速，临床上应合理利用现代科学的检测手段，并将之纳入中医的诊疗体系，以拓宽自己的视野，在中医理论指导下，去分析观察疾病内在的病因、病机、演变规律。对于筋伤科而言，尤其应借助现代科学技术的检查手段。

（三）治筋伤顽疾，法当推综合

郭师曾说："纵观中医发展史，每一位成就斐然的医者均是擅长合理运用中医各种治疗方法去诊治疾病，例如，秦越人、华佗、张机等。简单地说，他们都是综合治疗的大师。"

郭师提倡筋伤疾病，尤其是重证、疑难证宜中医综合治疗，注重各种疗法间的互补。所谓中医综合治疗即是在中医辨证论治的指导下，采用针灸、推拿、中药、功能锻炼，结合各种理疗、心理治疗等来治疗疾病的一种综合治疗的方法。筋伤疾病的发生，多由于外伤、劳损、外感风寒邪气所致，其中不乏有七情所伤者。单纯采用某一种治疗方法常顾此失彼，无法达到预期疗效。例如长年腰痛患者，不仅有肝肾不足、瘀血内阻之证，且久治罔效，在心理上对疾病产生恐惧感，对治疗丧失信心。虽经针药调理，但心病不遂，终难痊愈。若对患者加以心理治疗，培养战胜疾病的信念；为巩固疗效，预防复发，还指导患者功能锻炼，增强身体素质，则可事随心愿，疗效彰彰。

中医综合治疗的另一个优势在于疗效互补。以腰椎间盘突出症为例，其病因病机系"伤、痹、虚、瘀"四者合而为病，外以"痹、伤"为因，"瘀"贯其中，以"虚"为本。治当补肝肾、益气血、祛寒湿、通经络。采用针灸治疗能温经通络、活血止痛，但针刺本身亦有创痛之苦，配合推拿则能缓解针刺的后遗痛感，增加疏通经络、调理气血之功效。针灸重在通过疏通经络，达到调理患者自身阴阳气血的目的。患者若属气血虚弱、肝肾亏耗、经气不足较甚者，单用针灸推拿等非药物疗法则疏于对内在脏腑的调理，须配合中药培补肝肾、滋养气血，使其经气充盈，以增强针灸推拿的疗效。尚有通过针推无法使患者肌肉放松者，可选用腰椎牵引的方法，使肌肉放松，加大椎间隙，利于椎间盘的回纳，改善腰部症状。通过中医综合治疗，各种疗法能够互补长短，增强疗效，缩短疗程。

现在很流行采用综合疗法治疗疾病，但众多的方法一股脑地、不加选择地用在患者身上，很容易造成患者身体的不适，同时也造成经济上的浪费。郭师面对这种现象，从单病种出发，开展一系列研究，开发出 11 项我院具有鲜明特色的中医综合诊治方案，不仅从中医诊断标准、辨证标准、病因病机诠释病种，同时也从西医的病因、病理等方面解难释惑；重点在于各种操作技术的详尽介绍，与如何选择治疗的切入点。例如肩周炎一病，临床上有些医者提倡早期运用手法治疗，但肩周炎急性期采用手法治疗容易导致局部气血不和加重，而疼痛、粘连更甚，此时郭师便提出早期以针刺为主，内服药物、自我短时间、多频次、柔和的功能运动为辅的方法进行治疗，即便是患者要求推拿治疗，其要求学生以轻柔平和的擦法、滚揉法，配合穴位点按法在远端进行施术，以期气血和调、筋肉自柔；尽量避免采用被动运动类手法牵拉、扳动肩关节，而伤及本已是炎症较重的组织。

（四）慢性筋伤病，尤重肝脾肾

慢性筋伤是指急性筋伤后失治或治疗不当而转成慢性筋伤，或慢性劳损所致筋伤，其特点在于病程较长，病情顽固，容易反复。对于慢性筋伤疾病的治疗，郭师往往注重从肝、脾、肾三脏功能进行调治。

1. 肝脾肾三脏功能与慢性筋伤的关系

肝脾肾三脏功能失调在慢性筋伤疾病中有着各自影响。五脏之中，肾与骨的联系最为密切，《素问·宣明五气论》中有"五藏所主，肾主骨"。《灵枢·本神》说"肾藏精"。《素问·阴阳应象大论篇》："肾生骨髓"。上述表明骨的生长发育有赖于骨髓的充盈及其所供营养，只有肾精充足，骨髓生化有源，骨骼得到骨髓的滋养，才能坚固有力。《素问·痿论》又说"肾主身之骨髓……肾气热则腰脊不举骨枯而髓减发为骨痿"。若肾精虚少，骨髓化源不足，不能濡养骨骼，便会导致骨系疾病的发生，例如临床常见老年性骨质疏松症便是由于肾精不足，骨、髓失养，从而出现全身骨密度下降、全身性骨痛表现，甚者表现痿软无力。再如增生性脊柱炎亦是肾虚为本，骨膜之固摄作用失施，以致大量骨质增生，刺激周围组织出现气滞血瘀、筋肉拘紧的临床表现。

肝通过调节人体血量发挥着"肝主筋"的作用。《素问·五藏生成论》言"人动则血行诸经，人静则血归于肝"；"故人卧，血归于肝……足受血而能步，掌受血而能握，指受血而能摄"。其中"视、步、握、摄"等功能的正常发挥皆与肝调节血量有关。其次肝血对筋发挥柔养作用，保证着骨节的屈伸活动。《素问·经脉别论》说："食气入胃，散精于肝，淫气于筋。"《素问·痿论》说："宗筋主束骨而利关节也"，"肝气热，则胆泄口苦，筋膜干，筋膜干则筋急而挛，发为筋痿。"也提示肝血不足则出现慢性筋病（《说文解字》："痿，痹也"）；《素问·痿论》还说道"大经空虚，发为肌痹，传为脉痿"，从其痹在前、痿在后也提示痿当为慢性发病者，程度较"痹"更重。其次肝血不足，其无力正常发挥疏泄作用，可致人情绪不畅，故而在慢性筋伤患者常可见因久治不愈而导致情绪悲观、烦躁等，从而影响正常的治疗疗效。

脾主肌肉、四肢、主运化。在《素问集注·五脏生成》中说"脾主运化水谷之精，以生养肌肉，故主肉"；《素问·太阴阳明论》中载："四肢皆禀气于胃，而不得至经，必因于脾，乃得禀也。今脾病不能为胃行其津液，四肢不得禀水谷气，气日以衰，脉道不利，筋骨肌肉，皆无气以生，故不用焉。"因此，人体肌肉的壮实与否，与脾胃的运化功能相关。脾气旺盛，气血充足，则肌腠壮实，反之则四肢无力消瘦或虚肥，甚或大肉尽脱。

2. 从肝脾肾三脏调治慢性筋伤

《正体类要》言："肢体损于外，则气血伤于内，荣卫有所不贯，脏腑由之不和，岂可纯任手法，而不求之脉理，审其虚实？"结合以上所述可以看出慢性筋伤的发病多与肝脾肾三脏功能失调有关，经云"治病必求于本"，故郭师谓"调理三脏功能方能做到由内及外、整体施治，达到'安内攘外'的目的"。例如其将腰椎间盘突出症缓解期分为气血不足型和肝肾亏虚型两类。气血不足型症见腰背酸痛，有下坠感，不能久坐久站，肢体麻木，肌肉拘急，形体消瘦，神疲乏力，少气懒言，自汗或面色萎黄，心悸失眠，头晕，耳鸣，舌淡，脉弦细弱。其认为脾胃乃后天之本，脾胃健则气血生化有源，故多以四君、四物、八珍、人参养荣汤、归脾汤等健脾、益气、养血之方作为主方加减化裁；在补益脾胃气血同时，其往往少佐疏肝之品，如薄荷、郁金、佛手等，以求"木达土疏"之义；若伴见肢体畏寒、筋骨冷痛者，则在此基础上加以补肾益火之品，如附子、肉苁蓉、狗脊、仙茅、仙灵脾等，以使得"火旺则土自生"；脾虚之人因无力运化水谷、水湿而见痰湿内生，郭师则先以开胃健脾、利湿化痰之法使脾胃得以健运，随后再以健脾益气、养血和血之法巩固施治。肝肾亏虚型症见腰腿酸痛缠绵日久，肢体乏力，头摇身颤，视物模糊，耳鸣耳聋，自汗，神疲，舌白滑或舌红少津，脉沉细或弦细数。郭师常用六味地黄汤、左归丸、右归丸、腰舒汤等补益肝肾之方为基础方进行加减治疗。其认为精血一旦亏虚，仅以草木之力尚显轻薄，当用血肉有形之品力量才够雄厚，故常选用龟胶、鹿角胶、阿胶之类填精补髓；同时补肾之品多性黏滋腻，易碍脾生湿，师常加白术、薏苡仁、砂仁以健脾利湿。郭师还认为肝脾肾虚之人，通常气血运行不畅而见瘀血，故常少量配伍活血、行气、化瘀、通络之品在以上方中，利于气血经络通畅，药效方可达于周身。

（五）急性筋伤不治伤，治伤首先治远端

急性筋伤的发生，往往因扭挫外力，损伤筋脉，导致局部气血不通，从而发生肿、痛、功能受限。《内经》说："诸筋者，皆属于节。"中医"筋"的含义较广，包括骨关节周围的皮下组织、肌肉、肌腱、筋膜、关节囊、滑液囊、韧带、腱鞘、血管、周围神经、椎间盘纤维环、关节软骨等。急性筋伤者，按病因可分为两种情况，一是暴力，直接暴力、间接暴力都可引起筋伤，如跌仆、碾轧、举重、扭挱等；二是风、寒、湿邪侵袭，筋脉拘挛。按筋伤的程度和性质分类：①筋断裂伤。又可分成完全断裂和不完全断裂两种。②筋移位伤。筋的解剖位置发生变化，如筋出槽、筋出窝、筋翻等。

③骨错缝。

所有急性筋伤皆有一个特征，即局部保护性肌紧张。此时若在筋伤部位进行施术，往往使得紧张的肌肉更加紧张，局部气滞血瘀现象更为明显，肿、痛、功能障碍非但不能解除，反而更甚。故郭师常告诫学生们"在治疗急性筋伤时，有伤不治伤，治伤治远端"。治伤治远端包含两层含义：

针对损伤部位的远端着手治疗。临床上急性腰扭伤刺腰痛穴、水沟穴、委中穴，落枕刺列缺穴、后溪穴、中渚穴，急性踝关节扭伤刺阳陵泉、阳辅穴等，皆属于从远端治疗之法。再如肱二头肌长腱滑脱、腓骨长肌滑脱等"筋出槽"类疾病，必当先以轻柔手法放松远端的肌肉，再施以局部复位手法；而针对急性颈、胸、腰椎小关节错缝，胸廓岔气等"骨错缝"类疾病，亦当先以舒筋手法放松周围相关肌肉，再施以整复手法，使之筋骨回复，气血和调，同时也能体现《医宗金鉴·正骨心法要旨》中所谓的"使患者不知其苦"的效果。

针对患者整体情况着手治疗。临床上患者体质差异非常大，体健与体弱之辈所采用治疗必然大相径庭，即便是同一个体在不同岁数、体质状态下其治疗也存在明显差异。例如郭师曾治一搬运工之急性腰扭伤，首次发作在年轻气盛之时，即采用快速针刺腰痛穴配合委中穴放血，一次治愈。而二次发作时其年龄稍长，正值大病初愈、体弱不堪、再加之扭挫损伤，实为气虚血瘀之体，故以益气活血汤剂内服使其正气来复，继以手法整脊而获效。由此可见急性损伤亦当结合患者整体情况进行治疗。

（六）擅长活血法，勿贸然祛瘀

所有筋伤疾病的发生、发展过程中，必然有瘀血产生。早在内经时代便认为瘀血是筋伤发病的重要原因，如《素问·调经论》言"五脏之道，皆出于经隧，以行血气。血气不和，百病乃变化而生"。《素问·刺腰痛篇》载"得之举重伤腰，衡络绝，恶血归之"。《灵枢·五邪》说"邪在肝，则两胁中痛，寒中，恶血在内，行善掣，节时脚肿"。此处所言"恶血"便是离经之瘀血。在历代中医文献中也大量记载了对于瘀血的认识，如《证治准绳·蓄血》说"夫人饮食起居，一失其宜，皆能使血瘀滞不行，故百病由污血者多"；《临证指南医案》《医林改错》等认为久病入络即瘀血；《血证论》则认为离经之血为瘀血；汤本求真亦有"污秽之血"之说，皆认为污秽之血为瘀血等。对于瘀血的治则，历来皆按《内经》中所提出的"坚者削之，结者散之，留者攻之""血实宜决之""疏其血气，令其调达，而致和平"
为原则，逐步发展为现代中医所熟知的"活血化瘀法"。活血化瘀法能针对
"瘀血"这一病机或病理产物产生相应的治疗效果，但一味活血也会产生不
良后果，如伤气、动血、竭阴、耗阳等。故而郭师在临证中便提出"活血之
法当因人而异，切勿贸然祛瘀"之说。

1. 审证求因，首辨肿痛，次分渴便

筋伤疾病中最主要的临床症状便是肿胀与疼痛。《素问·阴阳应象大
论》对肿痛的病机给予精辟的阐述："气伤痛，形伤肿，故先痛后肿者，气
伤形也；先肿后痛者，形伤气也。"气本无形，气主宣通运行，气伤则壅闭
不通，不通则痛；形为实质组织，伤后皮肉筋骨受到损伤，血脉破裂出血而
形成瘀血肿胀。李中梓的注解是："气喜宣通，气伤则壅闭不通，故痛；形
为质象，形伤则稽留而不化，故肿。"气本无形，故郁滞则气聚，聚则似有
形而实无质，气机不通之处，即伤病所在之处，必出现胀闷疼痛。形伤肿即
指瘀血造成肿胀而言。血有形，形伤肿；瘀血留滞，局部出现肿胀。马莳注
解说："然其为肿为痛，复有相因之机，先有是痛而后肿者，盖以气先受伤
而形亦受伤，谓之气伤形也；先有肿而后为痛者，盖以形先受伤，而气亦受
伤，谓之形伤气也。形非气不充，气非形不生，形气相为依附，而病之相因
者又如此。"气血之间有着不可分割的关系，临床上每多气血两伤，肿痛并
见，但有所偏胜，或偏重伤气，或偏重伤血，以及先痛后肿，或先肿后痛等
不同情况。对此治法不同，故而郭师在临证之时对于肿痛一症尤为重视，他
认为瘀血为痛，必见痛有定处且拒按，或痛处形成筋结不移，痛性当为刺
痛、撕裂痛；瘀血为肿则局部色泽晦黯、青瘀、局部脉络淤滞或局部皮肤甲
错，方可认定为瘀血所致肿痛。

其次在辨证瘀血时，郭师较重视问口渴与二便情况。瘀血内阻，津不
上承，故口干不欲饮水。如《血证论·瘀血》提出："瘀血在里则口渴，所
以然者，血与气本不相离，内有瘀血，故气不得通，不能载水津上升，是以
发渴，名曰血渴。"《类证治裁·血症总论》亦说："更有瘀血在里，漱水
不欲咽，小腹满，身黄便黑。"血瘀津乏，或瘀久化热者，除症见"血渴"，
尚可见大便秘结，小便热赤等。由此观之，结合肿痛之辨，询问渴、便，可
以明辨瘀血一证。

2. 瘀血证治，因人而异，理分八法

《医学源流论·病同人异论》中说："天下有同此一病，而治此则效，治

彼则不效，且不惟不效，而反有大害者，何也？则以病同而人异也。夫七情六淫之感不殊，而受感之人各殊，或气体有强弱，质性有阴阳，生长有南北，性格有刚柔，筋骨有坚脆，肢体有劳勉，年力有老少，奉养有膏粱藜藿之殊，心境有忧劳和乐之别，更加天时有寒暖之不同，受病有深浅之各异，一概施治，则病情虽中，而于人之气体迥乎相反，则利害亦相反矣。"提示在临床诊治过程中不但要根据辨证结果进行论治，尚要考虑个体差异，为患者制定出合情合理的"个体化治疗方案"，疗效方能如矢中的一般。郭师常按患者体质状况，结合辨证方法，归纳出治疗筋伤疾病的八种治瘀之法，即：行气活血法、益气活血法、温经活血法、温阳活血法、补血活血法、利水活血法、祛痰活血法、攻下活血法。

行气活血法。"血随气行""气为血帅"，气机郁结，脉络瘀滞，如胸廓屏气伤、肋骨骨折后呼吸胸痛等，此时郭师常用活络效灵丹治之，他认为方中乳香、没药功不可没，二药一入气分、一入血分，可行气活血且不伤气耗血。其次筋伤日久者，多情绪低落、心胸郁闷、肝气郁结，此时郭师常配以郁金、元胡、柴胡、枳壳之属，或配合针刺行间、太冲以宽胸理气、疏肝解郁。但郭师在用行气活血法时，行气之品往往仅2、3味，以免行气之药过于辛燥反伤阴耗气，影响疗效。

益气活血法。《血证论》有"气盛则血充，气衰则血竭"一说，王清任在《医林改错》一书中也说"元气既虚，必不能达于血管，血管无气，必停留而瘀"，可见气虚必然导致瘀血发生；其又说"专用补气者，气愈补而血愈瘀"，说明益气之法必须同活血法同用，方"能使周身之气通而无滞，血活而不瘀，气通血活，何患疾病不除"。郭师常在瘀血证伴有头晕、气短、倦怠乏力等气虚表现时，运用该法。如老年人或中年妇女或形体羸弱者患椎动脉型颈椎病、交感神经型颈椎病时，多见该证，其常在当归、红花、丹参等活血之品基础上加以党参、黄芪、山茱萸等益气、固脱之药，以达气旺则血行之效。郭师针对是证尤喜在针刺时配以百会穴、肺俞穴。其认为"百会能益气固脱、善行头项之瘀血；而肺俞则可补气活血、宣通气机、长于散胸背上肢之瘀阻；二者补气而不滞血、通血而不伤气"。

温经活血法。《灵枢·痈疽篇》云："寒邪客于经脉之中，则血泣，血泣则不通。"《素问·调经论》说"寒独留，则血凝泣，凝则脉不通……"《金匮·妇人杂病》也谈及"血寒积结，胞门寒伤，经络凝坚"。说明寒凝是导致瘀血的重要原因之一。临床中筋伤疾病因感受风寒而发者众，如肩周炎、落枕、腰椎间盘突出症等。对于寒凝血瘀证的治疗则按《素问·调经论》所说"血气者，喜温而恶寒，寒则泣不能流，温则消而去之。"郭师常选活血化瘀并有温经作用的药物如川芎、红花、威灵仙、鹿角胶等，配以温经散寒之品，如桂枝、细辛、独活等。其次郭师善用温针灸治疗寒凝血瘀证，但凭针刺之力能通调经脉，借助艾火温润之性更可温经散寒，使寒邪不客留经脉，气血得和，筋病自愈。

温阳活血法。《素问·痹论》云："病久入深，营卫之行涩，经络时疏，故不通。"临床上老年人或久病之人，阳气多虚则阴寒内生，血脉凝滞，气血运行不畅，出现血瘀之证。症见身痛腰痛，四肢关节手足逆冷、畏寒，却步难行，周身倦怠乏力，精神萎靡不振，脉微无力等，如强直性脊柱炎、股骨头缺血性坏死、腰椎椎管狭窄症等病症。郭师常选用红参、附子、干姜、仙茅、仙灵脾、肉苁蓉、甘草等具有温阳扶正之品加以红花、桃仁、全虫、生水蛭等活血逐瘀药物进行治疗。同时配合督脉灸、神阙灸等法以温阳通脉、补虚活血。

补血活血法。血虚则血脉不充，血行涩滞缓慢，故易留滞成瘀，或血虚而感受风寒更易促成瘀血形成。《金匮》论中风病机时指出："寸口脉浮而紧，紧则为寒，浮则为虚……浮者血虚，络脉空虚，贼邪不泻，或左或右；邪气反缓，正气即急，正气引邪，喎僻不遂。"即营血虚而络脉失之灌养而空虚，使风寒乘虚侵入于络，导致患侧络脉血气瘀阻，肌肤失养，肌肉松弛，缓而不用。清·周学海在《读医随笔》中写道："阴虚血必滞，阴虚血必凝。"其治法当按古人所说"若欲通之，必先充之"，即养血活血法。筋伤临床中不乏此证，常见肝血不足之筋骨软痛，心血不足之心悸气短，脾虚不能生血之肌肉削脱等表现。郭师常在活血方中加入当归、丹参、白芍、山茱萸、阿胶、鸡血藤等养血活血之物，既可推陈促新，又不伤正。同时其认为血虚之人，肝气多旺，故应在补血活血之时少佐健脾疏肝之品，如白术、佛手之列。更在针刺时配以温针灸足三里、太冲、脾俞、肝俞等穴，以达健脾疏肝、养血活血之效。

利水活血法。津液和血都是来源于饮食的精气，并能相互资生，相互作用。《灵枢·痈疽》云："营气者，泌其津液，注之于脉，化以为血。"指出了津液与血的生理关系。《素问·调经论》说："血气未并，五脏安定，孙络外溢，则经有留血。"水湿已成，阻塞脉络，影响气血流通亦可致瘀。前人还说"血不利则为水"，血瘀往往导致停水，例如临床见到膝关节滑膜炎、髋关节滑膜炎、痛风性关节炎，皆因气血瘀阻，水湿内聚所致。水湿之邪有外感或内生之别，水湿本为阴邪易与寒邪相合，但郁久也可发热而成湿热之邪。《内经·经脉别论》曰："饮入于胃，游溢精气，上输于脾，脾气散精，上归于肺，通调水道，下输膀胱。水精四布，五经并行。"故而水湿代谢多与肺、脾、肾、膀胱及经络功能有密切的关系。郭师认为，应用利水活血之法时，要与清热、温经、调理脏腑功能（在上则宣肺、在中则健脾、在下则温肾）相互配合。例如急性痛风性关节炎、急性滑膜炎等患者，临床若表现为局部红肿热痛，皮温升高，舌红，苔黄腻，脉滑数者，常在活血化瘀方剂中配以清热利湿之药，如土茯苓、车前子、豨莶草、萆薢、汉防己、泽泻等；若表现为局部满肿、冷痛、功能受限，舌淡苔白，脉沉濡者，常佐以麻黄、桂枝、艾叶、二活等以温经利水之药。若胸胁挫伤、颈椎病伴见咳嗽痰多、胸胁胀满、脉弦滑等肺失宣降者，常佐以麻黄、杏仁、射干、生姜、款冬花等宣肺利水之药。若颈椎病、腰椎病伴见有神疲纳差，倦怠乏力，脘腹胀满，大便溏稀，舌苔白腻，脉濡缓等脾胃虚弱者，常配以茯苓、山药、薏苡仁、苍术、白术等健脾利湿药物；对于老年或久病筋伤而伴见腰膝酸软，畏寒，舌淡，苔白润或白腻，脉沉弱等症的肾阳不足者，常配伍的温肾化湿的药物有肉桂、乌药、威灵仙、木瓜等。在用药同时，郭师喜用温针灸手、足三里、气海、关元等穴以增强利水活血之效。

祛痰活血法。前人云"怪病多痰""久病多瘀"，对于病程日久的筋伤疾病，郭师多从"痰瘀互结"论治。例如病程较长的椎动脉型颈椎病、交感神经型颈椎病，其眩晕一症多为缠绵持续，终日昏昏噩噩、欲呕无吐、时而头痛、时而眩晕，此正印前人所说"无痰不作眩""无瘀不作眩"之理。郭师常在其所创"颈舒汤"中加以白芥子、僵蚕、桔梗等祛痰通络之品以达活血豁痰之功。再如慢性腰痛伴下肢麻木者，郭师认为不但因虚致木，尚有痰瘀内阻、气血经络不通者更多。故在其"腰舒汤"基础上加以大力子、地龙、制南星、桔络等，以增强涤痰通络之效。郭师还指出瘀、痰、水湿皆因气而行，故在活血、祛痰、利水之时应少许加入气药方才得以消散。

攻下活血法。《素问·缪刺论》云："人有所堕坠，恶血留内，腹中满胀，不得前后，先饮利药。"其中"先饮利药"便是攻下活血之法。临床常见急性腰扭伤、腰椎压缩性骨折等患者数日难以入圊，其腰痛则愈发加剧，这是因为腰间瘀血作痛导致肠道气机紊乱，肠蠕动减弱，大便在肠中囤积而腹压增高，反之腹压增高又加重腰部瘀血。郭师常用桃核承气汤、身痛逐瘀汤加减，尤重视用大黄、生白术、生白芍等利药以通腑逐瘀，当腑气得通，则"痛随利减"。郭师同时指出，攻下活血当中病即止，通腑则停，免伤正气而变生他患。

3. 筋伤痼疾，喜用虫类，擅施毒药

郭师认为筋伤疾病属中医"痹证"范畴，常因人体正虚而感受风、寒、湿、热等外邪所致，病情反复，缠绵难去，病机多为"久病入络"，郭师针对此病机特点善用虫类药物治疗，意在疏经通络，临床取得满意疗效。虽然叶天士认为"久病入络"者，应在久病邪深后才采用虫类药物治疗，但郭师明确提出应根据患者的病情尽早使用虫类药物，并非病邪留伏较深时才使用，同时还应与草本药物共同使用以增强疗效。郭师在经验方"颈舒汤"中用全蝎一药，就是发挥全蝎搜剔经络、通络止痛的功效。并将全蝎研末装胶囊吞服，这样既便于服用，又能更好的发挥全蝎通络止痛的作用。现代药理研究发现，全蝎可扩张血管，降低血压，抑制实验大鼠下腔静脉血栓形成，可调节机体的抗凝和纤溶功能；它含有的蝎毒素是一种镇痛活性肽，对各种疼痛模型有强烈的镇痛作用，对治疗筋伤疾病的疼痛作用颇佳。

郭师认为筋伤疾病发病的根本病机是肝肾亏虚，并提出治疗筋伤疾病应肝肾并调，筋骨同治，选用补益肝肾、强筋壮骨药物，以治其本，使肝血充盈，肢体筋脉得以濡养，肾精充足，四肢骨骼强壮有力。如郭师喜用"狗脊"一药，《本草正义》说："狗脊，今谓之为金毛狗脊……能温养肝肾，通调百脉，强腰膝，坚脊骨，利关节，而驱痹著，起痿废……功效甚宏……且温而不燥，走而不泄，尤为有利无弊，颇有温和中正气象……"郭师每每重用狗脊就是为了达到补肝肾，除风湿，健腰膝，利关节的作用。

他在临床用药中还针对筋伤疾病急性期疼痛较重这一特点，采用制川乌、制草乌治疗痛症收到显著效果，他认为制川乌和制草乌虽然具有毒性，但只要掌握好剂量和煎服方法，即可发挥其止痛作用强的功效，但必须注意因人因时因地制宜，灵活运用。

（七）熟读经典书，灵活用经方

郭师熟读经典，擅用经方疗疾。他认为用经方疗疾应做到方证相对、审机识变、随证加减，同时要把握理、法、方、药的统一，不断扩展经方的适

应证，发掘经方的新功效。他还非常重视经方用药剂量，要求做到临床辨证、立法、选方准确，药物剂量比例适当。现以案例说明：

1. 舒筋通脉——桂枝加葛根汤

张某，女，39岁，行政办公人员。因"反复颈项强痛伴头晕3年，加重3天"于2009年10月28日就诊。患者3年前开始出现颈项强痛不适，伴轻微头晕及后枕部酸胀痛，每因久坐伏案劳累或受凉后症状加重，近半年症状反复发作，并伴有双肩胛部酸胀痛，以及头晕、头痛症状。3天前患者又因受凉而致颈项强痛及头晕、头痛症状加重，并伴见出汗、恶风、行走发飘感等症状。颈椎CT检查示：颈3/4、颈4/5椎间盘突出，颈椎退行性变。查体：一般情况可，颈项部肌肉较紧张，转动欠灵活，颈3~7椎两侧压痛，尤以颈3~4、4~5椎棘突及棘间隙两侧压痛为明显，未引出明显放射痛，双侧肩胛骨内侧缘压痛，双侧肩胛冈上、下窝处压痛，双上肢无明显压痛，叩顶试验阳性，旋颈试验阳性，臂丛神经牵拉试验阴性，舌淡红，苔薄白，脉浮缓。中医诊断：项痹（寒客筋脉、脑海失养）；西医诊断：颈椎病（混合型）。郭师予以桂枝加葛根汤加减，以解肌舒筋、养血通脉。药用：葛根20g，桂枝10g，白芍15g，甘草10g，生姜10g，大枣10枚，羌活12g，当归15g，川芎10g。3剂，水煎取汁分3次服，每日1剂。

服3剂后复诊，诉颈项强痛、头痛、汗出、恶风等症状消失，仍感轻微头晕，余未诉不适，查舌淡红，苔薄白，脉细涩。郭师在上方的基础上去生姜、大枣，加狗脊12g、茯苓12g、党参15g、白术15g。5剂，每日1剂以善后。

按：《伤寒论》曰："太阳病项背强几几，反汗出恶风者，桂枝加葛根汤主之。"该方是仲景为风寒之邪客于太阳经腧所设。本例患者久坐伏案而致颈部劳损，加之受凉而发病。劳损是本，寒凝太阳经脉是标，急则治其标。郭师采用桂枝加葛根汤，以桂枝汤解肌发表，调和营卫、方中重用葛根，能升达阳明津液，生津润燥，缓解经脉的拘急，解除颈项强痛及头晕症状。现代药理学研究证实：葛根含有葛根黄酮苷，酮苷有缓解肌肉痉挛，扩张脑皮外周血管作用。本方能降低血流阻力，增加脑血流量，可显著改善脑内内耳-椎动脉-基底动脉供血，从而对头痛、项强、头晕等症状发挥疗效。加当归、川芎以养血通络镇痛。加羌活以增强祛风散寒作用。诸药合用，共奏解肌祛风，养血通络，解痉止痛之功。郭师常以本方加减治疗神经根型、椎动脉型颈椎病因感受风寒而急性发作者每获良效。

2. 补肾助阳——金匮肾气丸

姜某，男，46岁，公务员。因"腰部酸胀疼痛，反复发作5年余，加重1周"于2009年9月19日就诊。患者长期从事久坐伏案工作，且每因久坐劳累或久行久站后即感腰部酸胀疼痛，卧床休息后可缓解，但夜间久卧后复感疼痛加重，早晨起床活动后减轻，伴有神疲困倦、腿膝酸软、双足发凉、尿频、性欲减弱、耳鸣、头晕等症状。查体：脊柱无明显压痛，腰部肌肉紧张，尤以右侧为甚，腰2~骶1椎棘突两侧均有不同程度压痛，局部叩击痛，无明显放射痛，直腿抬高试验阴性，舌淡苔薄白，脉沉缓。腰椎MRI检查：腰椎及椎间盘轻度退变，腰椎轻度骨质增生。中医诊断：腰痛（肾阳不足、腰府失养）；西医诊断：腰肌劳损。郭师予以金匮肾气丸加味，以补肾助阳。药用：熟地30g、山药30g、山茱萸15g、茯苓20g、泽泻15g、丹皮15g、桂枝10g、炮附子10g（先煎1小时）、桑寄生20g、独活12g。水煎取汁，分3次服，每日1剂。患者服药5剂，诸症悉减；嘱其继续内服金匮肾气丸浓缩丸（河南省宛西制药股份有限公司），每日三次，每次8粒，白开水吞服。服药1月停药，嘱患者坚持做腰背部功能锻炼操，随访半年未复发。

按：腰肌劳损多为较长时间从事腰部固定于同一姿势（如久坐、久立、弯腰）的劳动，或长期体力负担过重，或因外伤治疗不当，长期积累性劳损所造成。本病属中医学"腰痛"范畴，中医对慢性腰痛早有认识。《内经》说："腰者肾之府，转摇不能，肾将惫矣。"《诸病源候论》曰："肾主于腰，肾经虚损，风冷乘之，故腰痛也。""劳损于肾，动伤经络，又为风冷所侵，血气击搏，故腰痛。"肾阳虚损，经脉失养则腰部酸胀疼痛；肾阳不足，不能温养下焦，则双足发凉；肾阳虚弱，膀胱失于约束，则小便频数。肾阳不足，温煦无能，筋脉失养是本症的基本病机。用金匮肾气丸以补肾助阳，加桑寄生、独活以增强祛寒湿，补肝肾，壮筋骨，止疼痛之效。郭师认为"病急用汤剂，病缓用丸药"，故在腰痛、肢冷诸症缓解后，改用金匮肾气丸药以缓缓图治，巩固疗效。

3. 柔筋缓急——芍药甘草汤

尤某，男，37岁，经商。因"扭伤致腰痛1天"于2009年12月15日就诊。患者诉打网球时不慎扭伤腰部而致腰部疼痛，尤以右侧腰骶部持续性剧痛为甚，腰部伸屈及起卧翻身困难，咳嗽时疼痛加重。查体：腰骶部肌肉紧张，尤以右侧为甚，右侧骶棘肌压痛及髂后上嵴处压痛，无明显放射痛，腰椎向右侧弯。直腿抬高试验（±），双下肢无压痛，舌苔薄白，质淡红，舌下有少许瘀点，脉弦涩。腰椎 CR 片检查示：骨质未见明显异常。中医诊断：腰部急性伤筋（筋脉受损，血瘀气滞）；西医诊断：急性腰扭伤。郭师予以芍药甘草汤加味，以缓急止痛、舒筋通络。药用：白芍 30g、甘草 15g、当归 15g、丹参 12g、乳香 6g、没药 6g。水煎取汁，分 3 次服，每日 1 剂。并配合针刺双手背的经外奇穴腰痛穴，采用泻法。患者内服中药 3 剂，临床症状消失。随访三月未复发。

按：急性腰扭伤好发于青壮年，多由弯腰提取重物用力过猛或弯腰转身突然闪扭，致使腰部肌肉强烈的收缩，而引起肌肉和筋膜受到过度牵拉、扭转、甚至撕裂所致，属中医"筋伤"范畴。《景岳全书》云："凡跌扑伤而腰痛者，此伤在筋骨，而血脉瘀滞也。"其病机为：筋脉损伤，血脉瘀滞，气机不通，不通则痛。方用芍药甘草汤加味治疗。郭师认为芍药甘草汤为和血养阴，缓急止痛方，不仅对内科急症之痛症有效，而且对筋伤疾病所致的疼痛疗效亦佳。方中重用白芍以益阴和营，配甘草补中缓急，二药合用其酸甘缓急，解痉镇痛的作用更强。经现代药理研究证明，芍药甘草汤具有弛缓骨骼肌、解除平滑肌痉挛等作用，又有较强的镇痛、镇静等中枢抑制作用。再配以张锡纯的活络效灵丹，以活血祛瘀，通络止痛，使松弛痉挛、抑制疼痛的作用倍增。芍药甘草汤方只要加减得当，确不愧为治疗筋伤疾病所致痉挛、疼痛之良方。

4. 温经通痹——黄芪桂枝五物汤

向某，女，52 岁，行政办公人员。因"右大腿外侧麻木 1 年半，加重 10 余天"于 2009 年 11 月 13 日来诊。患者体质素弱，易患感冒。1 年半前无明显诱因出现右大腿外侧麻木，久站久行后加重，但不影响活动，经推拿、针灸、穴位注射维生素类药物无明显缓解。10 天前患者因感受风寒上述症状加重，并伴见右大腿外侧刺痛，遇寒尤甚、得热则减，汗出恶风。查体：右大腿皮色及皮温正常，大腿外侧皮肤痛觉、温觉、触觉均稍有减弱，局部无明显压痛。舌淡红，苔薄白，脉弱。中医诊断：右腿痹证（气虚血滞，营卫不和，络脉痹阻）；西医诊断：右股外侧皮神经炎。郭师予以黄芪桂枝五物汤加减，以益气温经、和营通痹。药用：黄芪 30g、桂枝 10g、白芍 20g、生姜 15g、大枣 5 枚、当归 15g、独活 12g、全虫 10g（研末装胶囊吞服）。水煎取汁，分 3 次服，每日 1 剂。服 6 剂后患者病情好转，麻木及刺痛明显减轻。继用前方加鸡血藤 20g，再服 5 剂，临床症状消失，随访半年未复发。

按： 股外侧皮神经炎临床主要表现为大腿前外侧皮肤麻木、刺痛、板滞、蚁走感、发凉等感觉异常，行走或站立过久后加剧，检查该区域皮肤浅感觉减退或消失，其发生与外伤、受压、受寒等原因引起局部血液循环不良，神经缺血缺氧有关。郭师认为，此患者的临床表现应属"皮痹""血痹""寒痹"范畴，其病机为阳气不足，营卫俱弱，寒客营卫，气血痹阻，肌肤失养而发病。用黄芪桂枝五物汤加味治疗，可益气助卫，温经散寒，和营通痹。加当归、独活以加强养血通络，祛寒除湿，通痹止痛的作用；加全虫以搜风通络止痛。

郭师根据多年的临床经验，用此方随证加减治疗皮神经炎、风湿性关节炎、末梢神经炎、中风后遗症等见有肢体麻木、疼痛，属营卫不足、寒客血脉者，均有显著疗效。

5. 温经通脉——当归四逆汤

朱某，女，52岁，退休工人。因"右肩部疼痛伴活动受限1月余"于2009年11月27日来诊。患者素体较弱，形寒怕冷，1月前因受凉后出现右肩部疼痛，疼痛以夜间为甚，不能入眠，右上肢活动受限，右肩冷痛如寒风刺骨感，痛甚时前臂及手指麻木沉重，需家人协助穿衣梳头。查体：右肩部未见明显肿胀，右肩关节压痛点广泛，右肩活动度：上举110°、外展80°、后伸15°、内收20°，右手后背触及骶尾椎。舌质淡，苔薄白微腻，脉细涩。CR片：右肩部骨质未见明显异常。中医诊断：肩痹（气血不足，寒客经脉，筋脉痹阻）；西医诊断：右肩关节周围炎。郭师予以当归四逆汤加减，以温经散寒、养血通脉。药用：当归20g、白芍20g、桂枝15g、细辛5g、甘草6g、大枣10g、通草6g、桑枝15g、羌活10g、防风10g。水煎取汁，分3次服，每日1剂。并嘱患者早晚坚持做肩关节功能锻炼操10~15分钟。

患者服药10剂，右肩关节疼痛减轻，肩关节活动度明显改善。守上方加川芎10g，服用12剂，临床诸症消失，右肩关节功能活动基本正常，随访半年未复发。

按： 肩关节周围炎是由于肩周的肌肉、肌腱、韧带、滑囊和关节囊等软组织发生慢性无菌性炎症，导致关节内外粘连，阻碍肩关节活动所致，又称为粘连性肩关节炎。中医认为人到中老年，经络阳气逐渐不足，气血日趋衰少又复感风寒湿邪，致肩部经脉不通，气血凝滞，筋脉、肌肉挛缩而为"肩痹证"。《内经》云："寒气客于脉外则脉寒，脉寒则缩蜷，缩蜷则脉绌急，绌急则外引小络，故卒然而痛，得炅则痛立止，因重中于寒，则痛久矣。"

在治则上当以"寒则温之"。郭师根据此患者的病因、病机，采用当归四逆汤加减治疗，意在温经散寒、养血通脉。症状减轻后守前方加川芎以增强其活血行气、祛风止痛之力。

当归四逆汤是仲景为伤寒厥阴病"手足厥寒，脉细欲绝者"所设之方。病机为血虚寒甚，气血运行不畅。郭师认为凡属气血亏虚、寒客经脉为患的疾病，只要把握病机，用本方随症加减，异病同治，均可收到较佳疗效。郭师十分强调，在内服中药煎剂的同时，还必须加强患肩关节的主动功能锻炼，做到循序渐进、持之以恒，可促使肩关节功能恢复。

6. 升发少阳——小柴胡汤

孙某，男，33岁。常年疲于伏案工作，疏于锻炼，出现颈项、肩胛间区反复疼痛，体位性一过性眩晕1年余，于今年初春加重。在我科诊断为"椎动脉型颈椎病"，经针灸、推拿、颈椎牵引等非药物综合治疗后疼痛、眩晕明显缓解，但仍在晨起时颈项侧面、肩胛区胀痛不适，起床时瞬间眩晕约2~3秒，恶心欲呕，精神不振，伴晨起口苦、咽中微干，持续至中午则诸症消失。查：舌淡红，苔白，脉弦。颈项肌肉软，$C_{5~6}$、$T_{3~4}$棘突旁轻微压痛，未引出放射痛，旋颈试验不明显。遂以小柴胡汤加葛根。处方：柴胡15g、黄芩9g、生晒参9g、法半夏6g、葛根15g、生姜9g、大枣6枚（去核），5剂。针刺阳陵泉，迎随补泻，先泻后补，留针30分钟，期间每隔10分钟行针一次以维持针感；另嘱其适当加强功能锻炼。服药2剂后自觉晨起颈项肩胛疼痛明显消除，眩晕、欲呕症状消失，精神较往日大振；服药5剂后诸症消失。3月后随访未见复发。

按：小柴胡汤在《伤寒论》原书中应用于太阳经邪气不解欲入少阳或少阳枢机不利之证，以和解少阳为主，兼和胃气，后世谓之"和解表里之总方"。该例发病于初春，加重于清晨，春季、早晨为少阳主令之季、之时。而患者过劳而少动，阳气本属不济，加之今春气温较低，少阳乃是弱阳，受寒所阻则难以升发，故晨见侧项、肩胛（均是足少阳胆经所过之处）胀痛、眩晕、口苦咽干、脉弦等症。午后为阳明主令，阳气隆盛，故而症状能逐渐消失。在此取小柴胡汤升发少阳之功，加之取少阳经之水穴阳陵泉，取义"子不足则补其母"。二法合用，振奋少阳，则诸症可愈。

小柴胡汤中柴胡之量必须较重，方才具有升阳达表之效；黄芩苦寒，既养阴清热，又可防止柴胡过于升散之性，一升一降，使半表半里之邪得以消散。人参（现多用生晒参、党参代用）、甘草能扶正和中，又可防止大剂量柴胡升发之性导致肝旺克土及黄芩苦寒伤脾之弊。小柴胡汤所治疗少阳病证表现繁杂，但可遵循少阳总纲"口苦、咽干、目眩"辨证，不必诸症皆见，正如《伤寒论》载"伤寒中风，有柴胡证，但见一证便是，不必悉具。"

7. 暖土胜湿——甘姜苓术汤

陈某，女，58 岁。形体肥胖，素患腰椎间盘突出症。2009 年初夏，因夜间贪凉，晨起时腰痛如坠，难以直立，伴肢倦乏力、口淡无味、二便如常。遂由家人送至我科诊治。查：舌淡，边有明显齿痕，苔白滑，脉滑大。腰肌无明显紧张，L_{4-5} 棘突旁深压痛（++），可导出右下肢放射痛，直腿抬高试验（+）。诊断为"腰椎间盘突出症"，予以针灸、推拿后腰痛略缓，但仍腰重坠乏力，喜温喜按，下肢困重，倦卧懒动，舌淡苔白，脉滑。故拟以"甘姜苓术汤加味"，处方：茯苓 30g、生白术 30g、干姜 9g、炙甘草 6g、大力子 9g、当归 9g、细辛 6g、全蝎 3g，3 剂；另针刺足三里、关元（补法）、水分（泻法）。服药次日即感到腹中微鸣，腰部坠胀感较往日减轻；三剂后腰胀减去六七分。随后去全蝎续方 5 剂，痊愈。

按：甘姜苓术汤载于《金匮要略·五藏风寒积聚病脉证并治第十一》，用以治疗阳气不行，寒湿留着，病在腰部之肾着病。肾着，并非肾脏本病，实为脾阳不振，不能升清化湿，水液留著，影响肾经、带脉等经脉不利而出现以腰腹重坠、冷痛等症。故而方中干姜暖脾阳、发诸经寒气（《珍珠囊》），炙甘草益脾气，脾气健运则湿邪易除。肾着病的治法不需温肾之本脏，而以温行阳气、散寒除湿、燠土制水为主，体现了辛甘化阳、甘淡渗水法。渝州初夏，日间闷热多雨，夜间气凉风著，易于感受寒湿之邪。加之该例形体肥胖（素体湿甚之辈），素患腰疾（腰间气血流行不利），外感寒湿，留着肾之外围"腰府"，故见上述症状。虽经针灸、推拿治疗，但寒湿之邪未散，则难痊之。遂以甘姜苓术汤暖土胜湿为主方，加以大力子除诸风，利腰脚（《药性论》），细辛去少阴寒湿而通络，当归补血活血，全蝎通络止痛。结合泻水分以利腰腹气血，补三里、关元以补土益元。

甘姜苓术汤用以治疗腰冷坠胀之症时，白术应以生白术为宜，《本经逢原》载"白术，生用有除湿益燥，消痰利水，治风寒湿痹，死肌痉疸，散腰脐间血，及冲脉为病，逆气里急之功"。《医学实在易》亦云"白术能利腰脐之死血，凡腰痛诸药罔效者，用白术两许少佐它药，一服如神"。说明生白术能运脾湿而行水气，散腰脐间滞气死血而疗腰痛。炒白术重在和中补气，并无治腰痛之用。其次，生白术用量需大方能有此功用，如《石室秘录》"治腰痛不能俯仰，用白术四两，酒二碗，水二碗，煎汤饮之，即止疼痛，不必更加他药也"。服用白术后，患者会出现明显腹转肠鸣兼矢气现象，这并不影响疗效，大不可停药。

8. 健脾通阳——苓桂术甘汤

夏某，女，52岁，会计。平素长时间低头伏案工作，好静懒动，项背反复强痛3年，间有体位性眩晕。2010年盛夏因过度疲劳而见颈项酸胀加重，头晕目眩，动则晕甚，静止稍缓，伴背心恶寒、恶心呕吐涎痰、不思饮食，大便微溏，小便黄少。于8月12日我院就诊。查：舌淡多津，边有明显齿痕，苔白微腻，脉濡；颈项肌肉紧张，$C_{2\sim5}$棘突旁深压痛，未引出放射痛，体位眩晕试验（++）。CR提示：颈椎退行性改变。确诊为"椎动脉型颈椎病"。采用颈椎牵引、针灸、推拿等法治疗后，颈痛明显改善，但仍动则目眩，胸闷呕恶，背部微微恶寒。拟以"苓桂术甘汤加味"，处方：茯苓20g、桂枝12g、炒白术9g、炙甘草6g、半夏9g、吴茱萸6g、当归9g，3剂，日一剂，同时继续配合针推治疗。药后自觉眩晕呕恶感明显改善，由往日十余次减至每日2~3次。续用10剂后眩晕、呕恶、背心恶寒现象消失，仅偶感胃口不佳，再用六君子汤3剂善后，告愈。

按：苓桂术甘汤源自于《金匮要略·痰饮咳嗽病脉证并治》，由茯苓、桂枝、白术、炙甘草组成。功能为通阳蠲饮、健脾利水。颈椎病的发生多与久坐伏案、颈项筋骨劳损、瘀血内阻有关。是例中年妇女，正如《内经》所言"年四十而阴气自半也……年五十体重，耳目不聪明矣"，阳气本已不足，加之过劳而更伤阳气，阳气不足使瘀血更甚则颈项痛增，中阳不足则痰湿内生，上蒙清窍则见头眩，中阻脾胃则呕恶胸闷，中阳不振则背心恶寒（《金匮》载"心下有留饮，其人背寒冷如掌大"），虽经针灸等治疗后颈项气血流畅而疼痛减轻，但中阳仍虚，痰饮未化，头眩胸闷等症不得以痊。"病痰饮者，当以温药和之"，故以苓桂术甘汤治之。方中茯苓淡渗，逐饮出下窍，因利而去；桂枝通阳输水走皮毛，从汗而解；白术燥湿，佐茯苓消痰以除支满；甘草补中，佐桂枝建土以制水邪；加之半夏燥湿化痰、吴茱萸温中止呕、当归活血养血，诸药合用，共达通阳蠲饮、健脾利水之效。

本方为治疗中阳不足痰饮病之代表方。临床应用以胸胁支满，目眩心悸，舌苔白滑为辨证要点。本方适用于慢性支气管炎、支气管哮喘、心源性水肿、慢性肾小球肾炎水肿、梅尼埃病、神经官能证等属水饮停于中焦者。刘渡舟教授曾评价苓桂术甘汤："药仅四味，配伍精当，大有千军万马之声势，临床疗效惊人"。但若饮邪化热，咳痰黏稠者，非本方所宜。

郭师曾说过："经方是仲师给中医人留下的一笔宝贵遗产，作为后学之辈当认真学习、体会。"经方组方严谨、用药精练、配伍有度，所选药物互为配伍、相辅相成、针对性强。用经方疗疾抓住疾病病机是关键，一旦脉证相合，直接用方，不必过多加味，以免药味繁多而冲淡原方意趣，使疗效大打折扣。

（八）若欲筋伤痊，防患是关键

时常有患者向郭师提问："一旦得了筋伤病就是终身带病，痛苦异常，能否有让筋伤疾病不再发作的良方？"郭师往往欣然回答："其实早在《黄帝内经》中已然有了该问题的解释。"他引用道："夫上古圣人之教下也，皆谓之，虚邪贼风，避之有时，恬淡虚无，真气从之，精神内守，病安从来。是以志闲而少欲，心安而不惧，形劳而不倦，气从以顺，各从所欲，皆得所愿，故美其食，任其服，乐其俗，高下不相慕，其民故曰朴。是以嗜欲不能劳其目，淫邪不能惑其心，愚、智、贤、不肖，不惧于物，故合于道。所以能年皆百岁而动作不衰者，以其德全不危也。"在此郭师引申出三个观点：一则培养良好生活习惯；二则合理参与功能锻炼；三则移情易志、舒畅情绪，方才是防止筋伤疾病复发的关键所在。

1. 避寒就温，劳逸有时

容易导致筋伤疾病复发的重要因素之一，便是不良生活习惯。不良生活习惯通常分为三类：其一，寒温不调；其二，劳作无度；其三，奢欲太过。俗话说"有一分伤痛，并有一分寒气"，但渝州地处四川盆地之底，周围群山环抱、江河川息，气温往往非热即寒，难有春秋之分。如夏日炎热，人们往往躲于空调房中，或是风扇、蒲扇不离左右，或贪凉入浴，浴后立即吹风等，这就导致寒温不调、风寒易袭。而筋伤初愈之人，往往气血尚不和调，经脉流行不畅，易伤于寒凉之邪，若不能避寒就温，人体阳气难以正常运行，失去"柔则养其筋"的作用，势必疼痛、麻木、功能受限等症状复发。

现代生活节奏日益加快，人们往往为了生计奔波于世，疲劳工作，经常保持单一体位却不知变更、运动；而到了休息之日便贪睡恋床、酣战麻将、登山涉水，不知节制。此必犯"五劳所伤"，诱发或加重筋伤疾病。

而有些患者奢欲太过，如烟酒无度、饮食不节、劳于房事，或夜不以眠、日不知醒，浑浑噩噩。正如《内经》中描述"以酒为浆，以妄为常，醉以入房，以欲竭其精，以耗散其真，不知持满，不时御神，务快其心，逆于生乐，起居无节"，试问如此何以"春秋皆度百岁而动作不衰"？故只有养成良好的生活习惯，懂得如何避寒就温、劳逸有时、欲望有度方可避免筋伤疾病的复发。

2. 合理锻炼，自我按摩

除了养成良好生活习惯，便是要学会合理锻炼与自我按摩相结合。有些患者在治疗时能接受医生意见，以参加功能锻炼来改善自身症状，然而多数患者是"好了伤疤忘了痛"，当症状一旦消除，便忘记进一步功能锻炼以维持疗效致旧患复发，或是过度锻炼导致新伤又起。

合理的功能锻炼则能强壮肌肉、增强肌力和肌肉的耐力；通过肌力训练，可促使主动肌与拮抗肌肌力平衡，加强各肌群的协调性，以增加和保护骨关节、脊柱的稳定性。通过锻炼，大量血液循环的开放与侧支循环的建立，有足够的能量来源和贮备，可以加速排除肌肉积聚的代谢产物，促进损伤组织的修复。通过改善血液循环、促进肿胀消退，可以达到防止粘连、肌萎缩的作用。通过对腰背肌锻炼可增强腰背肌力，纠正不良姿势，改善腰背柔韧性和调整局部肌肉的肌张力，加强了脊柱关节的稳定性，特别是对脊柱内外平衡起到较好的保护作用，有助于恢复脊柱的生理曲度。通过脊柱后伸肌群的收缩使纤维环或后纵韧带紧张，有利于突出椎间盘组织的还纳，达到纠正脊柱内源性稳定失调的作用。锻炼还能松解粘连和挛缩的组织，改善关节活动范围，使紧张挛缩的肌肉迅速得到放松。

何谓合理的锻炼？郭师指出功能锻炼应在循序渐进、量力而行的原则下，分三步进行。首先适当做关节运动度和关节伸展度的锻炼。例如先做仰头、低头、左右旋转颈项，然后再做弯腰后仰、屈腿、伸腿等各个关节的伸展功能锻炼，姿势可选择站、坐、卧位均可进行。但应避免做下蹲起立等有伤于膝关节的运动。当各关节灵活、舒展后，逐渐做增加肌肉、肌腱、韧带力量的锻炼。可以选择每天或隔天进行。例如膝骨关节炎可以进行股四头肌锻炼，需坐在椅子上，并抬小腿和地面成30°斜角，时间保持10秒钟，然后再放下腿，慢慢做放松动作。有时双腿也可做交替法，反复进行。而颈、腰椎疾病，则应避免久站久坐的姿势，需要进行的是颈肌、腰部肌肉功能锻炼，如拱桥式、单飞燕式、双飞燕式。当患者肌肉力量恢复到一定程度时，应增加耐力方面的功能锻炼，以适应将来的日常生活、工作所需。建议可以每周做 2~3 次，每次大约 30 分钟为宜，针对于腰、髋、膝关节病变患者，最好选择非负重运动方式，可选择游泳和骑车，也可酌情选择快速步行和慢跑。但切忌避免过度负重、登高、远行、蹲起、跳跃等活动。

除了功能锻炼，郭师还建议患者在空闲时间坚持做自我按摩，其作用在于：第一，按摩时必须平心静气，这有利于放松紧张的情绪、舒缓工作或生活的压力，让人心理得到一次释然解放的机会，其次按摩可以调畅人体气机，疏肝解郁，认人心情愉悦。第二，通过合理手法运用，能放松肌肉、改善血循、消除疲劳，能明显控制和缓解筋伤后期的残余症状。第三、长期坚持自我按摩能调节人体消化系统、内分泌系统、循环系统的功能，增强人体体质，从根本上杜绝筋伤疾病复发的可能性。郭师曾针对临床常见病症，编著了《常见病的自我按摩》《自我按摩去百病》二书，用简明的文字、鲜明的图片，将自我按摩的各种手法及常见 40 余种病症的自我按摩方法描述得淋漓尽致、简单易学，深受读者好评。

3. 移情易志，调畅心情

慢性筋伤疾病，由于其病程长和反复的特点，会在病人内心引起严重的不良情绪和心理反应。这些不良的情绪和心理反应随着时间的迁延，会发展成各种形式的心理障碍如焦虑症、抑郁症、恐惧症等，这不仅影响疾病的康复治疗，而且对以后的学习、生活、工作和社会活动都有较大的影响。

《灵枢·师传》载"人之情，莫不恶死而乐生，告之以其败，语之以其善，导之以其所传便，开之以其苦"。此段将"告""语""导""开"四字作为言语开导的主要内容和方式，对病人进行心理病机的分析，以解除其思想顾虑，增强战胜疾病的信心。郭师常在治疗过程中让病人了解自身疾病的发作规律，深信筋伤疾病是可以治疗的，而且治疗是有效的。对于病情较为严重的筋伤疾病患者，只要结合自身的具体情况，选择可行的治疗方案，治疗及时，持之以恒，是完全可以治愈的。其次慢性筋伤疾病的发病是一个缓慢的过程，其症状的出现是逐渐形成的，对它的治疗不可能有立竿见影之效，对此应有充分的思想准备，应耐心地始终不断进行预防和保健，而过分急躁的心情，不但不利于治疗，也不利于自身的健康，甚至能诱发其他疾病。第三，通过对患者暗示治疗或令患者移情易志，转移注意力也可使慢性筋伤疾病的疼痛、麻木、功能减退等症状得到改善。

二、针灸推拿临床经验总结

（一）针灸并用，传承创新

1. 取穴独到，力求精练

针灸临证选穴，尤其善于运用夹脊穴，注意将循经取穴、辨证取穴、痛点取穴有机配合，取穴少而精。他强调针灸配方应根据准确的诊断，结合患者的体质来制定。主张针灸取穴应做到优化组合，力求精练，少针既可减少病人痛苦，又能达到扶正祛邪的目的；若取穴过多过杂、盲目乱刺，不仅对治疗无益，反会加重病情。凡病邪侵犯仅限于某一经脉或某一部位，他常取2~4穴，有时仅取1穴即见速效；但对某些复杂病症，如混合型颈椎病、腰椎间盘突出症伴椎管狭窄、中风偏瘫等，由于病情较重或病程较长，病邪常累及数经，治疗时不但要抓住主要矛盾，同时还要兼顾次要矛盾，可适当多取几穴，以加强疗效。总之只要配穴恰当，立方严谨，即可收到良好的效果。

（1）夹脊取穴：夹脊穴最早见于《素问·刺疟篇》"十二疟者……又刺项下侠脊者，必已"。最早提出明确位置概念的是晋朝葛洪的《肘后备急方》："夹背脊大骨完中去脊各1寸。"近代承淡安在《中国针灸学》中首先提出了"华佗夹脊穴"的名称，归入经外奇穴。从经络方面认为，夹脊穴内夹脊里督脉，外临膀胱经。《灵枢·经脉》："督脉之别，名曰长强，挟膂上项……别走太阳，入贯膂。"《素问·骨空论》云："督脉者，起于少腹以下骨中央……挟脊抵腰中，入循膂络肾。"可见，督脉其经脉有与足太阳经同行者及相通者，其络脉深入在脊柱的两旁，与足太阳膀胱经的循行相互贯通。夹脊穴所在恰是督脉与足太阳膀胱经经气外延重叠覆盖之处，夹脊穴于此联络沟通二脉，具有调控二脉的枢纽作用，针灸夹脊穴时能起到夹督脉之阳，助膀胱之气，调理脏腑，疏通经脉，调节两经的整合作用。

郭师在临床治疗中善于对夹脊穴进行研究和应用，通过经验的积累和相关资料的查阅，形成了自己独到的见解和认识，他认为夹脊穴起于颈1椎，止于腰5椎，颈部夹脊穴位置在第1颈椎至第7颈椎棘突下旁开0.3寸，腰背部夹脊穴位于第一胸椎至第五腰椎棘突下旁开0.5寸。郭师认为："夹脊处于督脉与足太阳膀胱经一线之间，督脉与足太阳经皆为阳气隆盛之所，夹脊穴亦秉承二经特点，具有主阳、主动之性。脊柱筋伤疾患多因风寒、劳（虚）损、瘀血、气滞、湿阻所致，表现为脊柱或（及）相关部位疼痛、麻木、功能受限等一派阴、寒、虚、瘀等症状。通过针刺夹脊穴以达通阳宣痹、调畅气血、温经通络之功。"取穴规律则根据脊患所在部位取相应夹脊穴1~2组（左右各一），颈胸段选用1~1.5寸针、腰段选用2寸针，单手进针法进针后，调整针尖向棘突方向斜刺1~2寸。急性脊患（如落枕、胸廓岔气、急性腰扭伤、胸腰椎压缩性骨折急性期）以捻转泻法为主，得气不留针，以达泻实、祛瘀、通络之效；慢性脊患处于急性发作期（如颈椎病、腰椎间盘突出症、慢性腰肌劳损急性发作等）则以捻转法先泻后补，即先以大幅度捻转手法获取针感以减轻局部疼痛，继而以小幅度捻转手法逐渐减轻针刺刺激量并"深而久留"，留针期间用电针疏密波维持轻微的针感，以达到补泻兼施目的；慢性脊患处于恢复期时针刺则以捻转补法为主，留针期间多采用温针灸，或直接采用灸盒灸，温灸病变部位或邻近夹脊穴，以达到温通、补益之功。

（2）痛点取穴：所谓痛点取穴，就是根据《灵枢·经筋》"以痛为输"的说法，选取病痛局部或与病痛有关的压痛点、敏感点或阳性反应点作为腧穴的一种取穴方法，即取阿是穴。郭师结合临证几十年对筋伤疾病的研究和治疗经验，非常认同"以痛为输"这一观点，并将其广泛运用于临床筋伤疾病的诊断与治疗中。他认为阿是穴即是治病的最佳刺激点，同时也是疾病的反映点，其在筋伤疾病的诊断与治疗中有着非常重要的作用。阿是穴是由于病理反射及病变部位的经脉气血不通而致，无论位置在经、在络、在穴，还是在筋、在骨、在肉，都会影响经络功能，阻塞经气运行，它不但反应疼痛，而且在疼痛的部位会出现条形、圆形、椭圆、扁平、条索等形状反应物，如颈椎病在病变椎体的棘突间隙两侧，肩周炎在肩关节的周围，腰椎间盘突出症在椎间盘突出节段的椎体棘突间隙两侧等部位，均可寻找出相应的阳性反应点，这些反应点就是病灶所在，就是阿是穴所在之处。郭师要求临证选取阿是穴时，医生与患者要密切配合，才能准确取穴。

针对筋伤疾病以疼痛为主的特点，郭师认为不论病证虚实，通过针刺、艾灸或推拿手法刺激，可发挥阿是穴的近治作用，达到调理气血、通络止痛的作用，使其"通则不痛"。尤其是针刺阿是穴主张采用具有泻法作用的快针法和滞针法，因为阿是穴为疾病的反应点，邪气汇聚于此，针刺可直达病所，施之以泻可引邪外出，从而达到疏经通络止痛的目的。

（3）循经取穴：循经取穴是以阴阳、脏腑、经络和气血等学说为依据，根据"病在经，取之经"以及"经脉所过，主治所及"的原理来取穴。全身治疗时可以在与患病局部相同的经脉上选取穴位，既可近部取穴，也可远部取穴，或二者相结合。《灵枢·经脉》中说"凡刺之理，经脉为始，营其所行，制其度量……"凡是躯干肢节、五体五官诸病，均可从"经脉所过，主治所及"来循经取穴。以《黄帝内经》治腰痛为例："足太阳脉令人腰痛，引项脊尻背如重状；刺其郄中太阳正经出血……"足太阳脉的腰背项尻痛取太阳正经郄中即委中穴，此即四总穴"腰背委中求"的由来。其主要根据症状表现与何经相关而取穴。

郭师遵循"宁失其穴，毋失其经"的原则，特别强调循经取穴治疗筋伤疾病。如根据腰椎间盘突出症疼痛表现沿经脉分布的特点，选取该条经脉的穴位为主进行针刺治疗，即"病在经，取之经"。病在足太阳膀胱经者，以针刺本经腧穴肾俞、大肠俞、秩边、殷门、承扶、委中、承山、昆仑为主；病在督脉者，以针刺督脉腧穴命门、腰阳关、长强为主；病在足少阳胆经者，以针刺胆经环跳、阳陵泉、风市、丘墟、绝骨为主。又如根据颈椎病的疼痛表现沿经脉分布的特点，病在手阳明大肠经者，以针刺大肠经三间、曲池、合谷、肩髃为主；病在手太阴肺经者，以针刺列缺、尺泽为主；病在手太阳小肠经者，以针刺养老、小海、后溪为主；病在手少阴心经者，以针刺神门、少海为主；病在手少阳三焦经者，以针刺中渚、外关、天井为主；病在手厥阴心包经者，以针刺大陵、内关、曲泽为主；病在督脉者，以针刺大椎、至阳、后溪为主。

（4）辨证取穴：辨证取穴是根据中医基本理论和腧穴的主治功能，针对全身性的某些病证提出的取穴方法。郭师在治疗筋伤疾病时根据辨证施治的原则，分析病证与脏腑、经络之间的关系，准确选取腧穴。他认为针灸立法处方遣穴的原则，必须建立在辨证论治的基础上，因证立法，辨证用穴，施以针灸，或补或泻，方能治病疗疾。如郭师根据腰椎间盘突出症"伤、痹、虚、瘀"的病机特点，将其分为风寒湿痹、湿热痹阻、气滞血瘀、气血虚弱、肝肾不足五型进行辨证治疗，并根据以上辨证结果选取腧穴，其中风寒湿痹型，取肾俞、命门、关元俞、腰阳关，殷门、足三里、阳陵泉等穴；湿热痹阻型，取膀胱俞、大肠俞、秩边、承扶、委中、条口、绝骨、昆仑等穴；气滞血瘀型，取腰俞、大肠俞、环跳、委中、阳陵泉、绝骨、昆仑等穴；气血虚弱型，取关元俞、气海俞、肾俞、脾俞、足三里、血海等穴；肝肾不足型，取命门、志室、肾俞、委中，太溪等穴。又如郭师根据颈椎病"以虚为本，以寒、痰为标，瘀却贯穿病之始终"的病机特点，在取颈部阿是穴（即颈椎棘突旁的压痛点及圆形或条索状阳性反应点）和风池为主穴的基础上，根据临床辨证进行取穴施针，寒湿痹阻型取风府、风池、大椎、合谷、曲池；痰瘀阻络取丰隆、血海、膈俞；气血不足取肺俞，手三里、足三里、脾俞；脾肾不足取脾俞、肾俞。以上穴位均可配合温针灸。

（5）用阴经穴位治疗筋伤中顽固性疼痛麻木：筋伤临床中时常遇到疼痛或是麻木症状无法有效控制的情况，例如腰椎间盘突出症术后部分腰神经受损，从而引起长期局部感觉障碍或麻木不仁，往往采用循经取穴法或局部取穴法疗效甚微。再如某些神经根型颈椎病，通过针灸、推拿等中医综合治疗方法治疗后其疼痛、麻木症状绝大多数得以控制，但部分残余症状却难以消退，从而形成持续性顽固性疼痛麻木症状。郭师谓"此属'不荣则痛'，尝用相应阴经穴位治疗"，按言验证，果获嘉效。

筋伤中顽固性疼痛麻木症状多出现于病程较长、病势缠绵、或素体欠佳者，此类患者病缠日久，脏腑经络之气血多有消耗，无以濡养肌肤筋肉则见"不荣则痛"或麻木不仁；或久病多瘀多痰，瘀痰阻络，"不通则痛"，但瘀痰为阴邪，影响了气血输布才导致疼痛，故也而应纳入"不荣则痛"的范畴。临床中采用针灸治疗这种疼痛时，往往先取阳经腧穴，是靠振奋阳经经气达到通络止痛、从阳治阴的目的。却忽略了阴血衰少"不荣则痛"，不从补益阴血角度治疗，难以充养血脉，以濡养经脉，更不能解决"不荣"的问题。而阴经的穴位多有补益气血之功，既能解决阴血衰少的现状，又能通过"血载气"的作用促使经气的流行，达到"从阴引阳""以阴缓急"的目的。其次针刺止痛的作用在于提高局部痛阈，阴经所过之处神经血管分布较阳经相对丰富，皮肤对于疼痛的敏感程度更加明显，刺阴经穴位故能提高疼痛阈值，利于缓解疼痛麻木的持续性存在。通过对以往古代文献的复习，也得知阴经穴位对于补益气血、肝肾之精有着较阳经更甚之效。如《医学纲目》载"肾热生骨痿，足不任身，腰脊不举，骨枯髓减，色黑而齿槁者，补其荣然谷，通其俞太溪，至冬病已"，即说肾阴虚所致腰痛膝软取足少阴经治疗。如《琼瑶神书·卷三·四十一》载"列缺二穴、尺泽二穴：治筋紧急，腰脊胁肋间痛"。即是说通过针刺手太阴列缺、尺泽二穴，通过五行相生原理"补水抑木"，治疗肝血不足的腰脊胁肋筋急挛痛。上述文献例举甚多，由此可以看出，通过针刺阴经穴位可以治疗气血虚弱所致的疼痛麻木症状。

郭师治疗"不荣则痛"的取穴规则，如上肢多取手少阴经通里、少海、手太阴列缺、尺泽以缓解颈椎病治疗后期残留的上肢、颈项麻木疼痛。下肢取足厥阴曲泉，足太阴血海、阴陵泉，足少阴阴谷以缓解膝关节骨性关节炎在治疗后残余的膝部疼痛症状；取足三阴经交会穴三阴交、足少阴复溜、太溪，足太阴阴陵泉以改善腰椎疾病所引起的下肢残余疼痛麻木症状。

（6）腹腰配穴治疗腰痛：郭师认为腰痛有"虚实"之分，因感受外邪、外伤、劳损致局部气滞血瘀，经络不通而成"实证"；或因脏腑、气血不足，经络空虚而成"虚证"。腰背为阳，胸腹为阴，属阴阳关系。而腰腹作为人体枢纽，维持人之正常直立功能，一旦患病，势必打破正常腰腹部阴阳平衡，出现腰痛不能直立、转侧、不耐劳力等症状，甚至影响腹部气机运行出现腹胀、便秘、腰腹酸胀等现象。腹部是人体的一个重要部分，内有许多重要器官，人体的生命活动均是在这些重要器官的正常生理活动下得以实现。同时腹部还分布着许多经脉，为气血向全身输布的通道。还有一个形成于胚胎时期的气血高级调控系统，这个系统是腹针的物质基础。范氏等用腹针治疗颈椎病也是很好的佐例。

通过针刺腹部的经穴，能调节脏腑输布精、气、血的功能，对治疗腰痛提供了充足的物质基础。其取穴腹部多以天枢、京门、带脉、腹结、气海、关元为主，腰部则以三焦俞、肾俞、大肠俞、命门、腰阳关为主。天枢、大肠俞为大肠募、俞穴，刺之能活血通腑、沟通前后；京门、肾俞为肾之募、俞穴，刺之能补肾强腰；关元、气海为任脉穴位，命门、阳关为督脉穴位，针灸能沟通任督、壮元固肾、强健腰脊；带脉束腰一周，有维系前后经络的作用，刺带脉能沟通前后经气，使之达到阴阳平衡。急性腰痛加水沟、印堂以通调督脉，腰重痛加四满、气穴以培补肾气，伴腿痛以外陵、下风湿点、下风湿下点来疏通经气、标本兼顾。故而通过针刺腰腹部的腧穴，既可调理脏腑功能，又能疏理腰腹部气机，健腰壮督，还能直接解除腹肌、脊柱前、侧方肌群的紧张与痉挛，调整脊柱的外在平衡，从而恢复腰腹前后动态平衡。

2. 针法娴熟，补泻得当

郭师认为正确运用针刺手法是取效的关键，临床治病时，运用补泻手法，疗效确比不用手法更佳。他在长期临床治疗中，师古不泥，注重实践，在进针、行针、出针及补泻手法等方面有颇多创见。

郭师根据进针穴位深浅不一常采用两类进针手法，其一是他摸索出的快速捻转进针法，具有简便、快速、省时、无痛等优点，具体操作：刺手用拇、食、中指指腹持针柄，押手拇、食指将消毒穴位旁皮肤向两侧牵压，在固定针刺部位的同时固定针体下段并辅助进针。进针时，刺手的食、中指指腹向后捻，同时拇指相应外展，随着三指的快速捻转搓动，毫针旋转加速在将近抵达皮肤之时，利用刺手向前移动的惯性，用腕力、指力将旋转的毫针快速刺入穴位内。郭师曾形象比喻旋转之力在破皮时的重要性，"犹如子弹穿过物体，既往滑膛枪弹破物靠的是惯性，而后出现的线膛枪弹破物在惯性基础上加以旋转扭力，从力学原理上较滑膛枪弹更加省力且稳定。"该法简化了双手进针法的操作过程。

其二针对肌肉深厚，需用长针方可取效部位，一般采用管针进针，一来能快速破皮进针，二则减少手对于针身的污染。郭师强调，无论针刺后进针方向如何必当垂直进针，正如《灵枢·九针十二原》所说"持针之道，坚者为宝，正指直刺，无针左右"的基本精神。待破皮后当缓慢进针，细心体会针下感觉，如一旦出现针感，达到预期结果时，即停止进针，不可再深，以避免徒伤良肉或伤经气；此外皮下缓慢进针可由于血管或神经的韧性、光滑而避开针锋，不致发生损伤。郭师要求医者腕力和指力必须配合协调默契，推进与刺入时机必须适当，水平旋转与垂直刺入两个向量的力必须平衡，才能收到穿刺力强、落点准确的效果。由于毫针是快速捻转旋转刺入，穿透力强，加之刺入迅速，所以患者痛感极微。

郭师临床中特别强调针法和指力的练习，要求针刺手法要娴熟，指力要强劲，针刺时以意领气，发气于指，以加速进针并快速得气。其次，还强调在针刺操作中，要掌握正确的针刺角度、方向和深度，这是获得针感、施行补泻、发挥针刺效应、提高疗效、防止意外的关键。

行针的目的在于调气与合理施以补泻之法。郭师认为"针刺补泻以刺激强弱、留针久暂即可体现，不必太过繁琐"。筋伤疾病多以实证与虚实夹杂之证居多，少数体质虚弱之年老体衰之人可见纯虚无实，但纯虚之辈脏腑、气血已亏、经脉不充，再难以单纯针刺获效，只适宜艾灸或药物调理。就其实证与虚实夹杂之证，郭师手法有别。实证多为初伤或形体健硕之人，郭师行针多施以泻法，以其拇、食、中三指紧持针柄，环指靠于中指末节，以快速捻转法获取较强烈"气感"；亦可拇、食二指紧持针柄，中、环指靠于针身，作快速震颤法获取"气感"，得气后稳持片刻并询问患者病痛何如，若快然而释则不予留针，正合《灵枢·终始》所言"凡刺之道，气调而止"之道。若痛处犹存则配合电针疏密波刺激十余分钟，以期痛减。上古之时尚以九针治病以适宜各自适应证，但现在却限于临床针具种类的缺乏，部分病证疗效不尽人意，尤慢性筋伤。故对于瘀结日久，局部压痛明确之症，郭师还提出可以借助"针刀"宽平锋利之刃，破结散瘀、松解粘连。

虚实夹杂之辈当分"实重于虚"或"虚重于实"，实重于虚者虽是久病，但形体不衰，气血瘀滞较重，患部多有粘连，郭师往往采用"先泻后补"手法，即进针后以快速提捻法得气，并保持较强烈针感片刻，此为"泻"，可令经气得聚，冲破瘀阻（即强刺激后肌肉会主动收缩，使得粘连松解）；随后紧提慢按，由深渐浅，徐徐至浅层，留针15分钟，此为"补"，每隔5分钟行针一次，出针时揉按针孔。《针灸大成·南丰李氏补泻》指出："补者从卫取气，宜轻浅而针，从其卫气随之于后而济益其虚也。泻则从营弃置其气，宜重深而刺，取其营气迎之于前而泻。"先泻后补法正是体现了由重深到轻浅，从营到卫的补泻兼施的道理。先泻其邪实，再补其体虚，以达到邪去正盛的目的。

虚重于实者多为久病且形骸消瘦、针感往往不明显之人。郭师多用"久留补法"，即进针后，在浅层候气，出现针下沉紧，便可运用"推而内之"的手法，先浅后深，用隐力将针徐徐推进，约纳入3~5分，患者有酸麻胀感，再慢慢纳至一定深度，出现热胀感。留针数十分钟后缓慢出针，按揉针孔。补当"深纳而久留之，以治顽疾"，使经脉充盈，经气顺畅；泻则令气血得行、郁结得散。这也应《灵枢·终始》云："久病者，邪气入深，则此病者，深而久留之。"此外郭师在国外针刺时获验，"外国人针刺往往惧怕所谓针感（酸麻胀重），只需久留时分加以电针颤动针身，其筋伤疼痛亦可随针而解"，这也提示我们针刺时不必过分强调"酸麻胀重"感觉，而这也正是《灵枢·刺节真邪》提出"用针之类，在于调气"的道理所在。

对于出针手法郭师也非常重视，虽然看似简单，但一样讲究补泻之法。如急性筋伤患者，多为实证，应摇大针孔，快速出针，以助邪气外出；针对慢性筋伤患者，因久病多为虚证，出针时应闭按针孔，防止出血。若针刺时不慎刺破血管而造成皮下出血、血肿，应久按针孔或及时对症处理。因此，在临床中郭师强调一定要医生亲自完成出针，这样既可完成补泻，又可提高临床疗效，还可避免意外的发生。

3. 运动针法，以恢筋急

郭师常好用运动针刺法治疗筋伤疾病。一般针刺治疗时都要求患者静止不动，而运动针刺法却恰好相反，须令患者在针刺的同时运动患部。这种刺法最早载于《灵枢·官针》："恢刺者，直刺傍之，举之前后，恢筋急，以治筋痹也。"即直刺筋肉挛急痹痛处之旁，同时令患者做各种关节功能活动，并向前向后反复提插，以舒筋缓急。这种恢刺法就属于运动针刺法之一。运动针刺法适用于治疗运动系统的各种疾病，如肩周炎、颈椎病、腰扭伤、四肢关节、肌肉、韧带挫伤、风湿性肌炎等。郭师在运用运动针刺法分为针治痛处和针治远端两种方法。

针痛处：令患者活动患处，哪种动作能导致疼痛发作就坚持做那种动作，令患者维持使患处最痛的姿势和体位，再找出最痛处。这种最痛处与阿是穴是有区别的，因为这种痛点的出现与体位和肢体活动有关，改变体位和姿势以后，痛点就会立即消失，而且这个痛点不一定有压痛，但患者处于疼痛体位时能较准确地指出痛处，这个痛点就是运动针刺法的有效刺激点，针治时，必须在患者处于最疼痛姿势的体位进针，一边针刺一边令患者缓缓活动患部。如针治腰痛，就要求患者在针刺时做俯仰、侧弯等动作活动腰部，针治肩痛，亦令患者活动患肩。注意这种针法针刺较浅，仅五分至一寸深，若深刺易造成软组织损伤或血肿、弯针、滞针、折针、晕针等意外。患者活动肢体时要注意动作轻柔徐缓。

针远端：即在与患处相对应的上、下、左、右取穴施治，如左病右取，右病左取，上病下取，下病上取；亦可在患部所属经络的远端循经取穴施治，亦可针刺远端的有效的经验穴、奇穴或对症取穴施治。其他如耳针、手针、头针疗法亦具有较好的疗效，但针治的关键仍然是要求必须活动患部。针刺得气后，令患者做主动运动或帮助患者做被动运动，但用力不要过猛，患部活动的幅度应当随着病痛的减轻而逐渐加大，直至疼痛完全消失，肢体活动恢复正常或明显减轻为止。如疼痛无明显变化，应嘱其暂时停止活动，休息片刻后又调整针刺穴位，重新如法施治，多能当即获效。如肩周炎，可针刺健侧中渚穴或患侧条口穴，一边捻转提插，一边令患者做肩部上举、外展、外旋、内旋等动作。如腰痛，可针刺后溪穴或手背部腰痛点，得气后一边运针一边令患者做腰部前俯、后仰、侧弯等动作。如颈项强痛，可针刺健侧落枕穴或患侧绝骨穴，同时嘱患者活动颈部。

4. 重视灸疗，创新灸具

作为《内经》中五种主要治疗方法的一种，灸焫之法从古至今备受推崇，当针药疗疾无能为力之时，其功效往往大放异彩，常获殊功。故《灵枢·官能》篇指出："针所不为，灸之所宜。"《外台秘要》中说"至于火艾，特有奇能，虽曰针、汤、散，皆所不及，灸为其重要"。明朝《医学入门》也说到："凡药之不及，针之不及，必灸之。"上述引文一方面表明灸法有特殊疗效，针刺灸法各有所长，灸法有自己的适应范围；另一方面，灸法还可补针药之不足，凡针药无效时，改用灸法往往能收到较为满意的效果。古人对灸法治病进行了长期大量的临床观察和总结，表明灸法不仅能治疗体表的病证，也可治疗脏腑的病证；既可治疗多种慢性病证，又能救治一些急重危症；主要用于各种虚寒证的治疗，也可治疗某些实热证。其应用范围，涉及临床各科，对此，历代医著多有记述。但何为针之不为、药之不及呢？学生理解为：针刺之所以能治病，其所依靠协调阴阳、调和气血的作用而致经络通畅、脏腑安康，其作用对象（类似于靶器官）是经络；药物通过内服外敷，由脏腑吸收、运化，随气血流通敷布周身，其作用对象是脏腑；但当经络脏腑同时出现阳虚或二者同时为寒（邪气）闭塞不通时，则不能发挥其应有功能，此时便应该使用灸法进行治疗。以"象思维模式"解释：如冬日河源与河道同时因寒而凝、无流水时，仅依靠所谓疏通河道之法，但河亦不能流动，因其为无源之水；徒增源头，但河道不通时只会造成洪水泛滥。只有当阳光普照大地，万物回春之时，源头水增、河道畅通，这条河流才能正常寻道顺流。所谓"阳光"便如"灸焫"，其针对经络、脏腑同时发挥持续、温和的作用，才能弥补"针之不为、药之不及"的缺陷。

郭师常谓对于身体虚弱、感受寒湿、功能表现低下者，应当采用艾灸之法治疗。如强直性脊柱炎，多属于肾阳不振、阴寒内凝督脉，致督脉痰瘀内阻，表现为脊柱疼痛、变形、功能障碍。其多选用艾盒灸法：患者俯卧位，术者用75%乙醇沿脊柱从大椎至骶尾椎常规消毒。以生姜汁涂抹在大椎到长强的督脉上，使用4个4孔单排温灸盒，在孔中插满燃烧的灸条，将灸盒均匀地排在督脉线上，随时调整灸温，施温和灸20~30分钟。又如腰椎椎管狭窄症所引起的间歇性跛行，通常仅依靠针刺无法完全消除，郭师常令患者自行悬灸或灸盒灸肾俞、足三里各20~30分钟，长期施灸后其间隙性跛行症状往往有春到雪消之效，同时也验证了谚语所说"旅行灸三里，健步辇儿如飞"的道理。再如长期患腰椎间盘突出症者，往往下肢会出现酸冷乏力现象，这与下肢静脉回流受限有一定联系，郭师通常认为此属于络脉瘀阻、气血温养肢体功能明显下降所致，故以灸盒隔姜灸肾俞、腰骶、足三里、涌泉等部位治之，通常能起到针刺无法达到的疗效。

郭师不仅擅用灸法，其还对于灸法进行大胆革新。传统灸疗种类繁多，但在治病过程中需人扶持施灸，操作极不方便，费时费力，稍不留意便会灼伤皮肤，烧坏衣物，极不安全。针灸医师在临床中不便使用，患者也畏惧灸疗，导致当前在针灸治疗中"重针轻灸"的局面，影响了灸疗的研究与发展。其所发明之"中国霸王灸"和"神农塔灸"两项灸具，克服了艾灸易灼伤皮肤且费时费力的缺点，对人体无创伤、无痛苦、无毒副作用，安全、舒适、卫生、操作简便，疗效高、易于推广普及。使艾灸治疗得以广泛开展，充分发挥其优越的治疗效益。目前世上所见灸具往往都可见到这两种灸具的影子所在。

"中国霸王灸"（又名多用灸具）将艾火灸、温和灸、隔物灸、太乙神针及点、按、揉、压、叩击等技法和刮痧有机地融合于一枚灸具中，具有一具多用，方法独特，外形美观的特点。由于灸罩有接灰作用，灸帽有闭火功能，不会灼伤人体和烧坏衣物，使用安全，加之灸条与灸罩的距离由弹簧自动控制，温度可调节，从而实现灸疗的补与泻。手持筒体又可用按摩头或灸帽在人体体表进行点穴、叩击、按摩以及刮痧治疗。该灸具充分体现了中医非药物综合治疗特色，多法协同作用，数管齐下。可以多角度、多部位直接施以灸疗和按摩，也可根据病症配合分部分区刮痧治疗。该发明曾荣获首届世界传统医学优秀成果奖。

"神农塔灸"由固定、底座、药饼、艾塔、接灰盘、调温帽、进针孔等组成。将传统的艾火灸、温针灸、温和灸、隔药灸、太乙针灸有机融为一体。具体操作：将塔灸固定在皮肤上或插入针柄上（即可温针灸），点燃艾绒即可灸治，当灸温过高或过低时，可戴上或摘下调温帽以调节灸温，不需人扶持，可以多角度、多部位施灸，既安全高效，又解放了医者劳动力，可同时为多位患者治疗。

5. 善温针灸，温经通络

"温针"一词早见于东汉张仲景《伤寒论》，如"太阳病三日，已发汗，若吐、若下、若温针仍不解者，此为坏病……""太阳中暍者，发热恶寒，身重而疼痛，其脉弦细芤迟……加温针，则发热甚……"但原著中所言"温针"据考为"燔针"。现在临床中所使用的温针灸应源自《针灸大成》中一段节录王节斋的话"近有为温针者，乃楚人之法，其法针穴上以香白芷作圆饼，套针上，以艾灸之，多以取效……此法行于山野贫贱之人，经络受风寒者，或有效"。随时间推移，近代已不用药饼承艾，多为针刺后在留针过程中，将艾绒搓团捻裹于针柄上或将艾炷（1~2cm）直接插于针柄上点燃，通过针体将热力传入穴位进行治疗。

郭师认为筋伤疾病中凡属于劳损、虚损、痰瘀者均可采用温针灸进行治疗，包括急性筋伤而以痰瘀辨证为主者，不必拘泥是否存在发热症状（例如膝关节急性滑膜炎亦有发热症状），但阴虚者当忌用，以免温针灸温热之性伤阴耗液。温针灸的作用一是温通经络、补充人体阳气以达到协调人体阴阳平衡的目的；二是活血化瘀、温化痰湿以达到消除筋伤中的病因和病理产物（瘀、痰）。温针灸时艾炷不宜过大过多，一般只需灸一壮即可。艾炷过大，其燃烧外层艾绒时针下并无明显温热效应，且针柄不宜贴至皮肤，否则容易造成皮肤的烫伤，轻则针处红赤，重则溃烂，非但达不到治病目的，反而徒增病人痛苦，此有违温针灸温通经脉之意而得不偿失。郭师还指出温针灸要达到明显疗效，必然在针刺得气后方可获效，毕竟针刺得气与否才是针灸治疗疗效的关键所在。

（1）温针灸在颈源性眩晕的运用

针刺选穴：风池、百会、大椎、后溪。

针刺方法：在所选穴位常规消毒，针具选用 ⌀0.30mm×25mm 一次性针灸针。进针手法均以爪切进针法。风池针向对侧口角刺入约0.5~1寸；大椎沿第七颈椎棘突下刺入0.5~1寸，行捻转法得气。得气后，将1cm左右的灸条小段套入针柄，点燃艾条行温针灸（注意用锡铂保护好周围皮肤，以免艾灰掉下灼伤肌肤或烧毁衣物，以下文中同此，不赘）。百会垂直进针后，沿头皮向后平刺0.5寸，行捻转法得气，针感向头枕部蔓延为佳；后溪垂直进针后，顺经而刺0.3~0.5寸，行捻转法得气，针感向前臂蔓延为佳。留针20分钟，间隔5分钟催针1次。每日1次，5次1疗程，疗程间隔2天，再行下1疗程。

体会：颈源性眩晕是一种临床常见的以眩晕和平衡失调为特征，且多伴有颈部疼痛的疾病，是由于颈部异常传入神经活动而发生的空间定位异常和共济失调的非特异性感觉障碍。目前认为椎动脉型颈椎病和交感神经型颈椎病均可导致颈源性眩晕。其临床特点在于眩晕现象与颈项活动有密切关系。《素问·至真要大论》载"诸风掉眩，皆属于肝……诸暴强直，皆属于风"。

《灵枢·口问》曰:"上气不足,脑为之不满,耳为之苦鸣,头为之(苦)倾,目为之瞑(眩)。"又《灵枢·大惑论》"邪中于项,因逢其身虚而作脑转耳鸣"。《张氏医通》曰:"脉中有死血,作痛作眩。"明代医家虞抟也提出"血瘀致眩"。说明颈源性眩晕当从"风、虚、瘀、痰"等四方面辨证。采用针刺风池、大椎能祛风活血、通络止痛,加以温针灸能增加其"温通经脉"之功,利于"瘀、痰"之邪的消散。百会为手足三阳经与督脉之会,刺百会能补益阳气,开窍醒神止眩;后溪通督脉,刺之通督脉经气,有温阳活络的作用。

(2)温针灸在肩关节周围炎炎症期的运用

针刺选穴:肩髃、肩髎、肩贞、曲池。

针刺方法:在所选穴位常规消毒,针具选用 ϕ0.30mm×40mm 一次性针灸针。肩部穴位采用夹持进针法,曲池用爪切进针法。肩部穴位垂直进针,肩髃针向肱骨结节间沟约 1~1.2 寸,行提插法得气;肩髎针向肩峰下缘约 0.5~1 寸,行提插法得气;肩贞针向肱骨小结节约 1~1.2 寸,行提插法得气;肩部三针得气针感向腋下和疼痛处放射为佳。肩部三针均在得气后将 2cm 左右的灸条小段套入针柄,点燃艾条行温针灸。曲池垂直进针后,针向病所约 1~1.2 寸,行捻转法得气,留针 20~30 分钟,间隔 5 分钟催针一次。每日 1 次,5 次 1 疗程,疗程间隔 2 天,再行下 1 疗程。

体会:肩关节周围炎炎症期好发于 50 岁上下,女性多于男性,以肩关节周围广泛性疼痛、昼轻夜重,肩关节功能部分受限为主要临床表现,有别于肩周炎粘连期出现的肩关节功能严重受限。人体正常生理功能的发挥,需要阳气的布护温煦方可进行。《素问·生气通天论》载"阳气者,若天与日,失其所,则折寿而不彰……阳气者,精则养神,柔则养筋……"人在 50 岁上下,正值气血变衰之时,或因寒湿,或因劳伤,致肩部气血运行不畅,痰瘀交结经络,则发生肩周炎。采用温针灸刺激肩三针一则通过温煦之力温通经络、调和气血、活血消痰、通络止痛,二则直接补充肩部阳气,恢复其正常功能活动。曲池为手阳明合穴,阳明经为多气多血之经,针刺之则能补充气血、调达经络,利于肩关节功能的恢复。

(3)温针灸在第三腰椎横突综合征的运用

针刺选穴:阿是穴(第三腰椎横突压痛点)、大肠俞、居髎、血海。

针刺方法:在所选穴位常规消毒,针具选用 ϕ0.30mm×40mm 一次性针灸针。进针手法均以夹持进针法。阿是穴垂直进针抵至第三腰椎横突,行提插法得气，以针感向腹股沟区蔓延者为佳；得气后，将 2cm 左右的灸条小段套入针柄，点燃艾条行温针灸。大肠俞垂直进针 0.5~1 寸，行捻转法得气，以针感向腰骶、少腹蔓延者为佳；居髎垂直进针 1~1.5 寸，行捻转法得气，以针感向大腿前缘蔓延者为佳；大肠俞与居髎加电针密波以维持针感，留针 20 分钟。血海垂直进针 0.5~1 寸，行提插法得气后出针不留针。留针 20 分钟，间隔 5 分钟催针 1 次。每日 1 次，10 次 1 疗程，疗程间隔 2 天，再行下 1 疗程。

体会：第三腰椎横突综合征是筋伤疾病中常见病例之一，其好发之人多为形体较瘦，或第三腰椎横突天生较长者，诱因多为长期久坐或长期向单侧扭转躯干，以致腰部剪力长期作用于第三腰椎横突部位而出现劳损、炎症，出现以第三腰椎横突为中心的慢性腰痛，严重者出现痛侧腹股沟区、大腿前侧至膝关节内侧放射性疼痛。中医认为此病属于虚瘀夹杂之病。劳则伤肾，肾虚则腰府失养；久痛多瘀，瘀阻经络则腰腿疼痛。按《素问·至真要大论》所说"劳者温之、损者温之"，故取阿是穴（第三腰椎横突压痛点）进行温针灸治疗，以温针灸温热之性改善第三腰椎横突部位的劳损状态。取大肠俞、居髎以活血化瘀、通络止痛，治疗腹股沟区、大腿前侧疼痛症状，血海以增强活血通络、养血柔筋，同时可改善膝关节内侧疼痛。

（4）温针灸在膝关节滑膜炎的运用

针刺选穴：内、外膝眼，血海、梁丘、足三里、丰隆。

针刺方法：在所选穴位常规消毒，针具选用 φ 0.30mm × 40mm 一次性针灸针。进针手法均以爪切进针法。内、外膝眼，血海、梁丘垂直进针后，调整针刺方向，外膝眼向内上针刺、内膝眼向外上针刺约 0.8~1 寸，血海向内下针刺 1~1.5 寸，梁丘向外下针刺 1~1.5 寸，行捻转法得气；得气后，将 2cm 左右的灸条小段套入针柄，点燃艾条行温针灸。足三里垂直进针后顺经而刺，行提插法得气，针感向足下蔓延者为佳。丰隆进针后逆经而刺，行提插法得气。留针 20~30 分钟，间隔 5 分钟催针一次。每日 1 次，10 次 1 疗程，疗程间隔 2 天，再行下 1 疗程。

体会：膝关节滑膜炎是膝关节受到急性创伤或慢性劳损时，引起滑膜损伤或破裂，导致膝关节腔内积血或积液的一种非感染性炎症。可分为急性创伤性滑膜炎和慢性损伤性滑膜炎。急性创伤性滑膜炎，多发生于爱运动的青年人；慢性损伤性滑膜炎多发于中老年人、身体肥胖者或过用膝关节负重的人。其病理基础在于滑膜充血、出血，肿胀渗出，产生大量积血积液，关节内渗出物增多，增加了关节内压力，阻碍淋巴系统循环，逐渐出现代谢产物堆积在关节内，使关节的内环境发生变化，关节滑膜受到刺激及炎症反应，出现疼痛、肿胀、活动受限、局部皮温升高等症状和体征。而气滞血瘀，经络痹阻，痰湿流注关节为其病机关键。古人曾有"痰为阴邪，非温不化"之说，故而采用温针灸内外膝眼、血海、梁丘以温经通络，消瘀化痰利水，以消除膝关节之肿胀。足三里顺经而刺为补，以壮阳明，立足行，丰隆逆经而刺为泻，以化痰利水，协助前四穴消除关节肿胀之弊。

6. 刺络放血，小材大用

刺络疗法，俗称刺血疗法、放血疗法，是中医学针灸学的一个重要组成部分，流传至今已有数千年的历史。两千多年前的《黄帝内经》就对刺络疗法的理论、操作和临床治疗作了较全面记载，如《素问·汤液醪醴论》曰："平治于权衡，去宛陈莝，微动四极，温衣，缪刺其处，以复其形。"《灵枢·小针解》载："宛陈则除之者，去血脉也。"《灵枢·血络论》云："血脉者，盛坚横以赤，上下无常处，小者如针，大者如筋，而泻之万全也，故无失数矣。失数而反，各如其度。"《素问·刺腰痛》道："解脉令人腰痛如引带，常如折腰状，善恐。刺解脉，在郄中结络如黍米，刺之血射，以黑见赤血而已。"以上均为刺络放血法提供了理论依据，并为刺络疗法奠定了基础。

郭师在筋伤临床中常用该法挽难救疑，巧起沉疴。其认为刺络法作用有四：①直接去宛陈莝，具有疏经通络之效。如急、慢性腰痛患者常在腘窝处可见有一怒张静脉，肥胖者也可见皮下有一静脉隐隐而现，以三棱针点刺出血 5~10ml 后即可明显缓解腰痛。如腰椎间盘突出症下肢症状明显且久治不愈者，可在下肢穴位（如承山、丰隆、委阳、三阴交）周围仔细寻找皮下淤滞的小静脉，点刺出血 2~3ml 后即可使下肢胀痛现象缓解一时，可使患者对于治疗的期望值有所提升。再如神经根型颈椎病所致指端麻木且经针灸、推拿治疗后疗效不显者，可根据麻木位置选择相对应的指端采用点刺法出血 5~7 滴，常可收到血去麻止之功效。②开散皮部瘀结，达到祛瘀生新之功。如腰椎间盘突出症或颈椎病导致局部皮肤麻木不仁，可采用梅花针轻叩麻木区域所属皮部，刺激度以局部潮红或少许见血为主，隔日或三日一次，往往2~3 次后麻木现象可以明显减轻。再如急性踝关节扭伤，伤部明显青瘀肿胀，可采用梅花针重叩出血，结合拔罐法使局部瘀血外泄，则踝部肿痛可立即减轻。③祛瘀泻热。如急性痛风性关节炎见足踇趾、踝、膝等处红肿热痛时，可在局部寻找压痛最为明显一点，采用点刺出血 1~2ml 左右，刺后其热痛之象可随血出而明显缓解。④醒神开窍。如桡神经挫伤、尺神经挫伤等神经损伤造成手指功能受限者，采用伤侧手指井穴逐一点刺法出血 3~5 滴，隔日一次，经 3~5 次治疗后可见到手指轻微主动屈伸。再如椎动脉型颈椎病所致眩晕，刺太冲、行间、足临泣、印堂、大椎出血，可立即缓解眩晕一症。

对于刺络手法郭师常谓"当随其证而灵活运用之，内经中的豹纹刺、散刺、扬刺及各部位泻血之法均为刺络手法。"对于局部脉络淤滞可见者常用三棱针点刺出血法，左手拇、食指绷紧被针穴位左右皮肤，右手采用执笔式握针持针迅速刺入半分深左右，即将针迅速退出，然后捏挤局部使之出血。因该种刺法多针对皮下小静脉，故刺后少用拔罐之法，以免造成皮下血肿之虞。而对外伤大面积青淤者多用梅花针叩刺出血法，右手拇食中指夹持针柄，运用腕力作垂直状快速叩击，讲究针头应直上直下，切勿拖泥带水、徒增疼痛，通常叩刺后加以拔罐以助散瘀。而局部麻木不仁者，常采用梅花针轻叩通络法为主，叩刺速度、力量均匀不变，刺后局部皮肤潮红不见出血为度。其认为刺络出血量应当视患者体质、病证虚实而定，形体壮实、病证属实者，出血量以 3~5ml 乃至 10ml 为宜；而形瘦体弱、病证属虚者，出血量以数滴或 1~2ml 为宜。

用刺络放血疗法应严格进行针具和局部消毒，以防感染，若发现局部皮肤已感染者禁用，针刺时宜浅，不可出血过多。对饥饿，紧张者应多加注意。虚证病人及孕妇亦慎用。此外凡有出血性疾病和凝血功能障碍者禁用。

（二）推拿疗疾，注重技巧

郭师强调推拿治疗筋伤疾病要因人施法、因证施法、因部位施法，其手法应从"心"而出，要将各种手法有机融合，手法要柔中带刚、刚中有柔，做到"轻而不浮，重而不滞，松而不懈，紧而不僵"。注重手法技巧与力量完美结合，在手法过程中充分体现"柔、准、巧、美、松"，让患者在舒适中接受治疗。

1."准"字当先

郭师临证推拿要求在准确诊断、准确辨证的基础上，做到准确施术。他认为准确诊断是治病的第一要务，临证时应将经络诊断与经筋诊断有机结合，将现代检查仪器如 X 片、CT、MRI 等作为中医四诊手段的延伸，运用四诊合参，分析归纳，准确辨证，做到辨证施推。对于一般年老体弱者，宜多用轻柔手法；一般年轻体壮者，宜多用相对较重的手法，但也应与轻柔手法交替运用；对体胖者则需分清是实胖还是虚胖，实胖即体质强壮者，宜多用较重的手法，使手法的力度深透到体内，达到调节脏腑、经络、气血的作用；虚胖即皮下脂肪较多，肌肉并不结实，宜多用轻柔手法，适当配合较重的手法。

郭师认为准确诊断、准确辨证是治病的前提，准确施术才是目的。临证时要根据病情选用准确而适宜的推拿手法，准确抓住疾病反映于体表的重点，达到"手上长眼睛"的境界，要善于用双手在患者身上准确捕捉细小的阳性反应点，以及感觉肌肉组织的软硬度变化，从中找出疼痛点和病变所在。对于筋伤疾病急性期患者，或阳性点反应明确的患者，不要立即在病变部位或阳性反应点上施手法，而应先放松其周围的软组织，然后找准阳性反应点施以点、按、弹、拨等舒筋解痉类手法，力量由轻渐重，尽量避免重伤软组织。正所谓"有伤不治伤，治伤先治两端。"

2. 以"柔"为本

郭师认为推拿手法要柔和而有力，不要使用蛮力、暴力，推拿用力做到"蓄劲缓发"，《易传·系辞》说："刚柔相推而生变化。"在手法的具体操作中，要以柔为本，刚柔相济，做到轻柔而有节奏性，保持手法节律、速率和压力均匀一致，控制力量的稳定性，不可轻重不一、忽轻忽重，应当把能使用的力量均匀不断的分配到每次手法动作中，始终保持动作和力量的连贯性，运用最小、最少的力量，更加合理的产生出最佳的推拿治疗效应。他认为手法柔和并非软弱无力，即使最轻柔的手法，也要求"轻而不浮"，柔也不等同于"轻"，柔和的手法有轻也有重，轻者如抚法、摩法，徐缓而不带动皮下软组织；重者如弹拨法、点按法，着力准确深沉而缓和，带动皮下软组织将力量渗透到深部组织。郭师在推拿治疗中，注重将手法技巧与力量完美结合，不管对体质相对瘦弱的南方人还是壮实的北方人，无论是中青年还是老年人，均力至病所恰到好处，达到治疗疾病的目的。

3. "巧"为关键

郭师认为推拿治病靠的是手法，手法的优劣与好坏直接关系到治病的效果。他认为要提高推拿临床疗效，手法的技巧尤为关键，一定要做到手法巧而有力，又能深透，能够巧妙地运用各种手法，做到有的放矢、得心应手。他认为推拿手法要做到巧而有力与用力的方向、用力的作用点密切相关。如在治疗腰背部劳损性疾病时，善于运用食、中、无名三指点按法点按华佗夹脊穴和督脉穴位，要求三指用力均匀，垂直作用于皮肤，从上而下，逐穴施术，以振奋阳气、通达全身经脉，手法虽不重但气感明显，为后面在病变部位施用手法打下基础。其次手法之"巧"还体现在推拿手法的交换更替、身体姿势和体位的变化，要求在给不同部位施术时身体的姿势要随着施术部位的改变而改变，但姿势的变化既要有利于医生发力，又要注重形体美。同一疾病施以不同手法，有各自不同的感觉和效应。患者各部位的肌肉有厚薄之别、关节连接有起伏之异、耐受力有强弱之差、不同的部位所用的手法择重又有一定差别，如推拿治疗腰、臀、大腿后侧等肌肉丰厚的部位，郭师善于采用拇指点按法、肘尖点按法，他认为从力学角度分析，此类手法着力面积小、力量集中、压强大，巧用指力即可深透到病所，达到缓解疼痛的目的；对于背部、四肢末端、关节等肌肉薄弱的部位，他则喜于采用鱼际揉法、掌揉法、拿捏法等，他认为此类手法着力面积大、力量分散、压强小，用力轻巧即可达到放松肌肉、缓解痉挛的目的。

4. "松"为要旨

郭师在推拿临证中认为"松"字尤为重要，既是前提，又是目的。"松"既包括医生与患者的"神松"即精神的放松，又包括医生与患者的"体松"即肌肉的放松。推拿治疗过程中要做到医患之间互相配合、相互信任、关系和谐，才能达到"神松"与"体松"的完美结合，起到疏通经络、缓解疼痛、治愈疾病的作用。郭师认为临床中筋伤疾病无论是急性损伤或是慢性劳损，其基本病理过程均为疼痛—神经反射—肌肉收缩痉挛—有害冲动—形成继发性疼痛病灶，导致疼痛恶性循环，造成所谓的"不通则痛"。推拿手法能针对疼痛和肌肉紧张、痉挛、粘连这几个主要环节，打破恶性循环，既可治标，也可治本。从治标来看，推拿能将紧张、痉挛或粘连的肌肉充分松弛，从而消除疼痛；从治本来看，要善于抓着原发病灶及阳性反应点这个关键，早在《灵枢·经筋》中就有"以痛为输"的记载，因此，医生应通过各种推拿手法，在放松原发病灶及阳性反应点周围软组织基础之上，着眼于阳性反应点重点施术，将其彻底消除，使气血得以通畅，达到舒筋通络的效果，即松则畅通、通则不痛。

5. "美"为纽带

郭师创新性地提出了推拿治疗中的"美学观"，他认为"美"学在推拿治疗中非常重要，通过美的姿势、美的语言、美的手法，将"美"作为纽带在医患之间架起关系和谐、相互信任的桥梁，让"美"的信息在医患之间传递，让患者及其陪护的家属在治疗同时，感觉到"美"的存在，得到"美"的享受，得到心理和身体上的治疗。郭师常用《医宗金鉴·正骨心法要旨·手法总论》中所说的"一旦临证、机触于外、巧生于内、手随心转、法从手出"这句至理名言教导我们，他说"这句名言寓意深刻、内涵丰富，只要细心体会，手法就在其中。"要求医生要用有力而柔和的双手，以优美的姿态，用变幻无穷、从心而出的手法，精心为病人施术。他要求每一个医生在治疗的过程中要以美的姿态、美的手法、美的心灵去面对患者，让接受治疗的患者、候诊的患者、患者家属以及观察治疗的健康人能从医生治疗中的优美姿态得到康复、得到启迪、得到放松、得到美的享受；也让旁观者心情松弛，不再惧怕推拿治疗，而把这种治疗当作一种享受，这有利于患者及家属树立战胜疾病的信心。郭师还认为每一个推拿医生既要熟悉各种单一的推拿手法，又要掌握各种复合型手法，并认为每种手法将其分解开可以说是由各种舞蹈动作组成。舞蹈工作者用其肢体语言来向观众表达情感，而作为推拿医生也可用美的姿势和动作，用手法语言传递给患者信息，让患者能通过医生双手所给的信息读懂医生的手法语言，在医患之间产生一种"共振"，从而达到治疗疾病的最佳效果。通常郭师在临床治疗中，还配合各种美妙的音乐，随着乐曲运动，从中表现出美观、轻柔、准确、持久、有力、均匀、深透的手法。

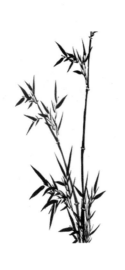

第二章

筋伤临证优化方案

一、神经根型颈椎病中医诊疗方案

神经根型颈椎病是一种临床常见病、多发病，约占所有类型颈椎病的60%~70%，也是骨伤科常见病之一。神经根型颈椎病是由于颈椎间盘、颈椎钩椎关节或关节突关节增生、肥大的骨刺向侧方突出、颈项部肌肉痉挛，刺激或压迫相应水平的神经根，并出现一系列相应节段的神经根刺激或功能障碍的临床表现，其临床症状以颈肩背部疼痛、上肢及手指的放射性疼痛、麻木、无力为主，临床以颈5~7神经根受压最为常见。中医将其归纳为"项痹病"范畴。好发于长期伏案工作、体位不当者；易因劳累、天气变化，调摄失宜而诱发。随着社会工作及生活的日趋激烈、繁忙，神经根型颈椎病的发病率日渐增高，已成为危害中老年人身心健康和影响生活质量的主要疾病之一，同时由于电脑的普及，此病有逐步年轻化的趋向。

（一）诊断

诊断依据参照中国康复医学会颈椎病专业委员会《颈椎病诊治与康复指南》2010版。

临床表现：颈痛和颈部发僵，常常是最早出现的症状。有些患者还有肩部及肩胛骨内侧缘疼痛。上肢放射性疼痛或麻木。这种疼痛和麻木沿着受累神经根的走行和支配区放射，具有特征性，因此称为根型疼痛。疼痛或麻木可以呈发作性、也可以呈持续性。有时症状的出现与缓解和患者颈部的位置和姿势有明显关系。颈部活动、咳嗽、喷嚏、用力及深呼吸等，可以造成症状的加重。患侧上肢感觉沉重、握力减退，有时出现持物坠落。可有血管运动神经的症状，如手部肿胀等。晚期可以出现肌肉萎缩、颈部僵直、活动受限。患侧颈部肌肉紧张，棘突、棘突旁、肩胛骨内侧缘以及受累神经根所支配的肌肉有压痛。椎间孔部位出现压痛并伴上肢放射性疼痛或麻木、或者使原有症状加重具有定位意义。椎间孔挤压试验阳性，臂丛神经牵拉试验阳性。仔细、全面的神经系统检查有助于定位诊断。

诊断标准：具有根性分布的症状（麻木、疼痛）和体征，椎间孔挤压试验或（和）臂丛牵拉试验阳性，影像学所见与临床表现基本相符合，排除颈椎外病变（胸廓出口综合征、网球肘、腕管综合征、肘管综合征、肩周炎、肱二头肌长头腱鞘炎等）所致的疼痛。

（二）分期

急性期：也称为炎性水肿期。临床主要表现为：颈肩部疼痛，颈椎活动受限，稍有活动即可使颈肩臂部疼痛加重，疼痛剧烈时难以坐卧，被动以健肢托住患肢，影响睡眠。

慢性期：也称为缺血期。临床主要表现为：颈僵，颈肩背部酸沉，颈椎活动受限，患肢串麻疼痛，可以忍受。

恢复期：颈肩部及上肢麻痛症状消失，但颈肩背及上肢酸沉症状仍存，受凉或劳累后症状加重。

（三）病因病机

我们通过对大量病例临床特征的分析，认为神经根型颈椎病存在共同的病因病机，即寒、瘀、痰、虚四者杂合而致病。以虚为本（气血两虚、肝肾亏损），痰湿为标，瘀血贯穿病之始终。气血不足，腠理空虚，易为外邪所侵；正不能驱邪外出，以至风寒湿邪，得以逐渐深入，留连于颈项筋骨血脉而发为颈项强痛。肝肾亏虚，气血不足，筋脉失养导致神经根型颈椎病的发生。脾主运化，为"后天之本"，脾为气血生化之源。脾气虚则气血生化乏源，不能濡养筋脉，发生神经根支配区疼痛、麻木症状。瘀血阻脉，不通则痛；瘀血之不除，新血不可生，气虚无援，血运不畅，荣养失职，引起了不荣则痛和肢麻等症状；痰因瘀而生，血脉壅塞，饮水积聚而不消散，故成痰饮。寒邪夹风夹湿客于太阳经，太阳经输不利，则颈项僵硬；气血凝滞，脉络不通，则上肢疼痛、麻木。

（四）证候分型

参照"国家中医药管理局'十一五'重点专科协作组项痹病（神经根型颈椎病）诊疗方案"和1994年国家中医药管理局发布的中华人民共和国行业标准《中医病症诊断疗效标准》制定。

风寒痹阻：颈肩臂疼痛、麻木、肌肉痿软无力，颈项沉重酸痛，僵硬不能活动；恶寒畏风，随气候变化减轻或加重，舌质淡，苔薄白，脉弦等。

血瘀气滞：颈背刺痛，痛处固定拒按，或向肩部、上肢走窜，颈部僵硬，活动不利，或伴有肢体麻木，舌质黯，脉弦。

痰湿阻络：头晕目眩，头重如裹，四肢麻木不仁，纳呆，舌黯红，苔厚腻，脉弦滑。

肝肾不足：眩晕头痛，易怒急躁，头重脚轻，走路欠稳，耳鸣耳聋，失眠多梦，肢体麻木，肌肉萎缩，舌红少津，苔少或薄黄，脉弦细或沉。

气血亏虚：头晕目眩，倦怠乏力，面色㿠白，心悸气短，颈项疼痛，喜揉喜按，四肢麻木，肌力减退，或肌肉萎缩，舌质淡，苔少或薄白，脉沉弱无力。

（五）排除标准

不符合上述诊断标准及纳入标准者；有严重心、肺、肝、肾等重要脏器疾患。有严重精神障碍，急性颈椎椎间盘突出，或颈椎有骨折、脱位、结核、肿瘤、感染者。排除胸廓出口综合征、尺神经炎、颈背部筋膜炎、肌萎缩型侧索硬化症、锁骨上肿瘤、腕管综合征、心绞痛等疾病所导致的颈项、上肢疼痛，有出血倾向的血液病患者、发育性椎管狭窄者（椎管比值＝椎管矢状径／椎体矢状径<0.75）、手法部位有严重皮肤损伤或皮肤病者、脊髓型颈椎病患者，曾经接受颈椎手术治疗和颈椎畸形者，妊娠或哺乳期妇女。

（六）治则治法

神经根型颈椎病的中医治疗主要依循"实则泻之、虚则补之、瘀则通之、结则散之、寒则热之；不盛不虚以经取之"的治疗原则。

其具体治法当根据具体辨证结果而确立。

风寒痹阻型：治以温经活血，祛风除湿，通络止痛。

气滞血瘀型：治以活血化瘀、行气止痛。

痰瘀阻络型：治以健脾祛痰、活血通络、疏经止痛。

肝肾不足型：治以补益肝肾，温肾壮元。

气血亏虚型：治以益气养血，醒脑宁神，活血通络。

（七）常规治疗

颈椎病患者多数有不同程度的心理障碍。因此，心理疏导在颈椎病的治疗中十分适用。应根据患者的心理素质施以调畅情志的心理疏导方法，以改善或调整患者的精神情感状态，心身趋于康复。此疗法可让家属配合进行。

1. 针灸治疗

针刺选穴：主穴均为颈项局部取穴。阿是穴（即颈椎棘突旁的压痛点及圆形或条索状阳性反应点）、风池、病变段夹脊穴、颈百劳、肩井。配穴采用辨证配穴与循经取穴相结合。①辨证配穴：风寒痹阻证配大椎；血瘀气滞证配膈俞；痰湿阻络证配肺俞；肝肾不足证配大杼；气血亏虚证配足三里。②循经配穴：根据症状表现所属经络走行选穴。手阳明经配三间、曲池；手太阴经配列缺、尺泽；手少阳经配养老、小海；手少阴经配神门、少海；手少阳经配中渚、天井；手厥阴经配大陵、曲泽；督脉配大椎、后溪。

针刺方法：针具选用 ¢ 0.3mm 无菌性一次性毫针。针刺阿是穴（颈椎棘突旁的压痛点及圆形或条索状阳性反应点）时针尖指向病所，采用平补平泻手法；针刺肩部和上肢腧穴时进针后以得气感向手部放射为佳；实证予以泻法，虚证者予以平补平泻或补法。配合电针治疗仪连续波刺激，以增强和维持针感，留针 15~20 分钟。当患者颈项部、肩背部及上肢疼痛表现为冷痛或酸痛为主时，在疼痛程度较强的部位加以温针灸，并留针 15~20 分钟。疼痛症状较严重，辨证为血瘀气滞者，配合循经取穴方法予以刺络治疗。每 10 次为一疗程，疗程间隔 2 天。针灸选穴主穴每次选用 2~4 穴；配穴每次选用 4~6 穴。

体会：针灸治疗神经根型颈椎病是目前十分普遍采用的治疗方法之一，而针灸的疗效关键在于选用穴位及针刺方法。我们选用以针刺主穴配合辨证针刺、循经针刺等不同针刺取穴方法，做到有的放矢。针刺主穴中"颈椎棘突旁的压痛点及圆形或条索状阳性反应点"是治疗关键所在，取意：其一"以痛为腧"，其二"直达病所"。其他主穴的选用达到疏风散寒、益气通脉、强督通络的作用。辨证针刺是在辨证基础上进行选穴治疗；循经针刺则取意"不盛不虚以经取之"的原则进行选穴治疗。两种针刺取穴方法相互配合，既防止长期用单一穴位治疗容易造成穴位疲劳而疗效降低的副作用，又能根据病情的变化随时调整取穴方法。针与灸并用，充分发挥针刺与艾灸的双重作用，在刺激穴位、调激经气的同时，还可使热力透达病变深部，起到疏通经络、活血化瘀、祛寒止痛的作用，而且灸疗产生的温热通过刺激皮肤感受器，激发调整神经系统功能，促进血液循环，改善代谢和营养血管神经，对软组织起活血通络、松解粘连，减少水肿渗出，促进组织和神经水肿及无菌性炎症物质的消散吸收，消除对神经的不良刺激。实验及临床研究资料证明：温针灸能提高白细胞数，促进单核巨噬细胞的吞噬作用，促进抗体形成以增强防御功能。

2. 推拿治疗

在完成针灸治疗后进行。要求在推拿过程中病者入静，全身放松，呼吸调匀，细心体会医生的手法。医者应全神贯注、聚精会神，从丹田运气，催力到双臂通过肘部到双手为患者施以以下手法。

拿揉法：医者站于患者身后或患侧，用双手或单手拿揉患者颈肌、斜方肌、胸锁乳突肌、肩背部及患肢肌肉，力量适度，从上至下做 2~3 遍。

擦推法：用手背及小鱼际部位，通过作腕关节内外旋动作，边滚边用力推向前。也可以右（左）手半握拳，以食、中、无名、小指的指关节，掌指关节为着力点，手腕作屈伸运动，沿颈项部、肩背部及患肢后侧、外侧、内侧从上至下，从下至上往返擦推 3~5 遍。操作时要有节奏感、渗透感，频率不宜太快。用此法之目的在于进一步松弛颈项部、肩背部及上肢肌肉，使疼痛得到缓解。

点按法：分十指点按、单指点按、叠指点按。十指点按适用于头部，其手法是医者用两手五指指端分别置于患者头部的两侧，其中拇指点按风池穴，其余四指点按头两侧胆经腧穴，每次点按 10~20 秒左右，反复 2~3 遍，在点按时力量适中，要尽量追求渗透感，并配合震颤法；单指点按是指用拇指指腹桡侧在颈肩部及上肢的圆形或条索状阳性反应点上点按同时左右拨动数次，力量由轻到重；叠指点按是用食中指重叠点按风府、大椎、肩井、肩髃、缺盆、天宗、曲池、手三里、内关、中渚、合谷等穴位，每穴点压 10~20 秒钟。在点压过程中可适当运用震颤法。要求用力均匀、渗透力强，在点压每一点结束时，适当用力弹拨肌肉、肌腱。

推分法：医者站于患者背后，双手拇指指腹交叉置放于对侧风池穴，其余诸指附于颈项侧面。先用拇指指腹由风池穴起，从上至下沿颈段华佗夹脊穴走行推至大椎穴 4~5 遍，后双拇指交换沿大椎推至同侧肩井穴，并点压 5~10 秒。该手法反复操作 3~4 遍。适用于颈项肌、斜方肌较紧张的患者。

整复松粘矫正类手法：在临床中可根据病情、年龄、体质而酌情选用。

旋提法：患者坐位，医者立于患者身后，患者头部主动水平向（左或右）旋转至极限角度，最大屈曲，再旋转，达到有固定感。医生以（左或右）肘部托患者下颌，另一手放在患者头顶侧部，适当用力纵行向上牵引

3~5 秒钟（预牵力在 15±5kg）。然后，医生肘部快速垂直向上提拉。操作成功可听到一声或多声弹响。再次用按摩拿捏等手法放松颈部软组织 2~3 分钟。

仰卧手牵旋转法：患者仰卧于治疗床上，头部探出床头，医者坐于患者头前，一手置于枕后部，一手置于颌下，双手用力牵引颈部并轻轻摇晃，使颈肌松弛，然后在牵引力作用下使患者头部左右旋转到最大限度，施法时切忌用力过猛。

以上手法在针刺后进行。10 次为一疗程，每疗程间隔 2 天。

体会：推拿治疗亦是临床中治疗神经根型颈椎病常见的方法之一。通过参阅大量的现代研究资料，以及临床的验证，我们认为手法治疗发挥以下作用：①调整脊柱顺应性，松解肌痉挛；②改变增生物、突出物与周围组织的位置，减轻或解除压迫；③矫正小关节错位及滑膜嵌顿；④松解粘连，促进炎症水肿的吸收；⑤镇痛及提高组织痛阈。在进行手法治疗时，首先应让患者处于较舒适的体位，要诱导患者心情和肢体处于完全放松或比较放松的境界。我们在临床中十分反感重手法推拿，重手法推拿不但容易损伤椎旁软组织，加重炎症的发生；同时在未放松的情况下盲目地操作颈椎的牵拉、旋转、推扳等手法，容易造成横突上的肌肉附丽点撕裂伤，寰枢椎半脱位，甚至造成颈髓损伤。在此我们特别强调在临床中要了解患者的体质、心理、职业、生活环境等，并从中摸索出个体差异，从而制定出治疗法则，然后巧妙地施用不同的手法，方能直达病所，让患者在舒适有度的治疗中得以康复。尤其对于患病日久的患者，因久病体虚，气血不足，肝肾亏损，在治疗时要多采用轻手法轻刺激，方能体现出中医辨证施治的原则。

（八）现代物理治疗

1. 牵引治疗

牵引角度：力学实验结果表明：牵引角度小时，最大应力位置靠近颈椎上段，牵引角度增大时，最大应力位置下移，因此应根据 X 片、CT 或 MRI 检查确定的病变部位来选择牵引角度。如病变主要在上颈段，牵引角度宜采用 0~10°，如病变主要在下颈段（颈 5~7），牵引角度应稍前倾，可在 15°~30° 之间，同时注意结合患者舒适来调整角度。

牵引重量：间歇牵引的重量可以为其自身体重的 10%~20% 确定，持续牵引则应适当减轻。首次牵引重量约 4~6kg，可逐渐增加重量，以患者感舒适为度。

牵引时间：牵引最初阶段（10 分钟内）应力随时间上升较快，而后逐渐减缓（30 分钟），最后达到饱和。故每次牵引时间 20~30 分钟，每日 1~2 次。如患者对坐位牵引有不适或疼痛加重感，应及时停止牵引，而行人工仰卧位牵引。

2. 中频脉冲电治疗

选用 J48B 型电脑中频透热治疗仪。根据颈椎病变节段、疼痛部位选用颈椎病处方进行中频电刺激，每次 20 分钟，每日 1 次。10 次为一疗程，每疗程间隔 2 天。

（九）中药治疗

中药内服：治法为祛风湿、化痰湿、补气血、益肝肾、活瘀血、通经络。方用我院郭剑华主任中医师验方"颈舒汤"为基础方。药用：葛根 20g、当归 12g、桂枝 10g、黄芪 30g、炒白术 15g、白芍 15g、茯苓 20g、狗脊 20g、全蝎 9g（研末装胶囊吞服）、炙甘草 6g。随证加减治疗：风寒痹阻证加羌活 12g、防风 12g；血瘀气滞证加桃仁 12g、红花 12g；痰湿阻络证加法半夏 12g、石菖蒲 12g；气血亏虚证加党参 15g、熟地 20g；肝肾不足证加淮山药 30g、枣皮 15g，偏于阴虚者加菟丝子 12g、女贞子 12g，偏于阳虚者加鹿角胶 12g、肉苁蓉 10g。水煎煮三次，取汁合用，早中晚各服 1 次，日 1 剂，5~10 剂为一个疗程，每个疗程间隔 2 天。对于某些不愿服用中药汤剂的患者，给予口服重庆市中医骨科医院院内制剂"颈舒胶囊"2g（0.5g×4 粒），日三次。

中药外敷：采用重庆市中医骨科医院院内制剂"活血膏"（防风、狗脊、土鳖虫、红花、泽兰、木香、三棱等）在颈、肩、背部及上肢疼痛较甚处贴敷 12~24 小时，每日或隔日更换一次。对皮肤过敏者禁用。

（十）体疗

1. 颈康复操

本康复操应始终贯穿于治疗、康复、预防复发全过程。每日早、晚或上、下工间各做 1 次，每次 10~15 分钟，要做到循序渐进，持之以恒（图 2-1~ 图 2-4）。

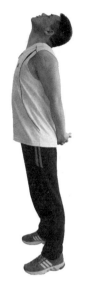

图 2-1　抬头望月式

站立位，双足分开与肩同宽，将双手在身后相握用力向下后方拉伸，同时头颈缓慢向上拔伸尽力后仰，如闲庭望月之状，颈肩背部肌肉用力收缩保持 5 秒钟，颈肩部肌肉放松恢复中立位

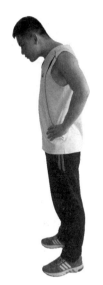

图 2-2　低头探海式

站立位，双足分开与肩同宽，双手叉腰，头颈向前引出，并尽力向下低头，保持 5 秒钟，颈肩部肌肉放松恢复至中立位

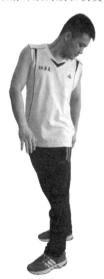

图 2-3　转体望踵式

站立位，双足分开与肩同宽，双手自然下垂，颈肩放松，含胸拔背，虚领顶项，头颈躯干左旋，双眼向后下方尽力望向对侧足后跟，在最大幅度用力拔伸颈部，保持约 5 秒钟，还原后右侧重复同样动作

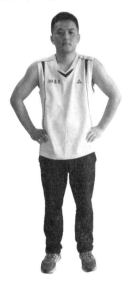

图 2-4　回旋双肩式

站立位，双足分开与肩同宽，双手叉腰，以肩关节为圆心做肩部旋转运动，旋前 5~10 次后交换旋后 5~10 次

2. 自我按摩

掐压风池：用两手拇指分别按在同侧风池穴，其余手指附在头的两侧，由轻到重地掐压 20~30 次。

拿掐颈肌：将左（右）手上举置于颈后，拇指放置于同侧颈外侧，其余四指放在颈肌对侧，双手用力对合，将颈肌向上提起后放松，沿风池穴向下拿捏至大椎穴 20~30 次。

按揉肩井：以左（右）手食、中、无名指指腹按于对侧肩井穴，然后由轻到重 10~20 次，两侧交替进行。

斜摩大椎：用左（右）手四指并拢放于上背部，用力反复斜摩大椎各 20~30 次，至局部发热为佳，两侧交替进行。

按摩曲池：用拇指或中指、食指指腹按于患肢的曲池穴，用力由轻到重按揉 20~30 次。

合按内、外关穴：用左（右）手拇指尖放在右（左）手内关穴，中指放在对侧的外关穴，同时对合用力按揉 15~20 次，双手交替进行。在按压的同时做颈部活动。

（十一）疗效评估

疗效评定指标：参照 2002 年中国医药科技出版社出版的《中药新药临床研究指导原则（试行）》中关于"中药新药治疗颈椎病的临床指导原则"所载"症状分级量化表"、田中靖久颈部神经根症治疗成绩判定基准、11 点疼痛程度数字等级量表（NRS~11）、国家中医药管理局"十二五"重点专科协作组项痹病（神经根型颈椎病）诊疗方案评估量表制定颈椎病症状体征积分（表 2-1）。

表 2-1　症状、体征评分（总积分 46 分）

症状体征	评分标准	记分
颈部疼痛	0 分：无疼痛　2 分：轻度疼痛 4 分：中度疼痛　6 分：重度疼痛	
肩背疼痛	0 分：无疼痛　2 分：轻度疼痛 4 分：中度疼痛　6 分：重度疼痛	

症状体征	评分标准	记分
上肢疼痛	0分：无疼痛　2分：轻度疼痛 4分：中度疼痛　6分：重度疼痛	
上肢麻木	0分：无麻木　2分：偶有麻木，很快缓解 4分：麻木间断，多在睡眠或晨起时出现，能缓解 6分：感觉麻木，持续不减，不缓解	
颈肩压痛	0分：无压痛 2分：压痛轻，用力按压才感觉疼痛 4分：压痛明显，稍有压痛痛甚	
颈椎活动度 （以颈椎活动受限 最显著者为评定 标准）	0分：侧屈、前屈、后伸 >40°，侧旋 >75° 2分：侧屈、前屈、后伸 20°~40°，侧旋 45°~75° 4分：侧屈、前屈、后伸 <20°，侧旋 <45°	

颈椎活动度数值 （单位：度）	前屈	后伸	左侧屈	右侧屈	左侧旋	右侧旋
测定值						

症状体征	评分标准	记分
椎间孔挤压 试验	0分：正常 2分：神经根节段放射性分布的疼痛或麻木轻微者 4分：有明显沿神经根节段放射性分布的疼痛或麻木者	
感觉障碍	0分：无肢体感觉异常者 2分：有肢体感觉异常者	
上肢肌力	0分：肌力 5 级　2分：肌力 3~4 级 4分：肌力 0~2 级	
肌腱反射	0分：正常　2分：腱反射减弱 4分：腱反射消失	
合计		

颈肩疼痛程度判断（图2-5）：

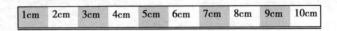

| 1cm | 2cm | 3cm | 4cm | 5cm | 6cm | 7cm | 8cm | 9cm | 10cm |

图2-5　视觉模拟评分法（VAS）标尺图

注：患者根据自己的痛觉程度来判定并在相应的数字上画竖线（I），治疗前及治疗后均由病人画明疼痛所在的位置，最后由医生根据标尺上患者的标注数字进行评分。如患者标注在5cm上，则"疼痛评分"即为5分。

疗效评定标准：根据治疗前后积分变化判定疗效。临床痊愈：症状体征消失或基本消失，疗效指数 ≥ 90%。显效：症状体征明显改善，90%> 疗效指数 ≥ 70%。有效：症状体征均有好转，70%> 疗效指数达 ≥ 30%。无效：症状体征无明显改善，疗效指数 <30%。

注：计算公式：［（治疗前积分—治疗后积分）÷ 治疗前积分］× 100%

数据统计：用SPSS统计软件处理。计量资料和半计量资料用（$\bar{x} \pm s$）表示，计数资料用率或构成比表示。计量资料先做正态性分析，对于符合正态分布且方差齐的计量资料采用方差分析，不符合正态分布的计量资料采用非参数检验；等级资料采用非参数检验。$P<0.05$ 为差异有统计学意义。

（十二）护理方法

1. 一般护理

做颈椎牵引时采取坐位或半坐卧位，保持病人的舒适的牵引体位。

颈椎制动：减少椎间关节活动，消除不稳定因素造成的神经、血管机械性或炎性反应性刺激与压迫症状，可佩戴颈托。

睡眠时注意枕头的高低及位置，正确的睡姿应使头和颈部都着枕使颈椎位于生理曲线状态。正确选择合适的枕头：以高度约为8~12cm为宜；人仰卧时枕头与自己的拳头等高，侧卧时枕头的高度应为一侧肩膀的宽度；枕芯要选有一定的硬度、透气性好的，如荞麦壳、木棉、慢回弹太空棉等。

按摩颈部及上下肢肌肉，鼓励病人主动加强各关节活动，维持肢体功能。

天气寒冷，注意保暖，特别是枕部、颈部、肩部，防止着凉。

2. 情志护理

颈椎病多发于中老年人，症状复杂多样，病程长，康复进程缓慢，病人心理负担重，情绪波动大，注意观察病人情绪变化，主动了解病人客观信息（年龄、性别、职业等），主动介绍医院的规章制度和同病室的病友，帮助解决其焦虑和困难，使病人感到温暖、亲切和舒适，安心地接受治疗和护理；对治疗失去信心的病人，应主动介绍一些治疗成功的病例或经验，鼓励病人树立战胜疾病的信心，积极配合治疗；对易发怒生气的病人，在待其情绪稳定后，语气柔和地、耐心地对其进行劝导和安慰，使病人能在最佳心理状态下接受治疗和护理，达到早期康复。

3. 辨证施护

风寒痹阻证：一般选择采光通风良好的病室，注意颈部、肩部保暖。饮食宜温热，易消化，忌生冷，可进食当归羊肉汤、鹿筋花生汤等。

血瘀气滞证：此证痛如锥刺，夜间加重。选择较为安静的病室，平时多体贴关心病人，疏导患者的不良情绪，宜食清淡之品。

痰湿阻络证：注意颈肩部保暖，避风寒。饮食宜清淡不宜过量，忌肥甘、厚腻、辛辣、煎炸之品，多食瓜果、蔬菜等。

气血亏虚证：此证主要表现为头昏，眩晕，嘱患者注意卧床休息，起床时动作宜慢，不可猛然改变体位，防止跌倒。饮食宜清淡、营养、可口，少食多餐，食用富含营养的血肉有情之品：猪肝、瘦肉、鱼、桂圆莲子汤等。

肝肾不足证：保持病室的舒适、安静，多卧床休息，起床活动注意防跌倒，宜多食补脾益肾、温肾壮元的食物，注意食材的多样性，多食猪肾、核桃、黑豆、芝麻等。

4. 健康指导

教会病人做颈部康复操，以及颈部的自我按摩。发放关于颈椎病的健康教育资料、图谱，使病人了解本病的成因和自我保健的知识。

颈部注意保暖，夏季要避免空调冷风直吹颈部，冬日外出系好围巾，睡觉时盖好被子。

适当加强体育锻炼，增强颈部和四肢肌力，勿单手提重物或头部摆动过大及负重。

平时生活，注意保持正确姿势，如伏案工作时间长，要每隔1小时做1次颈部多方向运动或颈部操。保持正确睡眠姿势，枕头不可过高或过低，避免头偏向一侧。

带药回家，按医嘱服用。每 1~2 月来院复查一次。

二、颈性眩晕中医诊疗方案

颈性眩晕是颈椎及相关软组织（关节囊、韧带、神经、血管、肌肉等）发生器质性和（或）功能性变化所引起的眩晕，多特指颈椎病所致的眩晕，常见于交感神经型颈椎病及椎动脉型颈椎病。1984 年 5 月全国颈椎病专题讨论会上对颈椎病做了统一，椎动脉型颈椎病与交感神经型颈椎病皆可出现颈性眩晕的症状，反之未必等同。故在 2003 年出版的《上海市中医病证诊疗常规》，颈性眩晕不再单纯作为椎动脉型颈椎病的临床表现，而是作为独立的疾病进行命名。传统中医素无"颈性眩晕"病名，其记载散见于"眩晕"、"项痹""头风"等范畴。

（一）诊断

诊断依据：颈项眩晕临床主要表现为与头颈部转动有明显关系的眩晕为主症，可为旋转性、摇摆性、浮动性眩晕，并有不同程度的头痛、耳鸣、耳堵、听力下降、咽干、咽部异物感、晕厥、视物模糊、失眠多梦、心律及血压异常、感觉或运动障碍、内脏性障碍（如恶心、呕吐、上腹部不适、出汗等）等症状，部分患者或有耳聋、脑梗死等脑微循环障碍的症状。严重者可发生短暂意识不清、猝倒等症状，但一般不伴有意识障碍。因颈性眩晕在国内未做明确诊断标准判定，多数以地方性疾病诊断标准为主。我科于 2012 年—2014 年期间申报重庆市科委项目"'颈性眩晕'中医治疗康复一体化方案及推广应用研究"，根据国内多数方案拟定以下诊断标准：伏案工作者、中老年女性多见，发病前多有慢性颈痛史。排除了其他原因如耳源性、眼源性、中枢疾病等引起的眩晕。眩晕为主要症状，晨起发病多见，眩晕可为慢性持续性，也可表现为发作的剧烈眩晕。常感到精神萎靡，乏力嗜睡、恶心呕吐、耳鸣耳聋、视力减退等症。强调合并颈部的疼痛。查体时可见枕下肌群或颈后肌群的过度紧张、痉挛，棘突、关节突、横突偏凸和压痛，颈椎活动范围受限，旋颈试验多表现为阳性等。颈椎 X 线摄片正位片可见钩突尖锐、密度增高；椎体倾斜或旋转。侧位片可见颈椎生理曲度的改变，椎间隙变窄；病变节段骨赘增生，病变节段所在水平韧带出现钙化。斜位片可见钩椎关节增生、椎间孔的形态改变及孔径缩小。TCD 检查两侧椎动脉血流不对称。

（二）病因病机

该病主要病因与体虚、年老、劳累、情绪、饮食、气滞、瘀血、痰浊、寒侵等因素有关。虽有多种病因，但其基本病理变化不外虚实两端。虚者为髓海不足，或气血亏虚，清窍失养；实者为风、火、痰、瘀扰乱清空。本病病位在头窍，其病变脏腑与肝、脾、肾三脏相关。肝乃风木之脏，其性主动主升，若肝肾阴虚，水不涵木，阴不敛阳，阳亢于上，或气火暴升，上扰头目，则发为眩晕。脾为后天之本，气血生化之源，若脾胃虚弱，气血亏虚，清窍失养，遂发眩晕。加之气候潮湿，人们嗜食辛辣之品，易造成脾失健运，痰浊中阻，或风阳夹痰，上扰清空，均可发为眩晕。肾主骨生髓，脑为髓海，肾精亏虚，髓海失充，亦可发为眩晕。

主要病机是肝肾虚损所致，久病必瘀，或气血不足，因虚致瘀，瘀阻经脉，阻碍清阳上升或风邪夹瘀夹痰，上扰清窍而导致眩晕发作。本病主要是肝、脾、肾亏虚，导致外邪易乘虚侵袭，形成风、火、痰、瘀的病理演变。在重庆地区，肝肾不足、气血不足是颈性眩晕发作的基础，痰湿阻络导致了眩晕的持续发生，而风阳上扰则是发作性眩晕的直接因素。

（三）证候分型

中医辨证规律是主证辨病，主证与兼证相结合才能得到辨证结果，结合地域特性、当地患病人群体质因素，将颈性眩晕辨证分型纳为五种。

风阳上扰：主证眩晕呈发作性，眼部有干涩感，颈项胀痛，以风池、风府穴周围为主；舌质红或偏红，苔黄或薄黄，脉弦或弦滑，有力。兼证或有耳鸣如蝉，头痛且胀，易怒，失眠多梦，面红目赤，或有口干、口苦。

痰湿阻络：主证头晕，表现为沉闷感，持续时间较长，下颈段软痛、沉重，有肩部不能支持头颈的感觉，痛无定处，痛势缠绵不休；舌质偏胖嫩，色淡，苔白或白腻或黄腻，脉滑或滑数，有力。兼证头重如裹，视物旋转，胸闷作恶，呕吐痰涎，不思饮食，小便少，大便或溏或燥。

气滞血瘀：主证头晕兼或头痛，呈发作性，程度较严重，颈项痛如锥刺，痛有定处，按之尤甚，夜间加重，舌红或黯红，或见瘀点，苔薄白或偏黄，脉涩或弦紧。兼证肌肤甲错，劳后易发，月经夹血块。

气血不足：主证头晕呈持续性，运动时加重，颈部呈酸痛、软痛，程度多不严重，运动后略有加重感；舌淡，苔薄白，脉弱。兼证视物模糊或视物目痛，身软乏力，面色淡白，神倦乏力，心悸少寐，纳差。

肝肾亏虚：主证眩晕呈间断性发作，病程经年累月，眩晕程度不定，视力减退，少寐健忘，颈项酸软胀痛，劳累后容易发作；舌红或淡红，苔薄白，脉弱、弦细或尺部无力。兼证或有耳鸣如潮，四肢倦怠乏力，或双下肢软弱无力，腰酸膝软，心烦口干。

除了上述五种辨证分型外，应在临床中随其兼证变化而灵活辨证，如湿热、风热、寒凝等证。

（四）排除标准

不符合诊断标准，有严重心、肺、肝、肾等重要脏器疾患，有严重精神障碍，急性颈椎椎间盘突出，或颈椎有骨折、脱位、结核、肿瘤、感染，耳源性眩晕如外耳道耵聍、急慢性中耳炎、咽鼓管阻塞、鼓膜内陷等累及内耳、内耳病变、梅尼埃病、迷路炎、内耳药物中毒（如庆大霉素、链霉素等）、良性发作性位置性眩晕、晕动病、迷路卒中、内耳外伤及耳硬化症等，眼源性眩晕如眼外肌麻痹、屈光不正，心血管疾病性眩晕如高血压病、低血压病、心律不齐、阵发性心动过速或房室传导阻滞、心力衰竭等，全身中毒性、代谢性、感染性疾病，头部外伤后眩晕如颅底骨折或脑震荡后遗症等，脊髓型颈椎病患者，曾经接受颈椎手术治疗和颈椎畸形。

（五）中医治疗

治则：虚则实之、实则虚之、不盛不虚以经取之。以行气活血、柔肝补肾（补肾益精、平肝潜阳）、健脾化痰、温通经络、活血化瘀通络为宜。

1. 常规治疗

颈性眩晕患者多数有不同程度的心理障碍。因此，心理疏导在该病的治疗中十分适用。应根据患者的心理素质施以调畅情志的心理疏导方法，以改善或调整患者的精神情感状态，心身趋于康复。此疗法可让家属配合进行。

颈性眩晕既是一种发作性疾病，又作为一种退行性的慢性疾病，由于其病程长和反复的特点，会在病人内心引起严重的不良情绪和心理反应。这些不良的情绪和心理反应随着时间的迁延，会发展成各种形式的心理障碍如焦虑症、抑郁症、恐惧症等，这不仅影响疾病的康复治疗，而且对以后的学习、生活、工作和社会活动都有较大的影响。

通过观察发现，心理疏导能有效干预患者患病后的抑郁情绪。我们认为通过心理治疗能做到：①消除悲观心理：对颈椎病反复发作者，要让病人了解其发作规律，深信颈椎病所出现的症状是可以治疗的，而且治疗是有效的。那些病情较为严重的各种类型的颈椎病患者，只要结合自身的具体情况，选择可行的治疗方案，治疗及时，持之以恒，是完全可以治愈的。②避免急躁情绪：颈椎病的发病是一个缓慢的过程，其症状的出现是逐渐形成的，对它的治疗不可能有立竿见影之效，对此应有充分的思想准备，应耐心地始终不断进行颈椎病的预防和保健，尤其对于老年颈椎病患者，只有这样才能预防复发或减轻症状。过分急躁的心情，不但不利于治疗，也不利于自身的健康，甚至能诱发其他疾病。③发挥心理治疗的积极作用：暗示治疗可使颈椎病所出现的心慌、胸闷、腹胀、头痛、多汗，甚至出现的上下肢麻木、酸胀及性功能下降等症状得到改善。

2. 针灸治疗

主穴以局部取穴为主，取颈椎棘突旁的压痛点及圆形或条索状阳性反应点（每次选用2~4穴）、风池、四神聪。风阳上扰型加风府、太冲，痰湿阻络加丰隆、内关，气滞血瘀加血海、膈俞，气血不足加肺俞、足三里，肝肾不足加大杼、绝骨、三阴交。足三里、百会配合温针灸。

针具选用 ¢0.3mm×1 寸无菌性一次性毫针。针刺颈项部压痛点或阳性反应点时针尖指向病所，采用平补平泻手法；针刺肩部和上、下肢腧穴时进针后以得气感向身体远心端放射为佳；手法以平补平泻或补法为主。配合电针疏密波刺激，以增强和维持针感，留针 15~20 分钟。

体会：针灸治疗方案优势在于针刺取穴精、验。所谓精，每次仅在颈项、头部取 1~2 组穴位，另配合一组辨证取穴穴位，每 3 天进行穴位的交替使用。这样既减少了针刺给人体带来的不愉悦感，又能减少穴位的疲劳性，充分发挥针刺效应。所谓验，是指所取穴位在治疗颈性眩晕时均有其独特作用。颈部阿是穴能缓解局部紧张肌肉、改善血液循环，从而达到调节椎动脉痉挛、交感神经功能异常的目的。百会处于人体最高处，四周各穴罗列有序，大有百脉朝宗之势，总摄阳经之汇，由古至今治疗头疾之总穴，刺之能清头散风、开窍醒神。四神聪穴为经外奇穴，位于巅顶部，环绕百会穴分布，具有醒脑健神、通督补髓之功效，善于治疗颅脑相关疾患。风府总领各"风"名诸穴，使风邪不得上扬；太冲为肝经原穴，原气所居之处，有降肝气、和气血之功；两穴合用，一上一下，可使体内气血调达、消除风邪，故适用于风阳上扰型颈性眩晕。丰隆者，胃之络穴，别走于脾，有祛痰降逆、疏经活络之功；内关者，心包经络穴，别走三焦，有安神宁心、镇痛理气之功，二穴合用可行气消痰、疏经通络，适用于痰湿阻络型颈性眩晕。血海者，气血交汇之处，能调和气血、舒畅经脉；膈俞为血会之处，能补血化瘀、行气通脉；两者合用，适用于气滞血瘀型颈性眩晕。肺俞为肺气灌注之点，有益气、理气之效；三里为阳明化生之源，有养血、行血之功；两者合用，可使气血旺盛，适用于气血不足型颈性眩晕。骨会大杼、髓会绝骨，为精髓化生之地，合用能调补肝肾、益精生髓，适用于肝肾不足型颈性眩晕。足三里、百会配合温针灸，既可温通经络、条畅气血，亦可增强暗示作用。

除了针刺选穴的规范，同时规范了针刺手法的应用，这是本针刺方案的另一优势。由于临床各家针刺手法不一，所获效亦优劣参半。通过规范针刺手法，能够使针刺更具可操作性，疗效相应也有所提高。

3. 推拿治疗

在完成针灸治疗后进行。要求在推拿过程中患者入静，全身放松，呼吸调匀，细心体会医生的手法。医者应全神贯注、聚精会神，从丹田运气，催力到双臂通过肘部到双手为患者施以以下手法。手法治疗分为以下两部分：

（1）舒筋解痉类手法：包括拿揉法、点穴法、弹拨项肌、推分法。该类手法以放松软组织为主，手法总共操作时间 8~10 分钟。

拿揉法：医者站于患者身后或患侧，用双手或单手拿揉患者颈肌、斜方肌、胸锁乳突肌、肩背部及患肢肌肉，力量适度，从上至下做 2~3 遍。

点穴法：医者用两手五指指端分别置于患者头部的两侧，其中拇指点按风池穴，其余四指点按头两侧胆经腧穴，每次点按 10~20 秒左右，反复 2~3 遍，在点按时力量适中，要尽量追求渗透感，并配合震颤法。

弹拨项肌：医者用拇指指腹桡侧在颈肩部及上肢的圆形或条索状阳性反应点上点按同时左右拨动数次，力量由轻到重，用力均匀、渗透力强，在弹拨结束后，细心体会阳性反应点是否仍存在相关体征。

推分法：医者站于患者背后，双手拇指指腹交叉置放于对侧风池穴，其余诸指附于颈项侧面。先用拇指指腹由风池穴起，从上至下沿颈段华佗夹脊穴走行推至大椎穴 4~5 遍，后双拇指交换沿大椎推至同侧肩井穴，并点压5~10 秒。该手法反复操作 3~4 遍。适用于颈项肌、斜方肌较紧张的患者。

（2）仰卧手牵旋转法：仰卧手牵旋转法患者仰卧于治疗床上，头部探出床头，医者坐于患者头前，一手置于枕后部，一手置于颌下，双手用力牵引颈部并轻轻摇晃，使颈肌松弛，然后在牵引力作用下使患者头部左右旋转到最大限度，施法时切忌用力过猛。该手法最初每日一次，待眩晕、头昏症状缓解后每隔2~3日一次。整复手法结束后采用放松类手法治疗1~2分钟以结束全部手法治疗。

（3）体会：安排合理有序，采用"松""整复""松"的治疗节奏，能让患者在治疗过程中得以充分的享受。卧位推拿能避免患者颈项在推拿过程中来回的晃动，减少眩晕发作的诱发因素。卧位整复手法简单易学，相对于坐位状态下进行整复更加安全。推拿治疗安排在针刺治疗之后，有利于消除因针刺可能引起的"后遗感"，减少患者对针灸治疗的不接受程度。

4. 中药治疗

采用郭剑华主任中医师经验方颈舒汤为基础方（葛根、当归、桂枝、黄芪、炒白术、白芍、茯苓、狗脊、全蝎、炙甘草）进行随证加减治疗。

风阳上扰型：息风潜阳，去桂枝、黄芪加天麻、菊花、钩藤、石决明；

痰湿阻络型：化痰祛瘀，加半夏、白术、天麻；

气滞血瘀型：行气活血，加川芎、丹参；

气血不足型：补益气血，加党参、熟地；

肝肾不足型：补益肝肾，加枸杞、山药、淫羊藿，偏阴虚者加龟板、鳖甲，偏于阳虚者加鹿角胶、肉苁蓉。

水煎煮三次，取汁合用，早中晚各服一次，日一剂。

5. 体疗

从治疗第3周起（即治疗第15天）进行，始终贯穿于康复、预防复发全过程。每日上、下午各做1次，每次10~15分钟，做到循序渐进，持之以恒。

（1）颈康复操：同神经根型颈椎病锻炼方式。

（2）自我按摩

起势：取坐位，双脚平放与肩同宽，脚尖指前方，含胸拔背，双目平视微闭，右手掌心与左背重叠轻轻轻放在小腹部（丹田穴），全身放松，呼吸调匀，意念涌泉穴1~2分钟。

摩揉百会：用左（右）手的掌心放在百会穴上，从轻到重、顺时针方向摩揉1分钟。

掐压风池：用两手拇指分别按在同侧风池穴，其余手指附在头的两侧，由轻到重地掐压20~30次。

按揉太阳：用左、右手食指螺纹面，分别放在眉梢与外眼角中间向后约一寸的太阳穴，从轻到重、顺时针、逆时针方向按揉 1 分钟。

梳理头部：双手呈"爪"状，分别放于面部眉处，指尖微用力从前额向后头部作梳头动作 10~15 遍。

推擦颈部：用左（右）手大鱼际，从上至下推擦颈部两侧，交替进行，每侧推擦 10~15 次。

按摩曲池：用拇指或中、食指指腹按于患肢的曲池穴，用力由轻到重按揉 20~30 次。

合按内、外关穴：用左（右）手拇指尖放在右（左）手内关穴，中指放在外关穴，同时合用力按揉 15~20 次，双手交替进行。在按压的同时作颈部活动。

（3）体会：通过体疗，能增充分调动病人的主观能动性，使其主动参与。颈性眩晕的运动疗法和自我按摩，改善颈椎椎间关节功能，增强颈部肌肉、韧带、关节囊等组织的紧张力，恢复及增强颈肩部及上肢等肌肉的力量，平衡颈肩背部两侧的肌力，减轻肌肉痉挛，加强颈椎关节的稳定性，矫正不良的身体姿势，改善头颈部的活动功能，使疼痛、麻木等症状得到缓解；通过改善椎 – 基底动脉血流的作用，使头晕、头痛等症状进一步恢复；从而起到了预防及治疗颈椎病的功效。

颈性眩晕的治疗目标是消除症状，体征，恢复正常生理功能，改善颈椎稳定性，但并非消除椎间盘退变和颈椎骨质增生。治疗前力求病人树立信心，积极配合，坚持足够疗程，避免不切实际的想法。运动疗法对神经根型颈椎病效果较好。开始运动时应谨慎，运动量不宜太大，防止发生眩晕。运动疗法不需要特殊设备，病人在家中也可进行，只要方法得当，持之以恒，效果可靠，无副作用，是治疗颈性眩晕的有效方法。

（六）疗效评估

采用《颈性眩晕症状与功能评估量表》进行疗效评价，包括五大项：眩晕、颈肩痛、头痛、日常生活及工作、心理及社会适应。每项均分为五个等级，全表满分 40 分。

采用尼莫地平法计算改善率。改善率 =［（治疗后积分 ~ 治疗前积分）/ 治疗前积分］× 100%

疗效评价标准参照 1994 年国家中医药管理局《中医病症诊断疗效

标准》。

临床控制：症状体征消失或基本消失，疗效指数≥90%。显效：症状体征明显改善，疗效指数 70%~90%。有效：症状体征均有好转，疗效指数达 30%~70%。无效：症状体征无明显改善，疗效指数 30% 以下（表 2-2）。

表 2-2 颈性眩晕症状与功能评估量表（满分共 40 分）

评估项目		评分标准		得分
眩晕	眩晕程度	无症状	0	
		轻度眩晕、可忍受、能正常行走	1	
		中度眩晕、较难受、尚能行走	2	
		重度眩晕、极难受、行走有困难、须扶持或坐下	3	
		剧烈眩晕、几乎无法忍受、需卧床	4	
	眩晕频率	无症状	0	
		1 次 / 月	1	
		1 次 / 周	2	
		1 次 / 天	3	
		数次 / 天	4	
	眩晕持续时间	无症状	0	
		几秒至几分钟	1	
		几分钟至几小时	2	
		几小时	3	
		1 天或以上	4	
颈肩痛		无症状	0	
		轻度、可忍受	0.5	
		中度、较难受	1	
		重度、极难受	1.5	
		几乎无法忍受	2	
头痛		无症状	0	
		轻度、可忍受	0.5	
		中度、较难受	1	
		重度、极难受	1.5	
		几乎无法忍受	2	

续表

评估项目		评分标准		得分
日常生活及工作	A 发病期间生活需帮助情况	不需要	0	
		偶尔需要	0.5	
		经常需要、尚可自理	1	
		离开帮助自理有困难	1.5	
		离开帮助无法自理	2	
	B 发病期间工作情况	与原来完全一样	0	
		需适当减轻、能上全班	0.5	
		需明显减轻、能上全班	1	
		需大量减轻、能上半班	1.5	
		无法上班	2	
心理及社会适应	觉闷闷不乐、情绪低沉	没有	0	
		极少	1	
		偶有	2	
		常有	3	
		一直有	4	
	易激动、生气、烦躁	没有	0	
		极少	1	
		偶有	2	
		常有	3	
		有	4	
	对自己的病情感到担心	没有	0	
		极少	1	
		偶有	2	
		常有	3	
		一直有	4	
	睡眠比往常差	没有	0	
		极少	1	
		偶有	2	
		常有	3	
		一直有	4	
	难像往常一样与人相处	没有	0	
		极少	1	
		偶有	2	
		常有	3	
		一直有	4	

续表

评估项目	评分标准	得分
合计		
不良反应		
其他		
记录人		
记录时间		

（七）健康指导

1. 颈项眩晕治疗误区

颈椎上承头颅，下接躯干，神经、血管交错密集，一旦发病，可引发上百种颈源性疾病，可谓"牵一发而动全身"。但在颈椎病的诊治中，却存在不少误区。

误区1：骨刺是祸根。不少人认为，颈椎病都是骨刺惹的祸，到处寻找"化掉"骨刺的药，结果当然是白花了冤枉钱。其实骨刺并非祸根，而是人体的一种保护性反应。只有当骨刺的刺激或突出的颈椎间盘继发了无菌性炎症，使周围组织充血水肿，压迫了邻近的神经根、血管等组织，才会引发一系列症状。这就是颈椎病发病的"炎性病因学说"。当颈性眩晕治愈后，拍X线片复查，骨刺却依旧，便为明证。其实骨质增生是人体的一种自然现象，犹如人老了眼睛会老花、头发会变白一样，只有出现症状才需要治疗。

误区2：迷信牵引，过度治疗。由于引起症状的颈椎节段不同，并不是所有颈项眩晕患者都可以用颈牵引方法治疗。颈椎较明显失稳、颈部周围皮肤红肿疼痛有炎症者，严重心脑血管疾病，肺系疾病、肝炎、肾炎以及年龄过大，体质虚弱者不宜颈牵引。牵引的重量多在3~6kg，以患者感舒适为度。

误区3：自以为是，胡乱治疗。有些患者颈肩疼痛，不去医院检查，自己乱吃止痛药，又到小诊所理疗。直到头晕得顶不住了，才到医院检查，一查竟是耳石症。因耳石症影响人体平衡系统，其诱发的眩晕症状和颈性眩晕十分相似，但治疗方法却大相径庭。故出现眩晕症状时，应到医院检查。

误区4：随意按摩，滥信偏方。有些患者一旦发生颈肩疼痛、头晕症状，便到按摩院或私人诊所接受按摩治疗，殊不知刚一按摩即疼痛加重，而头晕、恶心、呕吐者更是屡见不鲜。对部分椎动脉型颈椎病，尤其是脊髓型颈椎病不可按摩，若手法不当会使脊髓受到撞击，造成患者立刻瘫痪。应到正规医院，最好到专科医院接受针灸治疗、推拿治疗，专科医师非常注意针刺和推拿手法的技巧。不能随便接受"端颈子"的方法，否则会带来生命危险。

误区5：手术才能彻底治愈。一般颈椎病通过保守治疗多可治愈。手术要严格掌握其适应证。在临床上，常可见到手术失败的患者，其原因多为手术适应证过宽或扩大手术范围，意外损伤血管、神经和胸膜等邻近组织或器官。

误区6：摇头晃脑，防治颈性眩晕。采用摇头晃脑这种锻炼方法而出事的颈性眩晕患者不少，轻者头晕、恶心呕吐，重者颈椎错位甚至猝然倒地。有位椎动脉型颈椎病患者，熟人至其身后喊他，他猛一回头，导致突然晕厥。因此，颈性眩晕患者，尤其是伴有高血压、动脉硬化和颈椎半脱位者，切忌摇头晃脑、猛然回头和扭头。

2. 怎样预防颈性眩晕

（1）矫正头颈的不良体位，应有良好的睡眠体位、工作体位、生活体位和运动体位。

（2）应随时避免头颈部外伤，外伤与颈椎病的发生有密切关系，必须避免各种工伤、交通事故及运动性损伤。

（3）要尽量注意避免颈部过度劳累。

（4）加强体育锻炼，对预防颈椎病有很好的作用。

（5）如果咽喉部有炎性病变，应积极治疗。

（6）及早彻底治疗颈、肩、背软组织劳损，防止其发展为颈性眩晕。

（7）保持乐观精神，树立与疾病艰苦抗衡的思想，配合医生治疗，减少复发。

三、肩关节周围炎中医诊疗方案

肩关节周围炎简称肩周炎，又叫"漏肩风""冻结肩""五十肩"等。肩周炎不是独立的疾病，而是由于肩关节周围肌肉、肌腱、滑囊和关节囊等软组织的慢性炎症、粘连，引起的以肩关节周围疼痛、活动障碍为主要症状的症候群。

肩关节周围炎是最常见的肩周疾患，多发生于中年以后，50~60岁为发病高峰，40岁以下者很少患此病。它的发病率较高，据国外的统计资料表明，大约每年每50人之中就有1人患肩周炎，肩周炎的发病率占总人口的

2%~5%。女性的发病率略高于男性。左侧的发病率似乎较右侧的高一些，发生于双侧的肩周炎约占总发病率的 12%。约 40% 的一侧肩周炎患者还会在 5~7 年内发生对侧的肩周炎。

（一）诊断

有肩部受凉、劳损、受伤等明显诱因。好发年龄在 50 岁左右，女性发病率高于男性，左肩多于右肩，多见于体力劳动者，多为慢性发病；肩周疼痛，以夜间为甚，常因天气变化及劳累而诱发，肩关节活动功能障碍；肩部肌肉萎缩，肩前、外、后侧均有压痛，前举、外展、后背功能受限明显，出现典型的"扛肩"现象；X 线检查多为阴性，病程久者可见骨质疏松；排除肩部其他疾患。应与肱二头肌长腱炎、冈上肌肌腱炎、肩峰下滑囊炎、肩袖损伤以及关节结核、肿瘤、风湿性关节炎、痛风等鉴别，除 X 线摄片外还可通过生化检查等加以鉴别。

（二）证候分期

肩周炎的临床分期大致可分为疼痛期，冻结期和恢复期。

疼痛期：疼痛期又称为早期，急性期或冻结进行期，持续时间为 10~36 周。该期主要的临床表现为肩关节周围的疼痛。疼痛剧烈，夜间加重，甚至因此而影响睡眠。压痛范围较为广泛，在喙肱韧带、肩峰下、冈上肌、肱二头肌长头腱、四边孔等部位均可有压痛表现，伴有肌肉痉挛和肩关节活动受限。但主要是局部急骤而剧烈的疼痛反向性地引起肌肉痉挛。因此，肩关节本身还有一定范围的活动度，一般外展为 45°~75°，后伸 10°~30°，外旋 30°，上举 110°。

冻结期：又称为中间期，慢性期或僵硬期。持续时间为 4~12 个月。该期病人疼痛症状减轻，但压痛范围仍较为广泛。由疼痛期肌肉保护性痉挛造成的关节功能受限已发展到关节挛缩性功能障碍，肩关节功能活动严重受限，肩关节周围软组织广泛粘连，挛缩，呈"冻结"状态。各方向的活动范围明显缩小，以外展、外旋、上举、后伸等最为显著，甚至影响日常生活，如梳理头发、穿脱衣服、举臂抬物、向后背系扣、后腰系带等动作均有一定程度的困难。做外展及前屈运动时，肩胛骨随之摆动而出现"扛肩"现象，严重者可见三角肌，冈上肌，冈下肌等肩胛带肌，尤其是三角肌的废用性萎缩。肩关节外展可低于 45°，后伸仅 10°~20°，内旋低于 10°，上举小于 90°。

恢复期：又称末期，解冻期或功能恢复期。持续时间为5~26个月。该期不仅疼痛逐渐消减，而且随着日常生活，劳动及各种治疗措施的进行，肩关节的活动范围逐渐增加，肩关节周围关节囊等软组织的挛缩，粘连逐渐消除，大多数病人的肩关节功能恢复到正常或接近正常。不过肌肉的萎缩则需较长时间的锻炼才能恢复正常。

（三）中医分型

一般认为肩周炎的发生与气血不和、外感风寒湿邪及外伤、劳损有关。气血不和、年老体虚或因劳累过度而致肝肾精亏，气血不足，筋失所养，血虚生痛，久之，则筋脉拘急而不用；外感风寒湿邪，久居湿地，风雨露肩当风，以致风寒湿邪客于肩部血脉筋肉，在脉则血凝而不流，经脉拘急而疼痛；寒湿之邪，溢于筋肉则屈而不伸，痿而不用；外伤筋骨，跌仆闪挫，筋脉受损，瘀血内阻，脉络不通，气血凝滞，不通则痛，久之筋脉失养拘急而不用。

风寒湿型：肩部疼痛，活动不利，遇寒加重，得温稍缓，伴上肢沉重无力，畏寒喜暖，舌淡苔白或白腻，脉弦紧或浮滑。

瘀滞型：肩部疼痛，痛有定处，夜间加重，痛如针刺，伴面色晦滞，口渴喜漱不欲咽，舌黯或有瘀点，舌下脉络或有瘀滞，脉涩。

气血虚型：肩部疼痛时间较长，程度由重减轻，肩部明显活动不利，伴面色㿠白，神疲懒言，肢倦少动，食少纳差，舌淡苔薄白，脉弱无力。

（四）中医治疗

1. 治则治法

肩周炎的中医治疗要依循"虚则补之、实则泻之、不盛不虚以经取之"的原则。其具体治法应根据辨证结果而确立。风寒湿型治以疏风除湿、温经通络之法。瘀滞型治以活血化瘀、通络止痛之法。气血虚型治以益气养血、活血通络之法。

2. 治疗方案

（1）针刺定痛

针刺选穴：以局部选穴为主，临近及远端选穴相结合。主穴选用肩四针（肩髃、肩贞、臂臑、臑会），配以大椎、曲池、肩井、手三里、合谷。

针刺方法：患者取坐位。选用1~2寸一次性无菌针灸针（ϕ0.25cm）。

首先针刺肩髃、臂臑、臑会、肩贞，后配用 2~3 个远端穴。局部穴位垂直进针，针尖指向肩关节，在疼痛期针刺宜用补法，僵硬期以泻法为主，恢复期施以平补平泻法；并在得气后配以电针治疗仪密波刺激，同时用 TDP 照射患肩。每次 20~30 分钟。

（2）推拿解痉松粘

推拿解痉：在行此法时患者应尽量做到身心放松，而医者要精力集中，全神贯注。手法施治顺序先远端后近端，再局部，再从局部到近端至远端，反复施以手法。手法力度先轻柔，而渐重，再轻柔，其力度以患者感到舒适为度。早期治疗以放松远端肌肉，疏经通络止痛手法为主。以拿捏法、𢱹法等放松前臂肌肉，在合谷、手三里、曲池等远端穴位施以点揉法。然后采用拿揉肩井法，放松斜方肌；再以𢱹揉法放松肩胛周围肌肉；以弹拨法弹拨肩胛间区、大、小圆肌、冈上肌；后以点揉法按揉肩井、天宗、肩外俞及阿是穴。最后在肩关节处施用轻柔的拿揉法以放松三角肌，肱二、三头肌；并在将患肩关节外展、内旋、外旋等体位下，以𢱹揉法放松局部肌肉，再用点穴法点按肩部俞穴，弹拨法弹拨肱二、三头肌腱及腋后方肌肉。

手法松粘：在局部肌肉放松情况下，进行患肩关节被动运动。首先行患肢环转运动，弧度由小渐大，缓缓运动。次行患肢前举功能活动，其操作方法为医生立于患者身后，一手放于患肩，并点按肩贞穴，另一手托其肘部，逐渐使患肢前举，同时让患者用患侧手掌尽力去接触头部，并向后枕部作"梳头"样活动。再行患肢外展活动，医生半蹲于患侧，双手十指交叉叠放于患肩肩峰部，令患肩呈外展位，其肘部放于医生的肩部，此时医生双拇指分别点按臑会与肩贞二穴，同时缓缓站直，使患肩逐渐外展上抬。后行患肢内收功能活动，医生站于患者身后，一手放置于患肩并用中指点按肩髃穴，另一手握住患肢肘部，做肩关节内收运动。最后行肩关节后伸及后背功能运动，医生站于患侧，一手置放于肩部，拇指点按肩髃穴，另一手握住患肢腕部，逐渐缓缓地后伸，同时令患者屈曲肘关节，用手指尽量触摸其后背，并缓慢向上移动至极限位，突然用力向后上方牵拉患肢。术毕后采用搓肩法及牵抖患肢法再次放松局部肌肉。

（3）针刀治疗：治疗点选在肩峰下方、结节间沟、肩胛骨喙突、肩胛下肌附着点、冈上肌、冈下肌软组织病变或压痛处；恰在中府、肩髃、肩髎、天宗、臑俞、巨骨、秉风等穴位处或其附近。每次治疗以 3~5 点为宜。需复诊治疗患者，两次治疗间隔 7 天。

术姿：患者坐位或卧位，露施术部位。

运针手法：治疗点即进针点，常规皮肤消毒，左手拇指为押指，加压固定治疗点。针刃与治疗点肌或肌腱纤维的长轴一致。右手为刺手，持针，加压刺入皮肤，逐层达到病变软组织；待有强烈酸胀感，行纵行抖针或横行抖针。针下有筋膜硬结或条索，做纵行或横行针切剥离。运针结束，出针，创可贴敷针眼。遇出血，先行压迫止血，再以创可贴敷针眼。

正骨手法：每次针刀治疗后，在针刀治疗点或软组织病变处做弹拨手法5~10分钟，被动外展肩关节，肩关节屈、内收、牵拉顿挫。

（4）中药治疗：选用我院郭剑华主任中医师经验方"肩舒汤"为基本方。药物组成：当归、防风、桂枝、白芍、川芎、甘草、桑枝、羌活、葛根。风寒湿型加防风、二活；瘀滞型加全蝎、丹参；气血虚型加党参、白术。水煎煮2次，取汁合用，早晚各服一次，日一剂，10天为一疗程。

（5）主动功能锻炼：肩周炎的功能锻炼方法较多，我们针对肩周炎患者功能受限部位，筛选出以下方法（图2-6~图2-10）：

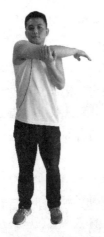

图2-6　抬肘内收法

将患肢手掌搭在健肢上臂，用健肢手掌心托住患肢的肘尖，将双上肢其抬至与肩同高，健侧手用力逐渐向健侧牵拉，使患肢呈内收运动，以松解患肩后侧粘连，恢复肩关节内收功能

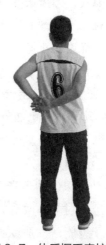

图2-7　体后握手牵拉法

两上肢后背，用健侧手掌握住患侧手腕，健侧手用力将患肢尽量向后上方牵拉至最大高度；也可用一条毛巾或绳子为辅助器材，患肢后背用手握住毛巾的一端，毛巾经过健侧肩部，并用健肢手在胸前握住毛巾另一端做向下牵拉动作，促使患肢被动地向后上方牵动，以松解肩前部粘连，恢复肩关节后伸后背功能

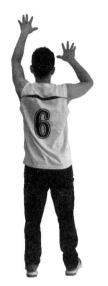

图2-8　爬墙压胸法

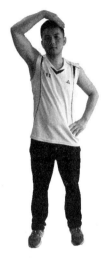

图2-9　梳理背头法

患者面对墙站立，两脚与肩同宽，足尖距墙约30cm，双手扶墙向上作爬墙运动，在患肢上举至极限位时，尽量压其胸部，使之贴近墙面，同时患肢手指尖在墙面作一个记号，待下一次锻炼时须努力超过该极限位，此法能松解肩前上部及腋后下粘连，恢复肩关节前举及外展功能

患者直立或坐位，患手如爪状，沿头部前侧向后项部做梳头动作，该法能改善肩部上举、外展功能

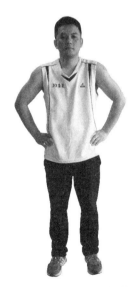

图2-10　回旋双肩法

站立位，双足分开与肩同宽，双手叉腰，以肩关节为圆心做肩部旋转运动，旋前5~10次后交换旋后5~10次，此法能改善肩袖、斜方肌等局部肌肉功能

以上主动锻炼方法每法做10~20次为一遍。最好在早晚各做一遍，并逐渐加大活动量。

（五）疗效评估

采用UCLA肩关节评分系统进行评估（表2-3）。

表2-3　UCLA肩关节评分系统

功能/治疗反应		年月日	年月日	年月日
疼　痛				
持续性疼痛并且难以忍受；经常服用强镇痛物	1			
持续性疼痛可以忍受；偶尔服用强镇痛物	2			
休息时不痛或轻微痛，轻微活动时出现疼痛，经常服用消炎止痛药	4			
仅在重体力劳动或激烈运动时出现疼痛，偶尔服用消炎止痛剂	6			
偶尔出现并且很轻微	8			
无疼痛	10			
功　能				
不能使用上肢	1			
仅能轻微活动上肢	2			
能做轻家务劳动或大部分日常生活	4			
能做大部分家务劳动、购笔、开车；能梳头、自己更衣，包括系乳罩	6			
仅轻微活动受限；能举肩工作	8			
活动正常	10			
向前侧屈曲活动				
150°以上	5			
120°~150°	4			
90°~120°	3			
45°~90°	2			
30°~45°	1			
<30°	0			

续表

功能／治疗反应		年月日	年月日	年月日
前屈曲力量（徒手）				
5 级（正常）	5			
4 级（良）	4			
3 级（可）	3			
2 级（差）	2			
1 级（肌肉收缩）	1			
0 级（无肌肉收缩）	0			
病人满意度				
满意、较以前好转	5			
不满意、比以前差	0			
总分				

注：总分为 35 分。优 34~35 分，良 29~33 分，差 <29 分．

（六）健康指导

在肩周炎发病早期，患者应避风寒、忌劳累、避免患肢过度负重。

治疗过程中要严格遵循各项操作原则，注意各种治疗方法的适应证、禁忌证，避免出现不必要的意外与损伤发生。

待症状逐渐缓解过程中，患者应循序渐进地加强肩部及上肢肌力训练。

四、肱骨外上髁炎中医诊疗方案

肱骨外上髁炎是一种临床常见病、多发病，是肘关节外上髁处疼痛，伴有伸腕和前臂旋转功能障碍的慢性、劳损性疾病，又称网球肘、肱骨外上髁综合征、肘外侧疼痛综合征。属于中医"伤筋""筋痹"的范畴。本病一般无明显外伤史，起病缓慢，通常发生于经常从事单一上肢操作、使用肘部及腕部用力的操作工或家务劳动者。轻微的外伤常为此病的诱发原因。

（一）诊断

诊断依据：多见于特殊工种或职业，如砖瓦工、网球运动员或有肘部损伤病史者。肘外侧疼痛，疼痛呈持续渐进性加重，做拧衣服、扫地、端壶倒水等动作时疼痛明显；严重者可向前臂外侧及肩部放射，常因疼痛而致前臂无力，握力减弱，甚至持物落地，休息时疼痛明显减轻或消失。肘外侧压痛，以肱骨外上髁处压痛为明显，前臂伸肌群紧张试验阳性，伸肌群抗阻试验阳性。X线片检查多为阴性，有时可见肱骨外上髁处骨质密度增高，偶见钙化影，肱骨外上髁不光整等。

鉴别诊断：①桡肱关节滑囊炎：本病多由劳损造成滑囊闭锁，多缠绵难愈。临床表现为肘关节酸胀不适，夜间或休息时加重，变动体位也不能缓解，常影响睡眠。在肘关节横纹，肱二头肌腱与肱桡肌之间、肱骨外上髁前内侧和桡骨小头的内侧有压痛；将上肢伸直，在肘关节的掌侧，桡骨粗隆处有明显压痛，肘关节活动正常。肘部骨间背神经卡压综合征：本病疼痛部位在前臂深伸肌群，压痛点在桡骨头远侧骨间背神经通过旋后肌腱处。②骨化性肌炎：本病疼痛部位广泛，伴有肘关节功能障碍，X线摄片可以确诊。③因颈椎病引起颈5、6神经根卡压时，可是支配肱骨外上髁的神经分支更易受累，引起肘外侧疼痛。病人自己常常不能确切指出肘部最疼痛或按压最痛的部位，检查时也难找到最明显局限的压痛点，而颈外侧可有明显压痛。

（二）证候分型

风寒阻络：肘部酸痛麻木，屈伸不利，遇寒加重，得温痛缓。舌苔薄白或白滑，脉弦紧或浮紧。

湿热内蕴：肘外侧疼痛，有热感，局部压痛明显，活动后疼痛减轻，伴口渴不欲饮。舌苔黄腻，脉濡细。

气血亏虚：起病时间较长，肘部酸痛反复发作，提物无力，肘外侧压痛，喜按喜揉，并见少气懒言，面色苍白。舌淡苔白，脉沉细。

（三）中医治疗

治则：疏经通络、解痉止痛

1. 针灸治疗

体针治疗：患者取坐位或卧位，取阿是穴（即压痛点）、曲池、尺泽、手三里、合谷、手五里。在常规消毒后，选取1~1.5寸的一次性无菌性毫针，进针使患者有酸麻胀重感后，阿是穴配合温针灸，每次灸2~4壮，其余各穴配合电针治疗仪疏密波刺激，同时将TDP照射患肘。每次约20分钟。

围针治疗：患者取坐位或卧位，取阿是穴（即压痛点），在常规消毒后，选用 1.5 寸的一次性无菌性毫针，针刺阿是穴，使患者有酸胀感后在针柄上套上一段约 1cm 长的艾条，点燃施灸，每次灸 2~4 炷，同时针刺以阿是穴为中心的前后左右旁开 1 寸的四穴，针尖朝向中心，配合电针治疗仪疏密波刺激，每次约 20 分钟。

以上两种疗法隔日交替进行 1 次，10 次为一个疗程。

2. 推拿治疗

拿揉法：医者站于患侧，用双手或单手拿揉患肢肌肉，重点在患肘前后肌肉，力量适度，从上至下做 3~5 遍。

点按法：首先用拇指指腹桡侧在患肘部的压痛点及圆形或条索状阳性反应点上点按，在点按的同时并左右拨动数次，力量由轻到重，每次点按 10~20 秒左右，反复 3~5 遍，在点按时力量适中，要尽量追求渗透感，并配合震颤法；其次用拇指指腹点按曲池、尺泽、手三里、合谷、手五里等有关穴位，每穴点按 10~20 秒钟。要求用力均匀、深透力强，在点按每一个穴位结束时，适当用力弹拨肌肉、肌腱。

牵拉法：首先医者用双手紧握患肢腕关节，用力牵拉患肢，持续 5~10 秒后，屈曲肘关节，尽量使向上靠近肩部，反复 5~10 次；其次医者用双手紧握患肢腕关节，用力牵拉患肢，持续 5~10 秒后，屈肘的同时，并向内、外旋转前臂，反复 5~10 次。

3. 小针刀治疗

针刀治疗：患者将肘关节屈曲 90 度平放于治疗桌面上，在肱骨外上髁找准最明显的压痛点为进针点，并做好标记。常规消毒后铺无菌巾，以 2% 利多卡因 1~2ml 作局部浸润麻醉，选用一次性无菌性小针刀，术者左手拇指紧压肱骨外上髁，右手持刀从标记处进针，使针刀刀口线与伸腕肌纤维走向平行，使针体与桌面垂直刺入，直达肱骨外上髁骨质，先切开剥离纵行疏通几刀，然后使针体倾斜与桌面呈 45°，用横行铲剥法使刀口紧贴骨面剥开骨突周围的粘连，出针后压迫针孔片刻，并用创口贴覆盖针孔 3 天。若 1 次未愈，1 周后再做 1 次。

手法治疗：针刀术后，患者正坐，术者右手握住患者腕部使其前臂旋后位，并逐渐屈曲患者肘关节至最大限度，左手拇指压在肱骨外上髁前方，其余四指放在肘关节内侧，在伸直牵拉患者肘关节的同时，左拇指推至患肢桡骨头前面，并沿桡骨头前外缘向后弹拨腕伸肌起点，反复操作 10~15 次。

4. 中药治疗

中药内服：采用郭剑华主任中医师经验方"肘舒汤"加减，药物组成：当归 12g、桑枝 15g、狗脊 15g、丹参 12g、乳香 6g、没药 6g。风寒阻络型加桂枝、羌活、防风；湿热内蕴型加土苓、黄柏、薏仁；气血亏虚型加熟地、白芍、党参。水煎煮三次，取汁合用，早中晚各服一次，日一剂，5 剂为一个疗程，每疗程间隔 2 日。

中药外敷：采用我院院内制剂活血膏（药物组成：防风、土鳖虫、狗脊、红花、泽兰、木香、三棱）；上海合成制药厂生产的止痛消炎膏（药物组成：独活、生南星、生草乌、皂荚、冰片、北细辛、冬绿釉、硫酸钠、甘油、滑石粉），将两种药物各取等分混合后在肘部疼痛处贴敷 12~24 小时，每日或隔日更换一次。

（四）健康指导

肱骨外上髁炎是一种临床常见病、多发病。通常发生于经常从事单一上肢操作、使用肘部及腕部用力的操作工或家务劳动者。轻微的外伤常为此病的诱发原因。本病临床诊断较容易，注意与肘关节周围其他疾病的鉴别，特别是桡肱关节滑囊炎及桡肱关节内疾病。

治疗过程中，采用温针灸时，注意艾灰脱落致皮肤烫伤；推拿手法要求用力均匀、深透力强，切忌用力过猛。在小针刀治疗时，必须注意严格无菌操作，针刀松解过程中注意避免损伤周围神经，切忌肘关节内松解，术后应注意休息，勿使肘关节活动过多，防寒保暖。

适当加强前臂伸、屈肌群功能锻炼及前臂伸肌的伸展训练，每日一次。①前臂伸展训练：从肩膀开始向前伸展手臂，手心向下，肘关节伸直。手指指向地面。用另一只手抓住手腕和手指，将腕关节向下弯曲，直到前臂外侧有紧张感。②增加抓握力：这是比较常见的训练方法。可以使用握力器或者通过抓握软式网球、弹力球进行练习。③前臂屈肌肌力训练：坐在椅子上，身体前倾。肘关节轻度弯曲，前臂自然放置于膝盖上，同时手心朝上。手中持一重物（可以使用哑铃或者弹力带，若使用弹力带，一端固定于脚）向上抬举，做负重练习。抬举—放下—抬举，重复进行，10~15 次 / 组，共 3 组。④前臂伸肌肌力训练：如同屈肌训练，肘关节弯曲，前臂放于膝盖上，但此时手心朝下。手中持重物（可以使用哑铃或者弹力带，若使用弹力带，一端固定于脚）向上提起，做负重练习。提起—放下—提起，重复进行。渐进增加到 3 组练习，每组 10~20 次。

五、腰椎间盘突出症中医诊疗方案

腰椎间盘突出症是临床常见的筋伤疾病之一。腰椎间盘因外伤或自身的退行性变，纤维环破裂，髓核突出，刺激或压迫硬膜囊、神经根、血管等软组织所引起的腰痛、坐骨神经放射性疼痛等症状的一种综合症候群，临床上以 L$_{4/5}$、L$_5$/S$_1$ 两个节段椎间盘突出最为多见。中医病名"腰腿痛"。

（一）诊断

根据《中华人民共和国中医药行业标准——病证诊断疗效标准》进行诊断。有腰部外伤、慢性劳损或受寒湿史，大部分患者在发病前有慢性腰痛史。常发生于青壮年。腰痛向臀部及下肢放射过膝，腹压增加（如咳嗽、喷嚏）时疼痛加重。脊柱侧弯，腰椎生理曲度消失，病变部位椎旁有压痛，并向下肢放射，腰部活动受限。下肢受累神经支配区有感觉过敏或迟钝，病程久者可出现肌肉萎缩，直腿抬高或加强试验阳性，膝、跟腱反射减弱或消失，蹬趾背伸力减弱。影像学检查。X 线摄片检查：脊柱侧弯，腰椎生理前凸消失，病变椎间隙变窄，相邻边缘有骨赘增生。CT 和 MRI 检查可显示椎间盘突出的部位和程度。

（二）证候分期

急性期：多由于急性腰部扭伤或既往有腰椎间盘突出症病史的患者在运动不当、受凉等情况下，出现腰部及下肢明显剧烈疼痛、动则加重，行走步态僵硬，身体前倾、前屈、下肢多呈略屈姿势，跛行，或由于疼痛而不能行走；腰椎明显侧弯，腰椎棘突旁明显深压痛，并引出下肢放射痛，疼痛下肢坐骨神经臀部出口多数有明显压痛，直腿抬高试验阳性，蹬趾背伸试验阳性。

缓解期：患者腰及下肢疼痛症状逐渐缓解，但在久坐、久行后仍可诱发疼痛症状，疼痛症状可能长时间间断性存在，或伴有下肢局部麻木表现；行走步态平稳，腰椎侧弯明显改善或消失，腰部压痛较轻微，可以引出下肢轻微放射痛，或放射痛消失，直腿抬高试验多为阴性。

康复期：腰及下肢疼痛、麻木症状基本消失，但在劳累或长时间单一体位后症状偶有反复，腰部运动功能仍存在一定程度受限（如前屈、后伸、侧屈等）。查体不一定能诱发腰部压痛及放射痛，直腿抬高试验阴性。

（三）证候分型

风寒湿痹：腰腿冷痛重着，静卧疼痛不减，腰部活动受限，刮风及阴雨天症状加重，得温则减或下肢乏力麻木，或有肌肉萎缩，舌质淡或暗淡，苔薄白或白腻，脉沉紧、弦缓。

湿热痹阻：腰、髋、腿疼痛，痛处有热感，或见肢节红肿，口渴不欲饮，烦闷不安，小便短赤，舌质红，苔黄腻，脉数或滑数。

气滞血瘀：多有腰部外伤史，腰腿疼痛剧烈，痛有定处，多为刺痛，痛处拒按，夜间加重，腰硬如板状，俯、仰卧艰难，舌质紫黯有瘀点、瘀斑，舌下络脉瘀滞，脉弦细或细涩。

气血两虚：腰背酸痛，有下坠感，不能久坐久站，肢体麻木，肌肉拘急，形体消瘦，神疲乏力，少气懒言，自汗或面色萎黄，心悸失眠，头晕，耳鸣，舌淡，脉弦细弱。

肝肾不足：腰腿酸痛缠绵日久，肢体乏力，头摇身颤，视物模糊，耳鸣耳聋，自汗，神疲，舌白滑或舌红少津，脉沉细或弦细数。

在以上各型中，以气滞血瘀型、肝肾不足型及寒湿痹阻型为常见。

（四）中医治疗

1. 治则治法

腰椎间盘突出症的中医治疗要依循"虚则补之、实则泻之、寒则温之、瘀则散之、滞则通之、不盛不虚以经取之"的治疗总则。其具体的治法则根据辨证的结果而确立。风寒湿痹型治法以祛风散寒、除湿通络。湿热痹阻型治法以清热利湿、通络止痛。气滞血瘀型治法以行气活血、通络止痛。气血两虚型治法以补益气血、活血止痛。肝肾不足型治法以补益肝肾、调和气血。急性期多以泻实为主，而恢复其多以补虚为主。

2. 治疗方案

（1）常规治疗：我们在临床中常用的药物有香丹注射液 20ml 加入 5% 葡萄糖溶液 250ml，静脉滴注，每日一次，连续 5 天。静脉滴注香丹注射液适宜各种类型的病例。对急性期患者加输 20% 甘露醇 250ml 或七叶皂苷钠 10mg 加入生理盐水 250ml 静脉滴注（50t/min），连续 3 天；对气血两虚型患者，在静滴香丹注射液后同时静滴参麦注射液 30ml 加入 5% 葡萄糖溶液或

0.9% 生理盐水 250ml。

（2）针灸治疗

1）体针治疗

分型针刺：风寒湿痹型：肾俞、命门、关元俞、腰阳关、殷门、足三里、阳陵泉等穴。湿热痹阻型：膀胱俞、大肠俞、秩边、承扶、委中、条口、绝骨、昆仑等穴。气滞血瘀型：腰俞、大肠俞、环跳、委中、阳陵泉、绝骨、昆仑等穴。气血虚弱型：关元俞、气海俞、肾俞、脾俞、足三里、养老等穴。肝肾不足型：命门、志室、肾俞、委中、太溪等穴。

对症针刺：根据本病的症状主要分布于腰及下肢这一特点，可选用主穴和配穴，进行对症处理。尤其适用于局部症状明显者。主穴：患侧椎间盘突出所在间隙的华佗夹脊穴及其上下相邻的夹脊穴。配穴：腰痛明显的配两侧腰眼；臀部疼痛配环跳、秩边；股后侧肌肉紧张配承扶、殷门；股外侧麻木配风市；小腿麻木配委阳、承山、阳陵泉、足三里、悬钟、太溪、解溪等。

循经针刺：根据腰椎间盘突出症的疼痛表现沿经分布的特点，选取该经络穴位为主进行针刺治疗，即"病在经，取之经"。病在足太阳膀胱经：以针刺肾俞、大肠俞、秩边、殷门、承扶、委中、承山、昆仑为主。病在督脉：以针刺命门、腰阳关、长强、肾俞、气海俞、大肠俞、上髎、次髎为主。病在足少阳胆经：以针刺环跳、阳陵泉、风市、丘墟、绝骨为主。

痛点针刺：痛点又称阿是穴。一般情况下，它是病变发生的直接所在，或与之有密切联系的敏感部位。应用痛点针刺治疗，常可收到显著的止痛效果。在患者的腰部及下肢可找到相应的疼痛点，以此作为针刺治疗点，取效快捷，适宜于急性期的治疗。

分期针刺：腰椎间盘突出症急性期，常表现为腰腿剧痛、筋脉拘挛，病多属实，为气血瘀滞经脉；缓解期，疼痛较轻，症状缠绵，常为腰膝酸痛，病多属虚，肝肾不足、经脉失养。因此初期以活血化瘀、行气止痛为治法。可取腰部两侧华佗夹脊穴、大肠俞、秩边、环跳、委中、阳陵泉、昆仑等，用以泻法。后期以补益肝肾、和营通经为治法。取肝俞、膈俞、环跳、风市、大肠俞、阳陵泉、足三里、三阴交、条口、血海等穴，用补法。

2）腹针

主穴为水分、气海、关元。急性期加水沟、印堂；缓解期加气穴（双）、气旁（双）；以腰痛为主者加外陵（双）、气穴（双）、四满（双）；合并臀、双下肢疼痛麻木者加气旁（对侧）、外陵（患侧）、下风湿点（患侧）、下风湿下点（患侧）。

针刺方法：患者平卧，暴露腹部，针刺前触压腹部，检查肝脾大小、有无压痛、包块，无阳性体征者方可施治，若有条件的地方可用 B 超检查肝脾是否肿大。根据患者胖瘦分别选用 ϕ 0.30mm × 40~60mm 长度一次性无菌性针灸针，对准穴位直刺，采用只捻转不提插或慢提插手法，分 3 步进行。①候气：进针后停留 3~5 分钟。②行气：候气后再捻转提插，使局部产生针感。③催气：再隔 5 分钟行针一次以加强针感，使之向四周或远处扩散，然后嘱病人活动腰、臀、腿。10~20 分钟后在神阙穴施温和灸，以壮元阳、温通经络，留针 30~40 分钟。

体针和腹针应交替进行，连续使用三日体针后，采用腹针治疗一次。

3）针刺运动疗法（适用于康复期腰部运动功能受限）

针刺运动疗法包含远端取穴针刺法与功能锻炼法。远端取穴针刺法取腰痛穴、手三里穴，均以爪切进针法，得气后指导患者进行功能锻炼。

功能锻炼法包括站立位与卧位锻炼两方面。站立位：①弯腰运动：直立位，双足分开与肩同宽，收腹挺胸，双手十指交叉抱头，吐气向前尽可能做弯腰运动，带出现轻微腰或下肢放射痛时，保持 5~10 秒，恢复直立位并做腹式深吸气。②背伸运动：直立位，足分开与肩同宽，收腹挺胸，双手平举胸前，深吸气后尽量做腰背后仰运动，当出现腰部肌肉轻微疼痛或抖动时，保持 5~10 秒，恢复直立位并吐气。③靠墙深蹲运动：直立位，双足分开与肩同宽，收腹挺胸，双手十指交叉抱头，双足跟与墙体间隔约大腿长度，背部、臀部紧靠墙站稳做下蹲运动，下蹲时吸气，待足 – 膝 – 髋呈 90° 时保持 5 秒，然后站直身体吐气。

卧位：①拱桥运动：平卧位，双膝屈曲，以头枕部、双肘及双脚为支撑点，把腰臀部腾起至最高点，停留 3~5 秒，放下，休息片刻再进行。②单飞燕运动：俯卧位，双手背后，用力挺胸抬头，使头胸离开床面，同时膝关节伸直，单侧大腿用力向后也离开床面，持续 3~5 秒，然后肌肉放松。③卷腹运动：正向卷腹：仰卧位，双膝弯曲，脚平放在地面上，起始姿势同仰卧起坐，区别是这个动作腰部不离开地面，只靠上身"卷"。④反向卷腹：仰卧位，双手抓住床头或床沿作为支撑。弯曲下腹部并抬起你的膝盖，让它们尽可能地靠近你的脸部，但不要让骨盆抬起离开床面。运动根据体质、年龄进行，10~20 次 / 组，3 组 / 次，日 1 次。

体会：我们将腰椎间盘突出症在临床中的表现分为"风寒湿痹型、湿热痹阻型、气滞血瘀型、气血虚弱型及肝肾不足型"五大类，在辨证的基础上采用分型针刺法进行治疗，不但能解除腰椎间盘突出症所表现的疼痛、麻木等症状，同时通过全身经络的调节，达到人体阴阳平和、内外调达的功能。腰椎间盘突出症所表现的疼痛、麻木区域多在足太阳、足少阳及督脉循经所过之处，《内经》云"不盛不虚以经取之"，就是循经取穴的理论基础，针对病变的经络进行治疗，不仅疗效迅速，而且不伤及其他经络之气血，有利于病情的恢复。分期针刺则根据病程的不同时期进行治疗，可避免犯下"虚虚实实"之弊。以神阙经络系统为核心、脏腑经络学说为指导的腹针疗法，具有向全身输布气血的功能与对机体宏观调控的作用。腹针治疗腰椎间盘突出症，以水分、气海、关元为主穴，其中水分促进局部水肿吸收，减轻炎性渗出；气海是膏之原穴，为气之海；关元能补肾培元，温阳散寒。协助外陵、下风湿点等穴疏通下肢的经气，起到标本同治的效果。针刺运动疗法后，患者逐渐实现了腰部正常的屈伸功能。腰痛穴为经外奇穴，可活血理气、通络止痛；手三里与足三里功效相似，既有强壮身体之功，又可通达大肠经气，使肠间气机得以通畅，减少腰腹压力。同时通过针刺两穴，可以转移患者痛觉，对于腰部运动功能的完成能起到辅助作用。通过直立位弯腰与背伸运动，可以促使腰部屈伸功能得以正常实现，重点在于收腹，使腹部肌肉紧贴脊柱，从而增加了脊柱的稳定性，从而腰椎间盘发生位移的可能性减少；通过深蹲运动，可以训练患者腰骶部、臀部、股二头肌力量，进而使患者腰部伸肌群力量可以增强，从而代偿脊柱的负重。通过卧位的腰背肌功能训练，能增加腰肌力量，而卷腹运动，可增加腹直肌、腹内、外斜肌的力量，从而使得腰椎前后肌群力量能平衡发展，进一步代偿期脊柱的受力，减轻椎间盘的负重，缓解椎间盘突出的进一步发展。

（3）推拿治疗：在完成针灸治疗后进行。要求在推拿过程中病者入静，全身放松，呼吸调匀，细心体会医生的手法治疗。医者应全神贯注、聚精会神，从丹田运气，催力到双臂通过肘部到双手为患者施以下手法。手法治疗分为两部分，其一为舒筋解痉类手法，其二为整复松粘矫正类手法。

推拿舒筋解痉法：包括㨰推法与点压法、按揉法与推法四类。㨰推法：用手背及小鱼际部位，通过做腕关节内外旋动作，边㨰边用力推向前。可沿腰背部足太阳膀胱经、华佗夹脊穴，从上至下，从下至上往返㨰推 3~5 遍。然后右（左）手半握拳，以食、中、无名、小指的指关节，掌指关节为着力点，手腕做屈伸运动，沿患者臀部向下之后侧、外侧、内侧从上往下㨰推，每侧操作 3~5 遍。操作时要有节奏感、渗透感，频率不宜太快。用此法之目的在于进一步松弛腰背及下肢肌肉，使疼痛得到缓解。点压法：分三点式点压和叠指点压。三点式点压适用于背腰部，其手法是医者用一手的食、中、无名指指端呈∴形状，中指为三角形上点，食、无名指分别为其余两点，上点点压督脉穴位，下两点分别对称点按脊柱两旁的华佗夹脊穴或足太阳膀胱经腧穴，从大椎及大椎旁开的腧穴开始从上而下点压至骶椎末节，每穴点压 10~20 秒左右，操作 2 遍，在点压时要有一定的力量，要尽量追求渗透感。叠指点压法适用于臀部及下肢穴位，其手法是双拇指重叠，以加大指力，用下面的拇指指腹点压患肢疼痛反应点，及环跳、承扶、殷门、风市、委中、承山、阳陵泉、足三里、条口、绝骨、昆仑、太冲等有关穴位，每穴点压 10~20 秒钟。在点压过程中可适当运用震颤法。要求用力均匀、深透力强，在点压每一点结束时，适当用力弹拨肌肉、肌腱。按揉法：医者用一手掌根部从上到下按揉脊柱两侧的竖脊肌 5~10 遍。操作时要根据患者体质，恰当用力，要有节奏感和渗透感，勿施暴力。推法：分为逆推膀胱经法、束带分推法与抱推下肢法三种。逆推膀胱经法是医者立于治疗床头，双手掌分别置于两侧膀胱经从上向下施行推法 6~9 遍，适用于腰背肌较紧张板结的患者；束带分推法适用于腰部胀痛伴腹胀、腹满的患者，手法操作以双手虎口张开，拇指沿带脉走行施以推法，其余四指自然并拢围于侧腹部，并向内向后轻提腹肌，如束腰状。抱推下肢法适用于下肢疼痛、麻木明显的患者，双手置放于下肢内外侧，如抱腿状，由上向下施行推法 6~9 遍，手法要求力量适中，重而不滞，轻而不浮。

　　整复松粘矫正类手法：有以下几种整复手法，在临床中可根据病情、年龄、体质而酌情选用。叠掌震颤法：此法包括单纯震颤和牵引震颤，单纯震颤为患者俯卧，全身放松，医者双手掌相重叠放在患椎上，运气于掌，使患者感到温热传于体内，同时做频率快、有节奏的震颤动作，隔 10 秒钟震颤 1 次，每次 15 秒左右，共操作 3~5 次，在完成最后一次震颤时，做忽然向下用力按腰部动作 2~3 次（注意不要使用暴力）。牵引震颤由助手站立于治疗床上，牵拉患者双下肢，医者叠掌按压腰椎病变处，操作同单纯震颤法。坐位定点旋扳法：患者跨坐于治疗床上，双手交叉做抱头状；以腰椎棘突向左侧偏歪为例，助手固定患者右腿，医者立于患者左侧，右手拇指置于腰椎偏歪棘突旁，左手从患者胸前绕于右肩部，令患者做腰部前倾前屈运动之同时牵拉患者上身，并向左侧做旋转运动，而右手拇指同时推动棘突以矫正偏歪。

往往此时可闻及"腰椎小关节弹响声"。可反复 2~3 次。此法可使椎间隙发生变化，矫正腰椎侧弯和后凸畸形，使两侧不等宽间隙得到调整，恢复腰椎的后伸和侧屈活动功能。老年及体质较弱患者慎用此法。仰卧牵拉法：患者仰卧于治疗床上，用胸围带固定其胸部，医者用双手握住患者两踝，进行屈膝、屈髋、伸直的向右（左）作旋髋运动，旋转 3~5 周，当双膝伸直时借助患者自身的蹬力再用力牵拉，可左右旋转牵拉 2~3 次。牵拉力由轻到重。侧卧斜扳法：患者向右侧侧卧位，右下肢自然伸直，左下肢屈曲。医者立于患者面部一侧，一手放在患者肩部，一手放在髋部，双手用力做反方向扭转运动，使腰椎被动扭转，当扭转到一定程度时，忽然稍做用力动作，可听见"咯嗒"一响时，即到达最佳效果，左右各做一次。背抖法：患者与医者背向站立，两足分开与肩同宽，以两肘套住患者肘弯部，然后弯腰屈膝挺臀，将患者反背离地，此时利用骶尾部抵住患者病变部位，左右摆动骶尾部 2~3 次，以放松患者腰部肌肉。此时医者做突然伸膝挺臀动作，同时通过膝关节的快速屈伸，做上下抖动，使错缝的小关节得以整复。背抖法对脊柱有牵引、过伸、震动、左右侧向摇晃等动作，可使小关节松动，腰肌放松，从而促使脊柱小关节复位，利于椎间盘的回纳。注意以上扳法和牵拉法一定要在患者全身放松的前提下进行，动作要轻巧，用力勿过猛，不可单纯追求弹响声。

体会：推拿舒筋解痉法与整脊牵扳复位法应在针刺通络止痛法的基础上进行实施。腰椎间盘突出症急性期，由于患者疼痛导致局部肌肉保护性痉挛，容易出现肌肉板结、僵硬的病理变化，此时首先采用较轻柔的推拿舒筋解痉法（如滚推法、推法、按揉法）为主，放松局部肌肉，再以点压法由轻渐重的刺激局部及远端腧穴，起到镇痛的目的，从而打破腰椎间盘突出症所出现的"疼痛—肌紧张—疼痛"的恶性循环链，在肌肉得以放松的情况下选择性采用 1~2 种整脊牵扳复位法改善椎间盘突出物或小关节错缝导致腰部神经根的刺激。

在腰椎间盘突出症缓解期，患者临床症状均不同程度得以改善，腰骶部肌肉多数不再出现痉挛、板结的现象，此时可选择针对性较强的点压法、整脊牵扳复位法进一步改善临床症状，手法要求较轻柔，避免过重的刺激而伤及正常软组织。

（4）牵引治疗

牵引方法：患者屈膝位仰卧于牵引床上，用牵引带分别将患者胸廓及髋部固定在牵引床上，沿患者纵轴方向进行牵引，牵引力度以患者自觉腰部有向两端分拉力量，其腰及下肢疼痛症状逐渐缓解为度，由轻渐重，当患者感到下肢放射痛逐渐消失时，维持牵引力量 20~30 分钟。我们在临床中观察发现，有 30% 左右的病人对于腰椎牵引治疗不适应，如患者感觉在牵引时腰部或下肢疼痛加重，或牵引后出现症状反而加重的情况，应及时停止牵引。

（5）内服中药调理法：采用郭剑华主任中医师经验方"腰舒汤"为基础方加减治疗：桑寄生 12g、狗脊 15g、党参 15g、当归 12g、熟地黄 15g、丹参 10g、川牛膝 10g、全蝎 6g（研末吞服）、制川乌 10g（先煎 1 小时）。

风寒湿痹型：加独活 12g、防风 10g、细辛 3g、秦艽 15g。

湿热痹阻型：去川乌加苍术 15g、黄柏 15g、栀子 10g、泽泻 20g、木通 10g、薏苡仁 30g。

气滞血瘀型：加桃仁 10g、红花 10g、甲珠 10g、川芎 12g。

气血两虚型：加黄芪 30g、枸杞 15g、淮山药 30g、鹿衔草 20g。

肝肾不足型：加杜仲 12g、怀山药 20g，偏于肾阳虚者加肉苁蓉 15g、淫羊藿 10g、仙茅 10g；偏于肾阴虚者去川乌加山萸肉 12g、女贞子 15g、旱莲草 15g、龟板 15g。水煎煮三次，取汁合用，早中晚各服一次，日一剂，5 剂为一个疗程，每疗程间隔 2 天。

对于不愿采用中药汤剂治疗的患者，内服我院院内制剂腰舒胶囊进行治疗。主要药物组成：桑寄生、狗脊、党参、当归、熟地黄、丹参、川牛膝、全蝎、制川乌等。每粒 0.5g，每次 4 粒，日三次，饭后服用。十天为一疗程，每疗程间隔 3~5 天。

（6）体疗恢复功能法：此法始终贯穿于治疗、康复、预防复发的全过程。可根据病情、体质、年龄选择以下体疗法，要循序渐进（图 2-11~ 图 2-14）。

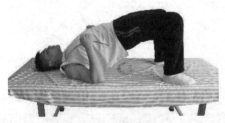

图 2-11　拱桥运动

仰卧位，双膝屈曲，以头枕部、双肘及双脚为支撑点，把腰臀部腾起至最高点，停留 3~5 秒，放下，休息片刻再进行

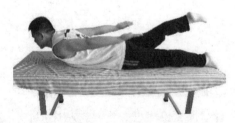

图 2-12　单飞燕运动

俯卧位，双手背后，用力挺胸抬头，使头胸离开床面，同时膝关节伸直，单侧大腿用力向后也离开床面，持续 3~5 秒，然后肌肉放松

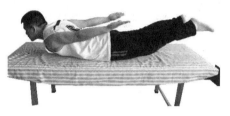

图 2-13　双飞燕运动

俯卧位，双手背后，用力挺胸抬头，使头胸离开床面，同时膝关节伸直，单侧大腿用力向后也离开床面，持续 3~5 秒，然后肌肉放松

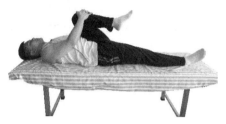

图 2-14　屈膝屈髋运动

仰卧位，单侧下肢屈膝屈髋，并用双手环抱膝部稳定 3~5 秒，然后伸直下肢，双下肢交替运动

上述运动根据体质、年龄进行，10~20 次 / 组，3 组 / 次，每日一次。

（五）评价方法

1. 评价标准（表 2-4）

参照 JOA 腰腿痛评分系统进行疗效评价，治疗改善率 =［（治疗后评分 − 治疗前评分）÷（满分 29 − 治疗前评分）］× 100%。

控制：改善率 ≥ 75%；显效：改善率 ≥ 50 且 <75%；有效：改善率 ≥ 25 且 <50%；无效：改善率 <25%。

2. 评价方法（图 2-15）

1cm	2cm	3cm	4cm	5cm	6cm	7cm	8cm	9cm	10cm

图 2-15　视觉模拟评分法（VAS）标尺图

注：患者根据自己的痛觉程度来判定并在相应的数字上画竖线（I），治疗前及治疗后均有病人画明疼痛所在的位置，最后由医生根据标尺上患者的标注数字进行评分。如患者标注在 5cm 上，则"疼痛评分"即为 5 分。

表 2-4　JOA 腰腿痛评分标准

		评分标准			记分
主观症状 （9分）	下腰背痛	0分：无任何疼痛　1分：偶尔轻微疼痛 2分：频发的轻微疼痛或偶发严重疼痛 3分：频发或持续的严重疼痛			
	腿痛兼 （或）麻 刺痛	0分：无任何疼痛　1分：偶尔的轻微疼痛 2分：频发的轻微疼痛或偶发严重疼痛 3分：频发或持续的严重疼痛			
	步态	0分：正常　1分：即使感肌肉无力，也可步行超过500 米 2分：步行小于 500 米，即出现腿痛，刺痛，无力 3分：步行小于 100 米，即出现腿痛，刺痛，无力			
临床体征 （6分）	直腿抬高 试验（加 强实验）	0分：正常　1分：30°~70°　2分：<30°			
	感觉障碍	0分：无　1分：轻度障碍　2分：明显障碍			
	运动障碍	0分：正常（肌力 5 级）　1分：轻度无力（肌力 4 级） 2分：明显无力（肌力 0~3 级）			
日常活动 受限度 （ADL） （14分）		正常	轻度受限	明显受限	
	平卧翻身	0	1	2	
	站立	0	1	2	
	洗漱	0	1	2	
	前屈	0	1	2	
	坐 位（大 约1小时）	0	1	2	
	举重物	0	1	2	
	行走	0	1	2	
膀胱功能 （0~6分）	正常 0　轻度受限 3　明显受限（尿失留，尿失禁）6				
	合计				

（六）中医护理

1. 一般护理

对急性发作期的患者，观察疼痛的部位、性质、与体位变化的关系以及有无放射痛和皮肤感觉异常等情况。推拿前嘱患者排空大、小便。推拿后即用腰围固定腰部，平卧硬板床；观察腰腿疼痛情况。症状缓解后应坚持腰背肌锻炼。注意患者有无二便功能障碍，做好皮肤护理，防止湿疹、压疮的发生。

2. 给药护理

用药期间忌生冷及寒凉食物，同时外避风寒，以免加重病情。

3. 饮食护理

饮食宜营养丰富，忌食生冷、辛辣、滋腻之品。

4. 情志护理

关注患者情绪变化，做好思想疏导，使患者树立信心，积极配合治疗和护理。

5. 辨证施护

患者急性期绝对平卧硬板床休息，包括饮食、大小便等均不能起床，可缓解髓核对神经根的压迫，以缓解疼痛。1~3 周后，如症状缓解，可带护腰下地活动。卧床病人要定时翻身，翻身时须保持躯干上下一致，切忌脊柱扭转或屈曲。

风寒湿痹型：保持病室空气新鲜，温度、湿度适中，定时通风换气，注意保暖，避免感受风、寒、湿之邪，汤药宜热服，忌食生冷。

湿热痹阻型：病室要通风、干燥、凉爽、空气新鲜。鼓励病人适当运动，以鼓动阳气，利于祛湿，开导病人保持心情舒畅，以防肝失条达，横克脾土，影响脾之健运，不利治疗。饮食以清淡爽口为主，忌煎炸、烟酒等助湿生火之品。

气滞血瘀型：此型多疼痛较剧，宜多卧床休息。忌辛辣、刺激、油腻等阻滞气机之品。待病情稳定，大便通畅后适当进食补养之品。

气血两虚型：此型多腰背酸痛，不能久坐久站，饭菜宜清淡可口，易消化，特别注意饮食营养，患者多卧床休息，保持病室安静、舒适。

肝肾不足型：嘱患者应注意休息，尤其要节制房事。饮食可常吃滋补肝肾之品，如枸杞、黑芝麻、核桃仁等。

6. 健康指导

宜睡硬板床。注意腰背部保暖，避免因受风寒湿冷的刺激而诱发。腰围不可长期使用，重视通过功能锻炼来加强腰背肌的力量，以免肌肉退化、萎缩。腰部不可过度负重，取物时应避免大幅度的弯腰和旋转。避免外伤。

六、第三腰椎横突综合征中医诊疗方案

第三腰椎横突综合征是骨伤科常见的一种疾病，好发于青壮年体力劳动者。由于第三腰椎横突特别长，且水平位伸出，附近有血管、神经束经过，有较多的肌筋膜附着。在正位上第三腰椎处于腰椎生理前凸弧度的顶点，为承受力学传递的重要部位，因此易受外力作用的影响，容易受损伤而引起该处附着肌肉撕裂、出血、瘢痕粘连、筋膜增厚挛缩，使血管神经束受摩擦、刺激和压迫而产生症状。

（一）诊断

有腰部慢性劳损及外伤史，腰部、腰骶或臀部疼痛，可向大腿后侧到腘窝放射，很少过膝，L_3 横突尖部单侧或双侧有敏感压痛点及痉挛结节，腰部活动受限，屈曲试验阳性；直腿抬高试验阳性，但加强试验阴性。X线可显示 L_3 横突过长、肥大或左右不对称，或无明显异常。第三腰椎横突尖做普鲁卡因封闭后，疼痛立即消失，是常用的鉴别方法。

（二）证候分型

风寒湿痹：腰腿冷痛重着，静卧疼痛不减，腰部活动受限，刮风及阴雨天症状加重，得温则减或下肢乏力麻木，或有肌肉萎缩，舌质淡或黯淡，苔薄白或白腻，脉沉紧、弦缓。

气滞血瘀：多有腰部外伤史，腰腿疼痛剧烈，痛有定处，多为刺痛，痛处拒按，夜间加重，腰硬如板状，俯、仰卧艰难，舌质紫黯有瘀点、瘀斑，舌下络脉瘀滞，脉弦细或细涩。

肝肾不足：腰腿酸痛缠绵日久，肢体乏力，头摇身颤，视物模糊，耳鸣耳聋，自汗，神疲，舌白滑或舌红少津，脉沉细或弦细数。

（三）中医治疗

第三腰椎横突综合征要依据"虚则补之、实则泻之、瘀则散之、寒则温之"的中医治疗原则。其具体治法当依据辨证结果而确立。风寒湿痹型治法以祛风散寒、除湿通络。气滞血瘀型治法以行气活血、通络止痛。肝肾不足型治法以补益肝肾、调和气血。

1. 针刺、电针、温针

主穴取阿是穴（第三腰椎横突痛点）、肾俞、气海俞。寒湿痹阻型加腰阳关、居髎。气滞血瘀型加大肠俞、阳陵泉。肝肾不足型加命门、带脉。

电针每次选 3~5 组穴位，用 1.5 或 2 寸针直刺，得气为度。再用电针左右横行跨接，选用连续波颤动 20 分钟。

温针灸选阿是穴（第三腰椎横突痛点），用方寸许硬纸板或一次性针灸之针板，其中心破一小洞，从针上穿过，以防止艾灰掉落时烫伤皮肤，在针柄上接上 1cm 厚的艾条，行温针灸，每穴 1~2 壮。

2. 推拿疗法

滚揉法：患者俯卧位，医者站在病人患侧，在第 3 腰椎横突部位由上而下，由轻而重反复滚动，持续 5 分钟，施法范围略广些。然后再以鱼际或掌根部，在患部筋肉部位较广范围内做均匀和缓的揉按手法，持续 5 分钟。

点揉法：医者用拇指指腹在患侧第 3 腰椎横突部位用力作深部的点揉，持续做 3~5 分钟。

弹拨法：患者俯卧位，医者双手拇指重叠按于患侧第 3 腰椎横突尖处，由内向外及由外向内弹拨肌肉痉挛结节，再用双手拇指分别向左右及上下用力推挤结节，反复数次，然后用掌根作快速搓揉，10 分钟左右结束。

抖法：病人俯卧位，医者用双手分别握住病人的双踝部，微用力做连续的小幅度的上下颤动，使病人关节有松动感及轻松感为宜。

推擦法：用双手掌根轻压在腰椎两侧平推到臀部，5~10 次后，来回快速擦动腰部，发热为度。结束手法。

3. 火罐

在第 3 腰椎横突部位及四周留定罐 5~10 分钟。

4. 针刀松解剥离术

患者取俯卧位，在第三腰椎横突尖部找准压痛点及其结节，条索等痛性反应物，用龙胆紫做标记，常规消毒，铺巾，术者带无菌手套，取 2% 利多卡因 2ml，醋酸确炎舒松 – A 注射液 2ml，复方丹参注射液 3ml，注射用水 4ml，混匀后于第三腰椎横突尖部压痛点垂直进针，直达痛觉敏锐的骨面，回抽无血后注入药液 10ml，然后退针。紧接着术者左手拇指按压在标记压痛处，左手持针刀，刀口线和人体纵轴平行，紧贴左手拇指缘快速垂直进针，当小针刀刀口接触骨面时，再移刀锋至横突尖端内侧先纵行切 2~3 刀，然后横行铲剥，感觉肌肉和骨尖之间已松动即表示粘连已全部松解，可迅速出针，用棉球压迫针孔片刻，加盖敷料，胶布固定。术后配合侧扳手法：令患者取侧卧位，患侧下肢在上取极度屈髋屈膝位，健侧下肢在下，处以伸展位，术者一肘置于患侧肩前部，另一肘置于患侧骨盆处，术者双肘交叉用力扳动。采用上述治疗方法一次未愈者，一周后重复治疗一次，最多不超过三次。术后 24 小时嘱患者加强弯腰屈背功能锻炼，防止再度粘连，影响疗效。

针刀治疗、切割过程中不能离开骨面，以免误伤其他组织。我们在治疗中着重对横突尖部上缘进行松解，确保横突前动脉的安全。另外，在松解横突尖端下缘时，松解针达横突尖部松开止于横突尖端的筋膜，有落空感后即可，针刀不应沿骨面继续下滑，同样可以减少对位于横突前面的横突前动脉的损伤。其次，在松解横突尖部下缘时，可使针刀与横突前动脉走行方向平行，减慢施术速度，给动脉提供一定的应激时间。

5. 封闭疗法

可帮助诊断及有效治疗。用 0.5% 利多卡因 8ml 加曲安奈德 20mg，浸润第三腰椎横突尖端及周围软组织，每周 1 次，可连续 2~3 次，多能缓解但易复发。

6. 药物治疗

中药采用我院郭剑华主任中医师经验方"腰舒汤"加减。药用桑寄生 12g、狗脊 15g、党参 15g、当归 12g、熟地黄 15g、丹参 10g、川牛膝 10g、全蝎 6g（研末吞服）、制川乌 10g。寒湿痹阻型加肉桂、鹿角胶、威灵仙、秦艽。气滞血瘀型加桃仁、红花、甲珠、川芎。肝肾不足型加杜仲、淮山药，偏于肾阳虚者加肉苁蓉、淫羊藿、仙茅；偏于肾阴虚者去川乌加山萸肉、女贞子、枸杞、龟板；水煎煮三次，取汁合用，早中晚各服一次，日一剂，5 剂为一个疗程，每疗程间隔 2 天。

（四）疗效评估

采用改良 Oswestry 下腰痛调查表进行评估（表 2-5）。

表 2-5　改良 Oswestry 下腰痛调查表

一、疼痛强度
0 能忍受疼痛，没用治疗疼痛的药物
1 疼痛是严重的，但能自己处理，没用疼痛药
2 用疼痛药物能解除疼痛
3 用疼痛药物能缓解疼痛
4 用疼痛药物极少缓解疼痛
5 用疼痛药物没有疗效

六、站立
0 我想站多久就多久，不会加重疼痛
1 我想站多久就多久，但会加重疼痛
2 站立不超过 1 小时
3 站立不超过 1/2 小时
4 站立不超过 10 分钟
5 疼痛妨碍我站立

二、个人护理（如梳洗、穿衣）
0 能正常自我照料，不会加重疼痛
1 能正常自我照料，但疼痛加重
2 自我护理时疼痛加重，且动作慢而小心
3 我需要帮助，但能处理大部分的个人护理
4 在大部分个人护理中，我每天都需要帮助
5 不能自己穿衣、梳洗，且一直呆在床上

七、睡眠
0 疼痛不妨碍我睡眠
1 只有用了疼痛药物后，才睡得好
2 尽管用了疼痛药物，但睡眠少于 6 小时
3 尽管用了疼痛药物，但睡眠少于 4 小时
4 尽管用了疼痛药物，但睡眠少于 2 小时
5 疼痛妨碍我睡眠

三、提物品
0 能提起重物，不会加重疼痛
1 能提起重物，但加重疼痛
2 疼痛妨碍我从地上提起重物，但重物在适当的位置上（如桌上）则能提起
3 疼痛妨碍我提起重物，但能提起轻至中等重量的且在适当位置上的物品
4 我仅能提起非常轻的物品
5 我不能提起或搬运任何东西

八、社交生活
0 我有正常的社交生活并不会加重疼痛
1 我有正常的社交生活，但会加重疼痛
2 疼痛妨碍我参加需精力充沛的活动（如体育运动、跳舞等）
3 疼痛经常妨碍我外出参加社交活动
4 疼痛限制了在我家的社交活动
5 由于疼痛我几乎没有任何社交活动

四、行走
0 疼痛不妨碍我走到任何地方
1 行走超过 1 英里，疼痛将妨碍我
2 行走超过 1/2 英里，疼痛将妨碍我
3 行走超过 1/4 英里，疼痛将妨碍我
4 我仅能借助拐杖行走
5 我大部分时间在床上，能缓慢移动到厕所

九、旅行
0 我能旅行至任何地方，不会加重疼痛
1 我能旅行至任何地方，但会加重疼痛
2 疼痛限制我旅行超过 2 小时
3 疼痛限制我旅行超过 1 小时
4 少于 1/2 小时的旅行，疼痛也会限制
5 疼痛妨碍我所有的旅行，除了门诊就医

五、坐位
0 我能坐任何椅子并想坐多久就多久
1 我仅坐我喜欢的椅子，想坐多久就多久
2 坐不超过 1 小时
3 坐不超过 1/2 小时
4 坐不超过 10 分钟
5 疼痛妨碍我坐

十、职业 / 家务
0 正常的家务 / 工作活动不会导致疼痛
1 正常的家务 / 工作活动会导致疼痛，但还能执行所需的活动
2 能做大部分的家务 / 工作，但会妨碍做体力活（如提搬物品、吸尘打扫）
3 除了轻活外，我不能做任何事
4 甚至轻活，疼痛也会妨碍我做
5 疼痛妨碍我执行任何工作或家务

注：1 英里 =1.6 公里　记分用百分比，0%~100%，百分比越高，功能越差

（五）健康指导

在第三腰椎横突综合征病程中，患者应避风寒、忌劳累、尤其避免久坐及过度旋转腰部、腰部过度负重。

治疗过程中要严格遵循各项操作原则，注意各种治疗方法的适应证、禁忌证，避免出现不必要的意外与损伤发生。

待症状逐渐缓解过程中，患者应循序渐进地加强腰腹部及下肢肌力训练。

保持正确的姿势与体位。

卧位时，最好睡硬板床，床铺要平坦合适。仰卧位时，躯干应平直，下肢伸直微外旋，两臂置两侧。侧卧位时，躯干平直，四肢关节取屈位。坐位时，最好坐办公椅，坐椅长度、高度均要适宜，坐位躯干部重量要分部平均，脚要平踏地面。站立时，应立直平视，头、肩、髋、膝及踝关节应在一直线上，腹部平坦，双肩放松，胸略前挺，保持轻度腰椎前凸状态。

减少腰部剧烈活动。

可有效预防腰部扭伤及慢性劳损。

功能锻炼：①腰部回旋法：患者站立，两脚分开与肩等宽，双手叉腰，两拇指顶按于第三腰椎横突尖部，然后做腰部旋转动作，每次1~2分钟。②腰部两侧屈曲法：两脚分开站立，双手叉腰做左右弯曲活动，至最大限度为止。③腰部前屈后伸法：两脚分开站立，两手叉腰做前屈后伸活动，活动时尽量使腰部肌肉放松。

七、腰肌劳损中医诊疗方案

腰肌劳损又称"慢性腰背肌筋膜炎""功能性腰痛"等，是指急性腰部扭伤后未能及时合理治疗，或长期积累性损伤，或因寒湿侵袭腰部，造成腰部韧带、筋膜、肌肉的慢性劳损，以腰痛发作与缓解反复交替，活动功能受限的慢性疾病。

（一）诊断

好发于有重体力劳动史的中老年者、急性腰部扭伤后未能及时合理治疗者及久居潮湿阴冷之地者，有长期腰痛史。一侧或两侧腰、骶、臀部酸痛不适，疼痛可牵及股内外侧及膝部，腰腿痛往往因久站、久坐、久卧后加重，腰部适度活动后缓解；过度劳累后加重，适当休息后减轻；或阴雨寒湿天气加重，晴暖干燥气候减轻。急性发作者，可有剧痛和腰部活动障碍。一侧或两侧竖脊肌、臀中肌、臀大肌紧张，棘间韧带、竖脊肌、第3腰椎横突、髂腰韧带（髂腰角）、臀中肌与臀大肌前缘交界处等部位有较为固定的压痛点，或局部可触及条束样压痛点或疼痛激发点。腰部活动不同程度受限，可出现脊柱侧凸。部分患者腰部皮肤可增厚，皮下组织与深筋膜紧密粘连而出现橘皮样改变。病史较长者或腰部剧痛者，需摄腰椎正侧位 X 线摄片，以排除骨性改变，并提供针对性手法操作的依据。必要时，加摄腰椎双斜位 X 线摄片。腰椎 X 线摄片可无异常发现或呈不同程度退变。部分病史较长患者因腰椎退变加重而临床症状和体征难以与不典型的腰椎间盘突出症鉴别，需做 CT 或 MRI 检查。

（二）中医病机

我们通过大量病例临床分析，认为腰肌劳损的病机为肾虚为本，寒湿为标，瘀血纵贯整个病程。伤寒冒湿，寒湿之邪内侵，痹阻腰间，使腰部经络不通，气血不畅，故发腰痛。寒湿内凝，气血凝滞；或跌仆损伤未能及时救治，血溢脉外为瘀；或劳力强作，损伤腰部络脉，瘀血内生，瘀阻经络，腰间经气不舒，故见腰痛。"肾为腰之府"，肾虚则腰府失养，经络不充，故见腰痛。

（三）证候分型

寒湿痹阻：腰痛时轻时重，酸胀重着，拘急不舒，转侧不利，遇冷加重，得温则减，阴寒雨湿发作或加重。脉沉迟，舌淡苔白稍腻。

气滞血瘀：腰胀痛，或痛如锥刺，痛有定处，活动或咳嗽时加重，局部拘急，有僵硬感。脉涩，舌红紫有瘀斑。

肝肾不足：腰骶酸痛不舒，喜温喜按，伴腰酸膝软，头摇身颤，视物模糊，耳鸣耳聋，自汗，神疲，舌白滑或舌红少津，脉沉细或弦细数。

（四）中医治疗

治则治法：慢性腰肌劳损的中医治疗要依循"急则治其标，缓则治其本"的治疗原则。其具体的治法则根据辨证的结果而确定。寒湿痹阻型散寒除湿，温经通络。气滞血瘀型活血化瘀，理气止痛。肝肾不足型补益肝肾、强筋健骨。在腰痛发作的急性期，提倡适当卧床休息，以防止病情进一步发展，卧床以硬板床为宜，避风寒。

1. 针刺疗法

针刺治疗包括分型针刺、耳针、腹针疗法等三种针刺方法。

分型针刺：根据辨证结果进行选穴针刺。主穴取肾俞、委中。寒湿痹阻型加气海俞、昆仑、腰痛点；气滞血瘀型加腰俞、大肠俞、气海俞、绝骨、昆仑；肝肾不足型加腰阳关、志室、太溪。用 1.5~2 寸一次性针灸针，垂直进针，施行手法得气后，在局部选取 1~2 组穴位加用电针密波刺激 20 分钟。每日一次，5~10 日为一疗程。

耳针疗法：常用穴为肝、肾、骶椎、神门、皮质下。用耳穴探测仪或耳穴探棒压耳廓上述相应部位，选择出敏感点，然后用 75% 乙醇棉球消毒并擦干，然后用小纹氏钳从耳压板上夹下胶布丸贴在已选好的耳穴上并稍加压力，按压时患者应有酸、胀、麻、痛感或发热。年老体弱者按压稍轻。并嘱患者每日自行按压 3~5 次，特别是在临睡前，按压 3 分钟。一般每贴压一次，可保留 2~3 天，夏天因出汗多，可隔天换一次。5 次为一疗程。

腹针疗法：主穴为天枢、大横。伴骶臀部胀痛者加居髎，伴腹股沟区胀痛者加急脉，伴大腿前外侧酸胀者加风市、阳陵泉。患者平卧，暴露腹部，针刺前触压腹部，检查肝脾大小、有无压痛、包块，无阳性体征者方可施治，若有条件的地方可用 B 超检查肝脾是否肿大。根据患者胖瘦分别选用 $\phi 0.30mm \times 40~60mm$ 长度一次性无菌性针灸针，对准穴位直刺，采用只捻转不提插或慢提插手法，分 3 步进行：①候气：进针后停留 3~5 分钟。②行气：候气后再捻转提插，使局部产生针感。③催气：再隔 5 分钟行针一次以加强针感，使之向四周或远处扩散，然后嘱病人活动腰、臀、腿。10~20 分钟后在神阙穴施温和灸，以壮元阳、温通经络，留针 30~40 分钟。

体针和腹针可交替进行，连续使用三日体针后，采用腹针治疗一次。

2. 手法治疗

部位及取穴：肾俞、腰阳关、大肠俞、八髎、秩边、委中、承山及腰臀部。

主要手法：㨰、按、揉、点压、弹拨、擦及被动运动。

循经按揉法：患者俯卧位，医者站于一侧，先用㨰、按揉法沿两侧膀胱经由上而下往返施术 3~5 遍，用力由轻到重。然后用双手拇指按揉肾俞、腰阳关、大肠俞、八髎等穴，以酸胀为度，并配合腰部后伸被动运动数次。

解痉止痛法：医者用点压、弹拨手法施术于痛点及掐腰肌止点（股骨小转子部位）处，反复 3~5 遍，以达到提高痛阈，松解粘连，解痉止痛的目的。

调整关节紊乱：患者侧卧位，医者面向患者站立，施腰部斜扳法，左右各一次，再取仰卧位，双下肢屈膝屈髋，医者抱住患者双膝做腰骶旋转，顺、逆时针各 8~10 次，然后做抱膝滚腰 16~20 次，以调整腰骶关节。

整理手法：患者俯卧位，医者先用㨰、揉法在腰臀及大腿后外侧依次施术，往返 3~5 遍，并点按秩边、委中、承山等穴，然后用小鱼际直擦腰背两侧膀胱经，横擦腰骶部，以透热为度，最后腕部放松，用五指并拢空掌有节律地叩打腰背、骶部，用力由轻到重，以患者能忍受为度。

3. 小针刀疗法

主要是选准损伤的肌腱、韧带病损区（压痛点或敏感点），采用小针刀直接进行切割病理性瘢痕，松解压迫的神经血管，这些部位通常是肌肉的起止点处。

4. 拔罐治疗

适用于风寒湿型、气滞血瘀型患者。在针刺后，选用大号玻璃罐，沿督脉、足太阳膀胱经、华佗夹脊穴连线采用排罐法拔罐，留罐 5~10 分钟。拔罐治疗可以 3~4 天进行一次。

5. 刮痧治疗

适用于风寒湿型、气滞血瘀型治疗。在针刺后，在背部涂以凡士林等润滑剂，用郭氏砭木十字砭木的刮痧板，循足太阳膀胱经、带脉，从上到下、从内到外轻柔的刮拭，直至刮痧部位出现潮红现象。刮痧治疗可 3~4 天进行一次，也可与拔罐治疗间隔使用。

6. 中药疗法

中药内治法；选用我院郭剑华主任中医师科研方"腰舒汤"为基础方加减治疗。"腰舒汤"药用桑寄生 12g、狗脊 15g、党参 15g、当归 12g、熟地黄 15g、丹参 10g、川牛膝 10g、全蝎 6g（研末吞服）、制川乌 10g。寒湿痹阻型加肉桂、鹿角胶、细辛。气滞血瘀型加桃仁、红花、甲珠、川芎。肝肾不足型加杜仲、淮山药，偏于肾阳虚者加肉苁蓉、淫羊藿、仙茅；偏于肾阴虚者去川乌加山萸肉、女贞子、旱莲草、龟板；水煎煮三次，取汁合用，早中晚各服一次，日一剂，5 剂为一个疗程，每疗程间隔 2 天。

中药外治法；采用我院院内制剂"活血膏"（防风、狗脊、土鳖虫、红花、泽兰、木香、三棱等）、"消炎止痛膏"（独活、芒硝、生天南星、皂荚、生草乌、冰片、水杨酸甲酯等），在腰部及疼痛较甚处贴敷 12~24 小时，每日或隔日更换一次。

（五）疗效评估

同第三腰椎横突综合征评估方法。

（六）健康指导

慢性腰肌劳损早期，患者应以卧床休息为主，避免长时间久坐、劳累；避风寒。

治疗过程中要严格遵循各项操作原则，注意各种治疗方法的适应证、禁忌证，避免出现不必要的意外与损伤发生。

年老体弱患者手法宜轻柔，以病人舒适为度。

恢复期待疼痛逐渐缓解后，患者应逐渐加强腰背肌功能锻炼。

慢性腰肌劳损除治疗外，重在预防。首先要保持正确的作息姿势，纠正不良习惯。平时要加强腰背肌及脊椎间韧带的锻炼和保护，在体育运动或搬抬重物前要做好准备活动，防止突然用力使腰部扭伤。还可以经常参加太极拳、五禽戏、健身操的锻炼，这些传统的健身方法对预防腰肌劳损都有益处。

功能锻炼：①拱桥式：患者取仰卧位，以双足跟、双肘和头部五点支撑于床上，将腰、背、臀和下肢用力挺起离开床面，维持 10~15 秒，再恢复平静的仰卧位休息。按此法反复进行 10 分钟左右，每天早晚各锻炼一次。②飞燕式：患者采取俯卧位，将双上肢反放在背后，然后用力将头胸部和双腿用力挺起离开床面，使身体呈反弓型，坚持至稍感疲劳为止。依此法反复锻炼 10 分钟左右，每天早晚各一次。如果长期坚持锻炼，可预防和治疗腰肌劳损和低头综合征的发生和发展。

腰背部叩击按摩保健法：患者采用端坐位，先用左手握空拳，用左拳在左侧腰部自上而下。轻轻叩击 10 分钟后，再用左手掌上下按摩或揉搓 5 分钟左右，一日两次。然后反过来用右手同左手运动法。自己感到按摩区有灼热感，则效果更好。此运动法能促使腰部血液循环，能解除腰肌的痉挛和疲劳，对防治中老年性腰肌劳损效果良好。

八、强直性脊柱炎中医诊疗方案

强直性脊柱炎（ankylosing spodylitis，AS）是一种慢性进行性疾病，主要侵犯骶髂关节、脊柱骨突、脊柱旁软组织及外周关节，并可伴发关节外表现。严重者可发生脊柱畸形和关节强直。本病是脊柱关节病的原型或称原发性强直性脊柱炎；其他脊柱关节病并发的骶髂关节炎为继发性强直性脊柱炎。与 HLA-B27 呈强关联。某些微生物（如克雷伯菌）与易感者自身组织具有共同抗原，可引发异常免疫应答。强直性脊柱炎属风湿病范畴，是血清阴性脊柱关节病的一种。本病的患病率在各国报道不一，日本本土人为 0.05%~0.2%，我国患病率初步调查为 0.26%。以往认为本病男性多见，男女之比为 10.6∶1，现报告男女之比为 5∶1，只不过女性发病较缓慢及病情较轻。发病年龄通常在 13~31 岁，30 岁以后及 8 岁以前发病者少见。

（一）诊断

中医诊断标准参照《实用中医风湿病学》（王承德、沈丕安、胡荫奇主编，人民卫生出版社，2009 年）、中华中医药学会发布的《中医内科常见病诊疗指南》（ZYYXH/T50~135~2008）。腰骶、胯疼痛，僵直不舒，继而沿脊柱由下而上渐及胸椎、颈椎（少数可见由上而下者），或见生理弯度消失、僵硬如柱，俯仰不能；或见腰弯、背突、颈重、肩随、形体羸；或见关节肿痛、屈伸不利等临床表现，甚还可见"尻以代踵，脊以代头"之征象，均可诊为大偻。

西医诊断标准参照 1984 年美国风湿病学会修订的纽约标准。①腰痛、僵 3 个月以上，活动改善，休息无改善。②腰椎额状面和矢状面活动受限。③胸廓活动度低于相应年龄、性别的正常人（<5cm）。双侧骶髂关节炎≥2级或单侧骶髂关节炎 3~4 级。

（二）鉴别诊断

类风湿关节炎（RA）：强直性脊柱炎与 RA 的主要区别是强直性脊柱炎

在男性多发而 RA 女性居多。强直性脊柱炎无一例外有骶髂关节受累，RA 则很少有骶髂关节病变。强直性脊柱炎为全脊柱自下而上地受累，RA 只侵犯颈椎。外周关节炎在强直性脊柱炎为少数关节、非对称性，且以下肢关节为主；在 RA 则为多关节、对称性和四肢大小关节均可发病。强直性脊柱炎无 RA 可见的类风湿结节。强直性脊柱炎的 RF 阴性，而 RA 的阳性率占 60%~95%。强直性脊柱炎以 HLA2B27 阳性居多，而 RA 则与 HLA2DR4 相关。强直性脊柱炎与 RA 发生在同一患者的机遇为 1/10 万 ~1/20 万。

椎间盘突出：椎间盘突出是引起炎性腰背痛的常见原因之一。该病限于脊柱，无疲劳感、消瘦、发热等全身表现，所有实验室检查包括血沉均正常。它和强直性脊柱炎的主要区别可通过 CT、MRI 或椎管造影检查得到确诊。

结核性脊椎炎：临床症状如脊椎疼痛、压痛、僵硬、肌肉萎缩、驼背畸形、发热、血沉快等与强直性脊柱炎相似，但 X 线检查可资鉴别。结核性脊柱炎时，脊椎边缘模糊不清，椎间隙变窄，前楔形变，无韧带钙化，有时有脊椎旁结核脓疡阴影存在，骶髂关节为单侧受累。

弥漫性特发性骨肥厚（DISH）综合征：该病发病多在 50 岁以上男性，患者也有脊椎痛、僵硬感以及逐渐加重的脊柱运动受限。其临床表现和 X 线所见常与强直性脊柱炎相似。但是，该病 X 线可见韧带钙化，常累及颈椎和低位胸椎，经常可见连接至少 4 节椎体前外侧的流注形钙化与骨化，而骶髂关节和脊椎骨突关节无侵蚀，晨起僵硬感不加重，血沉正常及 HLA2B27 阴性。根据以上特点可将该病和强直性脊柱炎进行区别。

髂骨致密性骨炎：本病多见于青年女性，其主要表现为慢性腰骶部疼痛和发僵。临床检查除腰部肌肉紧张外无其他异常。诊断主要依靠 X 线前后位平片，其典型表现为在髂骨沿骶髂关节之中下 2/3 部位有明显的骨硬化区，呈三角形者尖端向上，密度均匀，不侵犯骶髂关节面，无关节狭窄或糜烂，故不同于强直性脊柱炎。

骨关节炎：常发生于老年人，特征为骨骼及软骨变性、肥厚，滑膜增厚，受损关节以负重的脊柱和膝关节等较常见。累及脊椎者常以慢性腰背痛为主要症状，与强直性脊柱炎易混淆。但本病不发生关节强直及肌肉萎缩，无全身症状，X 线表现为骨赘生成和椎间隙变窄。

肿瘤：肿瘤亦可引起进行性疼痛，需作全面检查，明确诊断，以免误诊。

其他：强直性脊柱炎是血清阴性脊柱关节病的原型，在诊断时必须与骶髂关节炎相关的其他脊柱关节病如银屑病关节炎、肠病性关节炎或赖特综合征等相鉴别。

（三）证候分型

肾虚督寒：腰骶、脊背、臀疼痛，僵硬不舒，牵及膝腿痛或酸软无力，畏寒喜暖，得热则舒，俯仰受限，活动不利，甚则腰脊僵直或后凸变形，行走坐卧不能，或见男子阴囊寒冷，女子白带寒滑，舌黯红，苔薄白或白厚，脉多沉弦或沉弦细。

肾虚湿热：腰骶、脊背、臀酸痛、沉重、僵硬不适、身热不扬、绵绵不解、汗出心烦、口苦黏腻或口干不欲饮，或见脘闷纳呆、大便溏软，或黏滞不爽，小便黄赤或伴见关节红肿灼热焮痛，或有积液，屈伸活动受限，舌质偏红，苔腻或黄腻或垢腻，脉沉滑、弦滑或弦细数。

（四）中医治疗

依循"虚则补之、实则泻之、寒者温之、滞则通之、不盛不虚以经取之"的治疗总则。具体治法应根据辨证结果而确立。肾虚督寒证治以补肾强督、温经散寒，肾虚湿热证治以补肾强督、清热除湿。

1. 针灸治疗

选穴：主穴取大椎至骶椎两侧华佗夹脊穴，每次取穴均包括胸、腰、骶段穴位各1~2对，交替取穴。口苦咽干配太溪、太冲，髂胫束紧张配风市、环跳，疼痛沿坐骨神经放射配承扶、殷门、委中，膝关节受累配内外膝眼、足三里、三阴交、阳陵泉，骶髂关节疼痛明显配环跳、阴廉、阿是穴。

方法：对所选的夹脊穴常规消毒，用 ¢ 0.30mm × 50mm 一次性无菌针灸针，呈75°进针，针尖偏向脊柱，进针1~1.5寸，行捻转补法，得气后接电针仪，采用连续波，刺激强度以患者能耐受为度。留针20分钟。配穴多选用平补平泻法，留针20分钟。如关节部位冷痛，可用温针灸。每日1次，10次1疗程。

2. 推拿治疗

患者俯卧位，术者采用㨰、揉法放松腰背部肌肉后，以单手食、中二指从胸椎向骶椎方向点按两侧夹脊穴，反复做5~7遍；或以左、右手拇指相叠。从大椎至骶椎，按压一侧华佗夹脊穴 5~7 遍，两侧交替进行。分推手法是以两手大鱼际按压在脊柱两侧夹脊穴上，从上向下分推两侧竖脊肌，直到骶椎两旁，反复操作 5~7 遍，再将双手呈扇形向两侧背肋间、腰臀间分推，反复做 5~7 遍。最后用空掌从上向下轻轻叩击督脉 1~3 遍以结束手法。每日1 次，10 次 1 疗程。

3. 督脉灸法

患者俯卧位，术者用 75% 乙醇沿脊柱从大椎至骶尾椎常规消毒。以生姜汁涂抹在从大椎到长强的督脉上，再将督灸粉（斑蝥 0.5g、麝香粉0.5g、羌活 5g、独活 5g、冰片 0.5g、石菖蒲 5g、苍术 5g）均匀地洒在涂生姜汁的督脉上，在其表面上放置宽 4cm、厚 2cm 的生姜泥，长度从大椎到长强。再用手指将生姜泥表面按压一条纵向凹槽，将艾绒搓成食指中节粗细的艾条，放置在生姜泥的凹槽内，分别点燃两端及中点艾绒，艾绒燃尽后，将灰烬压紧，再放置第二条艾绒，反复做 3 次。完毕后除去生姜泥，用温热毛巾轻轻擦拭督脉部位皮肤。4~6 小时后会在督脉处出现水疱，注意保护以免破溃，第二天用消毒针头沿水疱下缘平刺，疱液自然流出，用消毒干棉球按压干净后，再以消毒敷料覆盖。每月施灸 1 次，3 次 1疗程。

4. 穴位注射

选穴足三里、肾俞、阳陵泉、大杼、绝骨等，药用 $VitB_1$ 2ml 和 $VitB_{12}$ 1ml 的混合液，吸入 5ml 一次性注射器中，皮肤常规消毒后，快速进针，提插得气后缓慢注入药液，每次选取 2~4 穴，每穴注射 0.5~1ml，隔日 1 次，5次 1 疗程。

5. 中药治疗

采用我院郭剑华主任中医师的经验方脊舒丸治疗。药用熟地 100g、淫羊藿 100g、鹿角胶 100g、当归 100g、白芍 100g、羌活 80g、独活 80g、桂枝 50g、甲珠 80g、狗脊 60g、甘草 50g、山茱萸 80g、桑寄生 80g、丹参 50g、川断 60g、红参 80g、赤芍 80g、枸杞 100g。肾虚督寒证加防风 50g、汉防己50g、肉苁蓉 50g；肾虚湿热证加苍术 50g、薏苡仁 100g、泽泻 50g。诸药研细末蜜炼为丸，每丸 9g，早晚各服 1 丸。

6. 功能锻炼

深呼吸运动：缓慢深吸气，屏气维持 3~5 秒，再慢慢呼出，如在吸气时以手或毛巾加阻力于上腹部，更能锻炼吸气的肌肉。

骨盆倾斜运动：平躺，两膝弯曲。收缩腹肌使下背贴于床面，维持 10 秒钟，然后放松。

拱桥运动：仰卧屈膝，双手置身体两侧。尽量抬高臀部使之离开床面，维持五秒钟，慢慢放下。

脊椎旋转运动：仰卧屈膝，双手上举。两手臂尽量向左转，两膝尽量向右转，使脊柱尽量旋转并维持 10 秒钟，休息后做另一侧。此运动可旋转胸椎及腰椎。

等长收缩式仰卧起坐：仰卧屈膝，手臂平放身体两旁，腹部用力使头部离开地面，维持 5 秒钟，然后慢慢躺下。

等张收缩式仰卧起坐：同上，但腹部用力时头与肩部均离开地面，再慢慢躺下。力量较好者可将两手置耳后。

脊柱屈伸运动：以双手及双膝支撑身体，尽量将头颈部向下弯曲，背部拱起，维持 10 秒钟；头颈部尽量上抬，背部下凹，维持 10 秒钟。

以上运动活动范围包括颈椎、胸椎及腰椎。运动前应尽量放松全身肌肉，运动过程中做到循序渐进，因人而异，避免过度运动而伤及正常软组织。

（五）疗效评估

中医证候疗效评估标准参照 2002 年《中药新药临床研究指导原则》中的疗效判定标准进行评估。临床缓解：中医临床症状基本缓解，证候积分减少 ≥ 70%。显效：中医临床症状明显改善，证候积分减少 ≥ 50%。有效：中医临床症状好转，证候积分减少 ≥ 20%。无效：中医临床症状无改善，甚或加重，证候积分减少不足 20%。

疾病疗效评估标准依据"强直性脊柱炎国际评估工作组（强直性脊柱炎强直性脊柱炎）"制定的强直性脊柱炎强直性脊柱炎 20 疗效评价标准进行评价。

疾病活动度评估（B 强直性脊柱炎 DAI）依据"强直性脊柱炎国际评估工作组（强直性脊柱炎强直性脊柱炎）"制定的疾病活动度评估（B 强直性脊柱炎 DAI）进行评价。

中医证候疗效评估方法：参考 1988 年昆明全国中西医结合风湿类疾病学术会议修订通过的疗效判定标准和《中药新药临床研究指导原则》中的疗效判定标准（表 2-6、表 2-7）。

表2-6　中医证候（肾虚督寒证）积分分级量化指标

症状	评分标准	计分
腰、臀、髋疼痛	0分：无疼痛 1分：轻度，疼痛轻微，不影响日常工作 2分：中度，疼痛较重，影响部分工作和日常生活 3分：重度，疼痛剧烈，活动受限，严重影响工作及日常生活	
晨僵	0分：无晨僵 1分：晨僵 ≤ 30分钟，程度较轻 2分：晨僵 >30分钟，且 ≤ 60分钟，程度较重 3分：晨僵 >60分钟，程度严重	
夜间疼痛	0分：无夜间疼痛 1分：轻度，疼痛轻微，不影响睡眠 2分：中度，疼痛较重，影响睡眠，翻身受限 3分：重度，疼痛剧烈，甚至整夜不得缓解	
怕风怕凉	0分：无怕风怕凉 1分：轻度，症状较轻，持续时间短 2分：中度，症状时作，需加衣被才能减轻 3分：重度，症状持续，甚至加衣被尚不能缓解	
倦怠乏力	0分：无 1分：有	
四末不温	0分：无 1分：有	

表2-7　中医证候（肾虚湿热证）积分分级量化指标

症状	评分标准	得分
腰、臀、髋疼痛	0分：无疼痛 1分：轻度，疼痛轻微，不影响日常工作 2分：中度，疼痛较重，影响部分工作和日常生活 3分：重度，疼痛剧烈，活动受限，严重影响工作及日常生活	
晨僵	0分：无晨僵 1分：晨僵 ≤ 30分钟，程度较轻 2分：晨僵 >30分钟，且 ≤ 60分钟，程度较重 3分：晨僵 >60分钟，程度严重	

续表

症状	评分标准	得分
夜间疼痛	0分：无夜间疼痛 1分：轻度，疼痛轻微，不影响睡眠 2分：中度，疼痛较重，影响睡眠，翻身受限 3分：重度，疼痛剧烈，甚至整夜不得缓解	
身热不扬	0分：无 1分：轻度，身热时作，持续时间短，体温 ≤ 37.5℃ 2分：中度，身热较甚，持续时间较长，反复发作，37.5℃ < 体温 ≤ 38℃ 3分：重度，身热缠绵难愈，体温 >38℃	
外周关节 红肿热痛	0分：无 1分：有	
口干口渴	0分：无 1分：有	

计算公式：［（治疗前积分 – 治疗后积分）］÷ 治疗前积分 ］× 100%

疾病疗效评估方法：强直性脊柱炎疗效评价标准 20 包括以下四项总体评价（强直性脊柱炎评分）、脊柱疼痛（V 强直性脊柱炎评分）、功能指数（B 强直性脊柱炎 FI）、脊柱炎症（B 强直性脊柱炎 DI 后两项的平均值）。

达到强直性脊柱炎疗效评价标准 20 反应的患者比例（强直性脊柱炎强直性脊柱炎 20），应界定为：①与初诊值相比，以上 4 个指标中有 3 个改善至少达到 20%，并且绝对分值至少有 1 分的进步；②上述指标中未能达到 20% 改善的一项，与初诊相比无恶化。

疾病活动度评估（B 强直性脊柱炎 DAI）方法：包括 6 个问题，问题 1~5 用 V 强直性脊柱炎水平视力表评分，0 端代表没有，10 代表非常严重，让患者根据自己的判断，分别记作 0~10 分。问题 6 用晨僵持续时间 V 强直性脊柱炎水平视力表评估，晨僵时间无为 0 分，2 小时或 2 小时以上为 10 分。问题 5 和问题 6 平均分数为晨僵得分，与前 4 题共 0~50 分，换算成 0~10 分。①您如何全面评价您所经受的疲劳感？②您如何全面评价颈、背或臀部疼痛？③您如何全面评价除颈、背或臀部以外的其他关节的疼痛 / 肿胀？④您如何全面评价您身体任何部位的触痛或压痛？⑤您如何全面评价您醒来时的晨僵程度？⑥从您醒后晨僵持续时间有多长？（图 2-16）

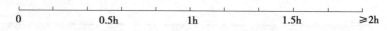

图 2-16　晨僵持续时间示意图

（六）中医护理

情志调护：与患者多进行面对面的沟通，给患者予耐心的开导、热心的抚慰与鼓励，帮助患者正确认识自己的病情、了解治疗的过程与方法，建立战胜疾病的信心。

生活调护：嘱患者注意保暖，并尽量选择向阳的居室居住，保持室内干燥、温暖、空气新鲜，温水洗手、洗脚，避免衣物潮湿，戒烟酒。对于有髋关节病变患者，在无负重的情况下进行肢体活动，病变严重者应进行腋拐行走。对于病情较重的卧床患者，应由护理人员协助患者床上进食、床上浴、床上大小便，并保持患者身体清洁、经常帮助患者翻身，防止褥疮及坠积性肺炎的发生。

饮食调护：选择高蛋白、高维生素、营养丰富、易消化的食品，冬天还可多进些温补性的食物，如牛羊肉、骨头汤等。此外本病易造成骨量丢失导致骨质疏松，应多进含钙质高的食物，如虾皮、酥鱼、奶制品等。

九、股骨头坏死中医诊疗方案

股骨头坏死亦称股骨头无菌性坏死和股骨头缺血性坏死，它是骨伤科临床常见病之一。主要是由于股骨头血供中断或受损，引起骨细胞及骨髓成分死亡及随后的修复，继而导致股骨头结构改变、股骨头塌陷、关节功能障碍的疾病。可分为创伤性和非创伤性两大类，前者主要是由股骨颈骨折、髋关节脱位等髋部外伤引起，后者在我国的主要原因为皮质类固醇的应用及酗酒等。近年来该病发病率及致残率呈上升趋势。目前，国内外治疗本病无特效药物，西医治疗主要以手术置换关节为主，但并发症、后遗症较多。最常见的症状就是疼痛，疼痛的部位是髋关节、大腿近侧，可放射至膝部。疼痛可以因坏死组织修复的炎症病变或炎症病灶内的高压引起，可表现为持续痛、静息痛。骨软骨塌陷变形导致创伤性关节炎，或有髋关节周围肌肉韧带附着部位慢性损伤性疼痛。髋部活动受限，特别是旋转活动受限，或有痛性和短缩性跛行。

（一）诊断

中医诊断标准参照《中药新药临床研究指导原则》修订版（2002年版）。早期有跛行，髋膝酸痛，僵硬感，活动时痛，休息后好转。髋部活动受限，最早为旋转受限，以后涉及屈曲、外展和内收，患肢肌肉萎缩。后期呈屈曲内收畸形。X线片示骨坏死改变。

西医诊断标准（参照2007年中华医学会骨科分会制定的《股骨头坏死诊断与治疗的专家建议》）。主要标准：①临床症状、体征和病史：髋关节痛，以腹股沟和臀部、大腿为主，髋关节内旋活动受限且内旋时疼痛加重，有髋部外伤史、应用皮质类固醇史及酗酒史。②X线改变：a.股骨头塌陷，不伴关节间隙变窄；b.股骨头内有分界的硬化带；c.软骨下骨有透光带（新月征阳性、软骨下骨折）。X线摄片为双髋后前位（正位）和蛙式位。③核素骨扫描示股骨头内热区中有冷区。④股骨头MRI T1加权像显示带状低信号影（带状类型）或T2加权像显示双线征。建议同时行T1及T2加权序列，对可疑病灶可另加T2脂肪抑制或STIR序列。常规应用冠状位与横断位成像，为更精确估计坏死体积及更清晰显示病灶，可另加矢状位成像。⑤骨活检显示骨小梁的骨细胞空陷窝多于50%，且累及邻近多根骨小梁，骨髓坏死。次要标准：①X线片示股骨头塌陷伴关节间隙变窄，股骨头内囊性变或斑点状硬化，股骨头外上部变扁。②核素骨扫描示股骨头内冷区或热区。③股骨头MRI示等质或异质低信号强度，伴T1加权像的带状改变。两个或以上主要标准阳性，即可诊断为ONFH。一个主要标准阳性或三个次要标准阳性，其中至少包括一个X线片阳性改变，即可诊断为股骨头可能坏死。

（二）症候分期

采用1993年国际骨循环研究会（Association Research Circulation Osseous，ARCO）提出的国际分期标准（表2–8）。

表 2-8　股骨头坏死 ARCO 分期

项目	0 期	Ⅰ期	Ⅱ期	Ⅲ期	Ⅳ期
影像学表现	所有检查均正常或不能诊断	X 线片、CT 正常，下述提及的检查至少一项阳性	X 线片示硬化，囊变，局部疏松，无新月征	X 线片示股骨头软骨面变扁，新月征阳性	骨关节炎，关节间隙变窄，髋臼改变，关节破坏
检查技术	X 线 片、CT、核素骨扫描、MRI	X 线片、CT、核素骨扫描、MRI，定量基于 MRI	X 线片、CT、核素骨扫描、MRI，定量基于 MRI	X 线片、CT，定量基于 X 线片	X 线片
亚分类	无	内侧型	中央型	外侧型	无
定量	无	股骨头受累 A：<15% B：15%~30% C：>30%	新月征长度 A：<15% B：15%~30% C：>30%	股骨头表面塌陷（%）及顶部压扁（mm） A <15% <2mm B 15%~30% 2~4mm C >30% >4mm	无

摘自：Gardeniers JW.ARCO intrtnational stage of osteonecrosis.ARCO Newsletter,1993,5:79~82.

注：

0 期　骨活检证实为骨坏死，其他检查正常。

Ⅰ期　ECT 或 MRI 确诊，X 线片、CT 表现正常。依 MRI 所见，股骨头受累区分。

Ⅰ~A　股骨头受累 <15%。

Ⅰ~B　股骨头受累 15%~30%。

Ⅰ~C　股骨头受累 >30%。

Ⅱ期　X 线片表现异常（股骨头斑点状改变、骨硬化、囊性变、骨质稀少），在 X 线平片及 CT 上无股骨头塌陷表现，髋臼无改变，依据股骨头受累区分：

Ⅱ~A　股骨头受累 <15%。

Ⅱ~B　股骨头受累 15%~30%。

Ⅱ~C　股骨头受累 >30%。

Ⅲ期　X 线片上出现新月征，根据正、侧位 X 线片上新月征累及股骨头的范围。

Ⅲ~A　股骨头塌陷 <2mm 或新月征 <15%。

Ⅲ~B　股骨头塌陷 2~4mm 或新月征 15%~30%。

Ⅲ~C　股骨头塌陷 >4mm 或新月征 >30%。

Ⅳ期　X 线片表现为股骨头扁平、关节间隙变窄，髋臼也显示有骨硬化、囊性变及边缘骨赘等变化。

（三）证候分型

气滞血瘀：髋部疼痛，夜间痛剧，刺痛不移，关节屈伸不利，舌质黯或有瘀点，苔黄，脉弦或沉涩。

肝肾不足：髋痛隐隐，绵绵不休，关节强硬，伴心烦失眠，口渴咽干，面色潮红，舌质红，苔燥黄或黄腻，脉细数。

痰湿互结：髋部沉重疼痛，痛处不移，关节漫肿，屈伸不利，肌肤麻木，形体肥胖，舌质灰，苔腻，脉滑或濡缓。

（四）中医治疗

股骨头坏死的中医治疗要依循"虚则补之、实则泻之、结则散之、滞则通之、不盛不虚以经取之"的治疗总则。其具体治法应根据辨证结果而确立。气滞血瘀证治以活血化瘀、行气止痛。痰湿互结证治以健脾除湿、化痰通络。肝肾不足型治以补益肝肾、强筋壮骨。

1. 针灸治疗

选穴：在患侧寻找压痛点及圆形或条索状阳性反应点为主穴，并配合以下两组穴位：①患者取侧卧位，患肢在上，髋关节、膝关节微屈，取双侧的肾俞、患侧的秩边、环跳、承扶、居髎；②患者取仰卧位，双下肢平放，取关元、患侧的髀关、血海、足三里、阳陵泉。每天选用一组，两组穴位交替选用。

方法：针具选用 ϕ 0.30mm×50mm 无菌性一次性针灸针。针刺主穴时针尖指向病所，采用平补平泻手法，并配合温针灸 2~4 壮；针刺配穴时，进针得气后，配合电针治疗仪连续波刺激，同时将 TDP 照射患处。每次 20 分钟。

体会：外伤、长期滥用激素、酗酒、慢性累积性劳损等原因致使股骨头静脉瘀滞，引起血流动力学、组织学及代谢与生化学的异常改变，发生骨内高压导致骨微循环障碍，使髓内血流量减少，骨髓组织缺氧水肿，因组织水肿又进一步增高骨内压，形成恶性循环，引起股骨头进行性缺血缺氧，再加上动脉血管痉挛，灌注不足，股骨头缺血症状得不到改善，最终导致股骨头无菌性缺血性坏死。现代研究证实针灸具有改善组织的血液循环，消除炎性介质、组织水肿，抑制伤害性信息的传导，缓解肌肉痉挛的作用。此外，针刺还可通过促进外周炎性组织阿片肽的释放而发挥免疫调控作用，如 β- 内啡肽可增加单核细胞的趋化性，使 NK 细胞活性增加，起到镇痛作用。通过针与灸并用，充分发挥针刺与艾灸的双重作用，在刺激穴位、调激经气的同时，还可使热力透达病变深部，起到疏通经络、活血化瘀、祛寒止痛的作用，而且灸疗产生的温热通过刺激皮肤感受器，激发调整神经系统的功能，促进血液循环，改善代谢和营养血管神经。实验及临床研究资料证明：温针灸能提高白细胞数，促进单核巨噬细胞的吞噬作用，促进抗体形成以增强防御功能。

2. 推拿治疗

在完成针灸治疗后进行。要求在推拿过程中病者入静，全身放松，呼吸调匀，细心体会医生的手法。医者应全神贯注、聚精会神，从丹田运气，催力到双臂通过肘部到双手为患者施以以下手法。

拿揉法：医者站于患侧，用双手或单手拿揉患髋前后及下肢肌肉，力量适度，从上至下做 3~5 遍。

点按法：分单指点按和叠指点按。单指点按是医者用拇指指腹桡侧按压在患者髋部的压痛点及圆形或条索状阳性反应点上，在点按的同时并左右拨动数次，力量由轻到重，每穴点按 10~20 秒左右，反复 3~5 遍，并配合震颤法；叠指点按是将两手拇指重叠点按肾俞、秩边、环跳、承扶、居髎、关元、髀关、血海、伏兔、足三里、阳陵泉等有关穴位，每穴点按 10~20 秒钟。在点按过程中可适当运用震颤法。要求用力均匀、深透力强，在点按每一个穴位结束时，适当用力弹拨肌肉、肌腱。

牵拉法：俯卧牵拉法，患者俯卧于治疗床上，双手抓紧床头，医者立于患者足端，双手紧握患肢踝关节，用力牵拉患肢，持续 5~10 秒后，轻轻屈曲膝关节，尽量使足跟向后靠近臀部，反复 5~10 次；仰卧牵拉法，患者仰卧于治疗床上，双手抓紧床头，医者立于患者足端，双手紧握患肢踝关节，用力牵拉患肢，持续 5~10 秒后，尽量屈膝屈髋，并作顺时针、逆时针旋转髋关节，反复 5~10 次。

体会：推拿手法的目的在于松解粘连、促进血运、改善功能、减轻疼痛、疏通骨络。通过拿揉、点按手法刺激可引起肌肉的伸展和随后出现的反射性肌肉松弛，使肌肉痉挛得到松解，同时可提高患肢肌肉的兴奋性，促进局部组织新陈代谢，加速血液循环；持续牵拉患肢可改善和修复髋部肌肉的功能，使肌肉维持较好弹性和韧性，增加髋关节间隙及关节的活动度和稳定性。推拿手法可调节神经体液系统，提高痛阈，促进致痛物质的排泄、吸收。合理的手法刺激还能促进止痛物质的分泌增加，以达到止痛的目的。在进行手法治疗时，患者应处于舒适的体位，心情和肢体要放松。医者应了解患者的体质、心理、职业、生活环境等，并从中摸索出个体差异，然后巧施手法，让患者在舒适有度的治疗中得以康复。尤其对久病患者，因其气血不足，肝肾亏损，体质虚弱，在治疗时要顺其自然，忌用重力。

3. 小针刀治疗

患者取侧卧位，患侧在上，在患髋关节处取三点为进刀点：①在股骨大粗隆与髂前上棘连线的中点；②在股骨大粗隆纵行向上 3~5cm 处；③以股骨大粗隆为圆心，以股骨大粗隆到髂前上棘距离的 1/2 为半径作圆，在与大粗隆纵轴上侧 30° 夹角处。在进刀点打上标记，常规消毒后，铺手术消毒洞巾，选用 3 号一次性针刀，针刀刺入后沿骨面向上、下、左、右各个方向滑动，到达关节间隙后将关节囊切开 2~3 刀，然后继续深入关节腔，刀口沿关节间隙摆动几下后出刀，用消毒纱布压住刀口，防止出血，然后用创口贴敷住刀口，间隔 7 日一次。

体会：针刀医学认为股骨头坏死的原因是血供不足，血供不足的原因是由于髋关节周围的肌肉、韧带、关节囊等组织的粘连挛缩瘢痕卡压了穿过其中的血管、神经，使得供应股骨头的血管受到挤压而出现供血不足的情况，长期的供血不足，则引起股骨头的营养不足，骨细胞坏死，股骨头出现空洞、塌陷，严重者甚至出现完全消损。软组织对周围穿行其中的神经支的下压则引起局部或向上、向下的各种形式的疼痛、麻木、酸胀、发冷的感觉。针刀治疗，对病损点进行松解，改善股骨头的外部环境，改变髋关节周围的血供状态。

4. 中药治疗

中药内服：采用自拟"股舒汤"加减治疗。药用当归 100g、甲珠 100g、鳖甲 100g、全虫 50g、川牛膝 100g、土鳖虫 50g、狗脊 100g、生水蛭 50g、熟地 100g、枣皮 100g、红花 50g、桃仁 50g、红参 100g、白芥子 60g、麝香 5g、甘草 50g。肝肾不足证加杜仲 50g、骨碎补 100g；气滞血瘀证加川芎 50g、丹参 50g；痰湿互结证加薏苡仁 100g、茯苓 100g；上药研细末，炼蜜成丸，每粒 9g，早、中、晚各服 1 粒。

中药外敷：采用我院院内制剂活血膏（药物组成：防风、土鳖虫、狗脊、红花、泽兰、木香、三棱）；上海合成制药厂生产的止痛消炎膏（药物组成：独活、生南星、生草乌、皂荚、冰片、北细辛、冬绿釉、硫酸钠、甘油、滑石粉），将两种药膏各取等分混合后在髋部疼痛处贴敷 12~24 小时，每日或隔日更换一次。

体会：股骨头坏死，属于中医学"骨蚀"病范畴。其病因病机主要为肝肾不足，精髓亏乏，髓减骨枯，骨失滋养；或外力所伤，骨断筋损，气滞血瘀，脉络瘀阻，骨失所养；或外邪入侵，痰湿互结，脉络痹阻，筋骨失养。形成本虚标实，虚实夹杂，痰瘀湿浊互结，骨败肉痿的复杂病机，造成股骨头缺血失养而发生坏死。我们认为"虚"是本病发生的根本，

"瘀""痰""伤"是致病因素。故以补肾壮骨、益气养血、活血祛瘀、散结通络为治疗原则。自拟股舒汤治疗股骨头坏死，在临床中取得良效。方中当归、熟地、狗脊、川牛膝为君药，以补肝肾、益气血、强筋骨、补精髓；枣皮、红参为臣药，助君补益肝肾，益气补精；以甲珠、土鳖虫、生水蛭、桃仁、红花破血逐瘀通经；全虫、鳖甲软坚散结、通络止痛；白芥子，味极辛，能搜剔内外痰结，祛经络之痰，并能利气散结；麝香辛香走窜，搜剔经络为佐药。甘草为使药，以调和诸药。现代药理研究证实，补肾药物具有调节机体代谢，增强机体免疫功能的作用，能较好的改善骨关节退化趋向。活血通络药一方面可改善微循环，加速血运，促进骨细胞生长复原，利于坏死的骨质骨膜复活，达到祛瘀生新的作用；另一方面，可提高骨组织从微循环血管中摄氧功能，促进新陈代谢和加速致痛物质的吸收，有利于硬化骨代谢吸收，修复股骨头软骨，激活骨细胞，促进骨小梁再生，达到治疗股骨头坏死的目的。

5. 功能锻炼

治疗和功能锻炼相结合。通过锻炼既有助于股骨头坏死修复，又不因为锻炼不当而出现新的损伤。制定了一整套行之有效的功能锻炼方法（图2-17~图2-20）。

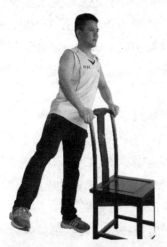

图2-17 立位摆腿法

双手扶住固定物，身体直立，摆动患肢作前屈、后伸、内收、外展运动，反复进行3~5分钟，每日3次

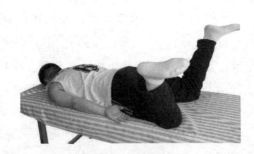

图2-18 卧位开合法

仰卧位，屈膝屈髋，双足并拢，以双足跟为轴心，做双膝、髋内收、外展运动3~5分钟，以髋关节受限严重侧为主，幅度、次数逐渐增加

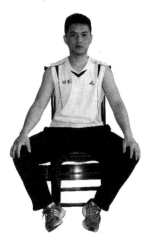

图 2-19 坐位分合法

坐在椅子上，髋、膝、踝关节各成90°，以足尖、脚跟交替为轴旋转外移到最大限度，然后以足跟为轴心，双膝内收、外展运动。反复进行 3~5 分钟，每日 3 次

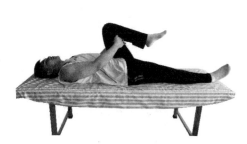

图 2-20 屈膝屈髋锻炼

患者仰卧，双下肢平放，将一侧膝关节屈曲尽量贴向胸部，并用手固定大腿，然后逐渐伸直膝关节，当有酸胀感时屈曲膝关节，再慢慢放平。两腿交替进行，反复 5~10 次

体会：《素问·异法方宜论篇》说："故其病多痿寒热，其治宜导引按跷。"张介宾注："导引，谓摇筋骨、动肢节以行气血也。"功能锻炼的重要性，在于施时机而进行，才能促进股骨头坏死早日康复。科学的功能锻炼方法，是促进髋关节功能恢复的一种有效手段，可防止废用性肌肉萎缩。患者要遵循主动锻炼为主，被动锻炼为辅，循序渐进，动作由小到大，次数由少到多，逐步增加的原则。并根据股骨头缺血坏死的期、形和髋关节周围软组织的功能受限程度以及体质，选择适宜的坐、立、卧位锻炼方法。功能锻炼应在医生的指导下进行，循序渐进，持之以恒。

（五）疗效评价（表 2-9、表 2-10）

表 2-9　髋关节 Harris 评分标准

随访内容	分数	随访内容	分数
1. 痛		2. □无畸形，无下列畸形	4
□无	44	□固定性内收畸形 <10°	0
□活动后稍有疼痛，不需服止痛药	40	□固定性伸直位内旋畸形 10°	0
□活动后轻度疼痛，偶需服止痛药	30	□双下肢长度差异 ≤ 3.2cm	0
□活动后中度疼痛，需常服止痛药	20	□固定性屈曲畸形 <30°	0
□稍活动后明显疼痛，偶服强烈止痛药	10	（有其中一项则不得分）	
□卧床不敢活动，常服强烈止痛药	0		
3. 活动度（屈 + 外展 + 内收 + 外旋 + 内旋）		4. 行走时辅助	
□ 210°~300°	5	□不用	11
□ 160°~209°	4	□走长路时须用手杖	7
□ 100°~159°	3	□走路时总要用手杖	5
□ 60°~99°	2	□用单拐	4
□ 30°~59°	1	□用两根手杖	2
□ 0°~29°	0	□用双拐	0
5. 系鞋带，穿袜子		6. 坐椅子	
□容易	4	□任何高度椅子 1 小时以上	5
□困难	2	□只能坐高椅子，0.5 小时以上	3
□不能	0	□坐椅不能超过 0.5 小时	0
7. 上汽车		8. 跛行	
□能	1	□无	11
□不能	0	□轻	8
		□中	5
		□重	0
9. 行走距离		10. 爬楼梯	
□不受限	11	□自如	4
□ 1Km 以上	8	□基本自如，但须扶栏杆	2
□ 500m 左右	5	□勉强能上楼	1
□只能卧床	0	□不能	0

Harris 评分法四个等级：优 ≥ 90 分、良 80~89 分、可 70~79 分、差 <70 分

表2-10 股骨头坏死保髋疗效评价标准百分法

临床评价（60分）					
疼痛（25分）					
□ A. 无痛					25分
□ B. 轻微					20分
□ C. 轻度					15分
□ D. 中度					10分
□ E. 重度					0分
功能（18分）					
A. 跛行					
□ a. 无					7分
□ b. 轻度					5分
□ c. 中度					3分
□ d. 重度					0分
B. 行走距离					
□ a. 无限制					7分
□ b.500~1000m					5分
□ c.100~500m					3分
□ d. 屋内					1分
□ e. 卧床					0分
C. 支具					
□ a. 不需					4分
□ b. 手杖					2分
□ c. 单拐					1分
□ d. 双拐					0分

关节活动度（17分）

A. 屈曲		B. 外展		C. 内旋		D. 外旋	
□ >90°	9分	□ >30°	4分	□ >15°	2分	□ >15°	2分
□ >60°	5分	□ >15°	2分	□ >5°	1分	□ >5°	1分
□ >30°	2分	□ >5°	1分	□ <5°	0分	□ <5°	0分
□ <30°	0分	□ <5°	0分				

续表

X 线评价（40 分）	
A. 治疗前评价	分数
□ 0~ I 期	35~40 分
□ II 期	30 分
□ III 期	20 分
□ IV 期	10 分
B. 治疗后评价	分数
□ 0~ I 期：II ~ I	40 分
II 期：	
□ A. 囊性变或硬化灶部分被新生骨替代	35 分
□ B. 无变化；III~ II 或 I ~ II	30 分
III 期：	
□ A. 囊性变，硬化灶，塌陷或死骨部分被新生骨替代	25 分
□ B. 无变化；IV~ III 或 II ~ III	20 分
IV 期：	
□ A. 关节间隙增宽	15 分
□ B. 无变化；III~ IV	10 分

注：

保髋疗效评价标准百分法：优（>90 分）、良（75~89 分）、可（60~74 分）、差（<60 分）。

疼痛评分：采用 VAS 评分法。

就诊当天可选用 Harris 评分法、股骨头坏死保髋疗效评价标准百分法以及疼痛评分等进行评价。

治疗后 3~12 个月：可选用 Harris 评分法、股骨头坏死保髋疗效评价标准百分法以及疼痛评分等进行评价。

（六）中医护理

对急性发作期的患者，观察疼痛的部位、性质、与体位变化的关系以及有无放射痛和皮肤感觉异常等情况。

推拿护理：嘱患者排空大、小便。推拿后卧床休息为主，减少患肢负重；观察髋部疼痛情况。症状缓解后应坚持髋部适宜功能锻炼。做好患者皮肤护理，防止湿疹、压疮的发生。

给药护理：用药期间忌生冷及寒凉食物，同时外避风寒，以免加重病情。

饮食护理：饮食宜营养丰富，忌食生冷、辛辣、滋腻之品，忌饮酒。

情志护理：关注患者情绪变化，做好思想疏导，使患者树立信心，积极配合治疗和护理。

辨证施护：①气滞血瘀证：多疼痛较剧，宜多卧床休息。忌辛辣、刺激、油腻等阻滞气机之品。待病情稳定，大便通畅后适当进食补养之品。②痰湿互结证：注意髋部保暖，避风寒。饮食宜清淡不宜过量，忌肥甘、厚腻、辛辣、煎炸之品，多食瓜果、蔬菜等。③肝肾不足证：嘱患者应注意休息，尤其要节制房事。饮食可常吃滋补肝肾之品，如枸杞、黑芝麻、核桃仁等。

（七）健康指导

注意髋部保暖，避免因受风寒湿的刺激而诱发。重视通过功能锻炼来加强患肢肌肉力量，以免肌肉退化、萎缩。患肢不可过度负重，行走活动时应避免大幅度的伸屈和旋转患髋，避免外伤。

十、膝关节骨性关节炎中医诊疗方案

膝痹病（膝关节骨性关节炎）是一种临床常见的退行性关节软骨疾病，多见于中老年人，膝关节的局部损伤及炎症、慢性劳损等原因引起膝关节软骨变性，软骨下骨板反应性骨损伤，导致膝关节出现一系列症状和体征，临床上把膝关节骨性关节炎又叫退行性关节炎。中医病名"膝痹"。好发于长期劳作，体位不当者；易因天气变化，调摄失宜而诱发。随着社会人口老龄化的进程加快，膝关节骨性关节炎的发病率日渐增高，已成为危害中老年人身心健康和影响生活质量的主要疾病之一。

（一）诊断

诊断标准根据中华医学会骨科学分会制定的《骨关节诊治指南（2007年版）》制定；中医症候分类根据我科长期临床观察、总结而自拟分型（表2-11）。

表 2-11　诊断依据

序号	条件
1	近 1 个月内反复膝关节疼痛
2	X 线片（站立或负重位）示关节间隙变窄、软骨下骨硬化和（或）囊性变、关节缘骨赘形成
3	关节液（至少 2 次）清亮、黏稠，WBC<2000 个 /ml
4	中老年患者（≥ 40 岁）
5	晨僵≤ 3 分钟
6	活动时有骨摩擦音（感）

注：综合临床、实验室及 X 线检查，符合 1+2 条或 1+3+5+6 条或 1+4+5+6 条，可诊断膝关节骨性关节炎。

（二）分期

应用 Kellgren 和 Lawrence 的放射学诊断标准，将骨性关节炎分为五级：0 级：无改变；Ⅰ 级：轻微骨赘；Ⅱ 级：明显骨赘，但未累及关节间隙；Ⅲ 级：关节间隙中度变窄；Ⅳ 级：关节间隙明显变窄，软骨下骨硬化。对膝关节骨性关节炎的 X 线表现进行分期有助于我们对病情严重程度进行评估。

膝关节骨性关节炎在临床上将其分为四期：①关节炎的发生前期，关节在活动后稍有不适，活动增加后伴有关节的疼痛及肿胀，在 X 线及 CT 检查上看不到明显软骨损害迹象。②关节炎改变的早期，活动多后有明显的疼痛，休息后减轻，X 线观察改变较少，只有 CT 可见软骨轻度损害。③骨关节炎的进展期，骨软骨进一步损害，造成关节畸形，功能部分丧失，X 线可见关节间隙变窄，关节周围骨的囊性变，有时有游离体出现。④骨关节炎的晚期，骨的增生、软骨的剥脱以及导致功能完全丧失，关节畸形明显，X 线示关节间隙变窄，增生严重，关节变得粗大，甚至造成骨的塌陷。

（三）证候分型

风寒湿阻：膝关节肿痛，时轻时重，重坠胀痛，伸屈不利。游走性痛为风重，重坠肿甚为湿重，固定冷痛为寒重。舌淡苔白腻，脉弦紧。

痰瘀内停：膝关节肿痛持续日久，关节活动不便，疼痛固定不移，昼轻夜重，筋粗筋结，舌淡苔白腻，舌下少许瘀点，脉滑或涩。

气血失调：膝关节肿胀疼痛，局部压痛明显，动则痛甚，膝关节伸屈不便，下蹲困难，心悸失眠，头晕目眩，神疲乏力，舌红苔白，脉弦涩。

湿热阻络：膝关节红肿热痛，尤以肿胀为甚，扪之灼热，按之胀痛，膝关节困重坠胀，屈伸不利，伴口苦咽干，舌红苔黄或黄腻，脉数或滑数。

肝肾亏虚：病程较长，膝关节疼痛，程度较轻，膝软无力，上下楼及下蹲时疼痛较甚，偏阴虚者口干，手足心热，小便短少，舌红，脉沉细；偏阳虚者腰膝酸软，畏寒肢冷，口淡，小便清长，舌淡苔白，脉沉。

（四）中医治疗

膝关节骨性关节炎的治疗根据久病多虚，久病多瘀，久病多痰，以固本为主，从整体观念出发，全方位调理，根据"急则治其标，缓则治其本"的原则，拟定相应治疗法则。风寒湿阻以祛风散寒，温经通络为宜；痰瘀内停以活血化瘀，祛痰通络为宜；气血失调以调理气血，通络止痛为宜；湿热阻络以清热利湿，通络止痛为宜；肝肾亏虚以培补肝肾，强筋壮骨为宜。

1. 针灸

患者仰卧，双下肢平放。常规选穴以膝六针（内外膝眼、鹤顶、血海、阳陵泉、足三里）为主穴，常规消毒后，选取 1.5~2 寸的一次性无菌性毫针，进针后用平补平泻法至得气，内外膝眼配合温针灸，选 1~2 对穴位配合电针治疗仪疏密波刺激，同时将 TDP 照射患膝。每次约 20 分钟。临证加减：风寒湿阻型在内、外膝眼、阳陵泉、足三里施用温针灸；痰瘀内停型加丰隆穴，并在内、外膝眼、足三里，丰隆穴施用温针灸；气血失调型加三阴交，并在内、外膝眼、足三里，血海施用温针灸；湿热阻络型按常规取穴后，再配合电针治疗，不可施以温针灸；肝肾亏虚型加阴谷、三阴交，在内外膝眼、足三里、三阴交施用温针灸。

治疗每日 1 次，10 次为一个疗程，每个疗程间隔 2 天。2~3 个疗程后评价疗效。

2. 推拿（在针灸完成后进行）

患者仰卧，全身放松，接受医生施术。要求医者手法轻快、柔和、深透，力量由轻到重，切忌重手法。

点揉腧穴：患者平卧，术者立于患侧，用拇指指腹依次点揉内外膝眼、血海、鹤顶、梁丘、阳陵泉、阴陵泉、足三里、委中穴。针对条索状结节或阳性反应点重点点揉，并用拇指指腹桡侧面做横向弹拨。每次约5分钟。

掖揉捏膝周：术者立于患肢旁，依次用掖、揉、捏法放松股四头肌群、内收肌群、髂胫束、内外侧副韧带等膝周软组织。每次约5分钟。

推揉提髌骨：患者双下肢平放，术者用一手五指固定髌骨，依次向上、下、内、外及内上、内下、外上、外下方向推动髌骨10~15次，对移动受阻的方向重点推动；然后将手掌轻压髌骨作左、右及环形揉动10~15次，使髌骨在股骨髁软骨面摩擦；接着用五指固定髌骨后用力将其向上反复提动5~10次，尽量每次使髌骨脱离开股骨软骨面。

牵下肢、伸屈膝关节：术者立于患肢远端，双手置于踝部并用力纵向牵拉患肢，持续1~2分钟后，最大限度伸屈膝关节，并加膝关节内外翻活动。反复5~10次，以增大关节间隙、解除周围粘连。

治疗每日1次，10次为一个疗程，每个疗程间隔2天。2~3个疗程后评价疗效。

3. 中药治疗

中药内服：采用郭剑华主任中医师经验方"膝舒汤"，药物组成：狗脊20g、熟地20g、当归15g、党参15g、土鳖虫10g、鳖甲15g、独活12g、威灵仙12g、川牛膝15g。风寒湿阻者加防风12g、秦艽12g；痰瘀内停者加薏仁30g、赤芍15g、桃仁10g、红花10g；气血失调者加丹参15g、香附10g；湿热阻络者加苍术10g、黄柏15g、土茯苓30g、木通15g、地龙10g；肝肾亏虚偏阴虚者加枸杞15g、菟丝子15g；偏阳虚者加杜仲12g、淫羊藿12g。水煎煮三次，取汁合用，早中晚各服一次，日一剂，5剂为一个疗程，每疗程间隔2日，内服1~3个疗程。

中药熏洗：采用郭剑华主任中医师自拟膝关节熏洗经验方，药用川牛膝15g、乳香15g、没药15g、海桐皮15g、红花15g、伸筋草15g、透骨草15g、土茯苓15g、桂枝10g、鸡血藤15g、防风10g、威灵仙10g。风寒湿阻者加五加皮、独活；痰瘀内停者加薏仁、木通、泽泻；气血失调者加当归、香附；湿热阻络者加木通、蜂房、路路通、蒲公英、土茯苓；肝肾亏虚加淫羊藿、川断。将诸药置于盆中，加水2500~3000ml，先浸泡约30分钟，煎沸20~30分钟，将患肢放在盆口上方高于药液30cm左右，并在膝关节处盖上毛巾，熏蒸10~15分钟（注意防止烫伤），待药液温度在60℃左右时，将患膝放入盆中浸洗，边洗边按摩膝关节，并做主动伸屈关节的运动至药液变凉。每日早、晚各熏洗一次，每日一剂，5 剂为一个疗程，可熏洗 2~3 个疗程后评价疗效。

中药外敷：采用我院院内制剂活血贴膏（药物组成：当归、土鳖虫、三棱、莪术、红花、泽兰、续断、骨碎补、狗脊、木香、紫苏、五加皮等；批准文号渝药制字 Z20051489），将一张贴膏剪成两片，在晚上熏洗患膝关节后，将膏药贴在膝关节内外侧，第二天再撕掉膏药进行治疗。贴敷疗法不超过 10 次。对皮肤过敏者禁用。

4. 关节内治疗

针对膝关节积液较严重者，在无菌环境下进行关节液抽吸术、关节冲洗术，术后予以玻璃酸钠注射液行关节内注射。

5. 关节外治疗

针对膝关节周围软组织粘连较严重者，可采用针刀松解方法予以局部松解治疗。

（五）疗效评估

疗效标准：参照 2002 年版中国医药科技出版社发行的《中药新药临床指导原则》中"中药新药治疗骨性关节炎的临床研究指导原则"规定的评定标准 4 级。①临床控制：症状消失，关节活动正常，积分减少 ≥ 95%；②显效：症状消失，关节活动不受限，70% ≤ 积分减少 <95%；③有效：症状基本消失，关节活动轻度受限，30% ≤ 积分减少 <70%；④无效：症状与关节活动无明显改善，积分减少 <30%，计算公式（治疗前积分 ~ 治疗后积分）/治疗前积分 ×100%。

视觉模拟评分法（VAS）标尺图（图 2-21）：

1cm	2cm	3cm	4cm	5cm	6cm	7cm	8cm	9cm	10cm

图 2-21 视觉模拟评分法（VAS）标尺图

注：患者根据自己的痛觉程度来判定并在相应的数字上画竖线（I），治疗前及治疗后均有病人画明疼痛所在的位置，最后由医生根据标尺上患者的标注数字进行评分。如患者标注在 5cm 上，则"疼痛评分"即为 5 分（表 2-12）。

表 2-12　膝关节骨性关节炎评分表

症状	表现		评分
跛行	无	0	
	轻及（或）周期性	3	
	重及（或）持续性	5	
疼痛	无	0	
	重劳动偶有轻痛	5	
	重劳动明显痛	10	
	步行超过 2km 或走后明显痛	15	
	步行不足 2km 或走后明显痛	25	
支撑	不需要	0	
	手杖或拐	2	
	不能负重	5	
交锁	无交锁或别卡感	0	
	别卡感但无交锁	2	
	偶有交锁	6	
	经常交锁	10	
	体检时交锁	15	
不稳定	无打软腿	0	
	运动或重劳动时偶现	5	
	运动或重劳动时常现	10	
	日常活动偶现	15	
	日常活动常现	20	
	步步皆现	25	
肿胀	无	0	
	重劳动后	2	
	正常活动后	6	
	持续	10	
爬楼梯	无困难	0	
	略感吃力	2	
	跟步	6	
	不能	10	
下蹲	无困难	0	
	略感困难	2	
	不能超过 90°	4	
	不能	5	

（六）中医护理

1. 一般护理

保持病室的舒适、整洁，在病室卫生间和过道安装扶手，方便病人使用。配合医生做好病人的各项治疗，保证病人得到安全、有效的治疗。

情志护理：本病多发于中老年人，病程长，康复进程缓慢，病人心理负担重，情绪波动大，注意观察病人情绪变化，做好思想疏导，树立信心，配合治疗和护理。

饮食护理：帮助患者了解合理膳食的知识，控制体重，宜清淡、低脂肪、高维生素饮食。

2. 辨证施护

肝肾亏虚型：协助病人生活护理，备有方便病人解便的坐便椅。饮食上可适当增加补益肝肾的食物，如动物肝脏，核桃等。

气血失调型：嘱患者避免长时间站立负重，多休息，协助病人的生活护理。

风寒湿阻型：注意气候变化，调节病室温度、湿度，嘱患者膝关节局部保暖，避免局部受凉，加重症状。

痰瘀内停型：配合医生做好病人的各种治疗，加强心理护理，保持病房安静舒适。

湿热阻络型：患者卧床休息，协助其生活护理，配合医生治疗减轻病人疼痛程度。

3. 健康指导

发放关于膝关节骨性关节炎的健康教育资料，让患者对该病的基本知识有所了解。嘱患者控制体重，尽量不穿高跟鞋，保护关节不受损伤，避免超负荷的活动和劳动。适当服用维生素 A、维生素 C、维生素 E 及补充维生素 D 等对膝关节骨性关节炎有一定的预防作用。日常注意不久站、久行，注意膝关节保暖，可根据病情选择适当的功能锻炼。

4. 功能锻炼

膝关节功能锻炼的原则是以主动不负重的活动为主，练习关节活动，增强肌肉力量，以保持和改善关节活动范围，稳定关节的平衡力（图 2-22~图 2-25）。

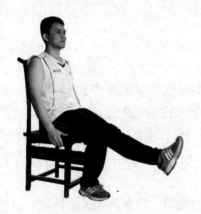

图 2-22 伸膝活动

患者坐于床边或椅子上，将双足平放于地板上，尽量伸直一侧膝关节，并保持伸直位到有酸胀感，再慢慢屈曲膝关节，两腿交替进行，反复 5~10 次

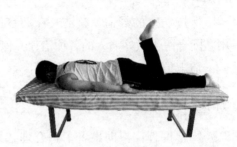

图 2-23 屈膝活动

患者俯卧位，双下肢平放于床上，将一侧膝关节屈曲尽力靠向臀部，并保持屈曲位到有酸胀感，再慢慢伸直膝关节，两腿交替进行，反复 5~10 次

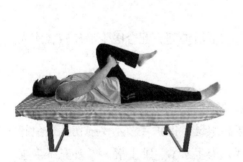

图 2-24 屈膝屈髋锻炼

患者仰卧，双下肢平放，将一侧膝关节屈曲尽量贴向胸部，并用手固定大腿，然后逐渐伸直膝关节，当有酸胀感时屈曲膝关节，再慢慢放平。两腿交替进行，反复 5~10 次

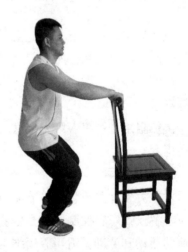

图 2-25 扶物半蹲

双手扶物，身体直立，双足分开与肩同宽，尽力慢慢下蹲后再站立，注意膝尖与足间方向一致，膝尖不可超过足尖，反复 5~10 次

十一、踝关节扭伤中医诊疗方案

踝关节扭伤是骨伤科临床常见病、多发病。可发生于任何年龄，以青壮年较多。在外力作用下，踝关节骤然向一侧活动而超过其正常活动度时，引起关节周围软组织如关节囊、韧带、肌腱等软组织发生撕裂伤，称为踝关节扭伤。轻者仅有部分韧带纤维撕裂，重者可使韧带完全断裂或韧带及关节囊附着处的骨质撕脱，甚至发生关节脱位。临床症状以踝部肿胀、压痛，不能走路或尚可勉强走路，伤后 2~3 日局部可出现瘀斑。中医病名为"踝部伤筋"。

（一）诊断

根据《中华人民共和国中医药行业标准——中医病证诊断疗效标准》进行诊断、证候分类。有明确的踝部外伤史。损伤后踝关节即出现疼痛，局部肿胀，皮下瘀斑，伴跛行。局部压痛明显，若内翻扭伤者，将足做内翻动作时，外踝前下方剧痛，若外翻扭伤者，将足做外翻动作时，内踝前下方剧痛。X 线摄片检查未见骨折。

（二）证候分期

急性期：通常指伤后 24 或 48 小时以内，此时受伤组织可能出血，局部出现红热肿痛、功能障碍等急性炎症反应。

缓解期：一般为受伤 24 或 48 小时以后。此时出血已经停止，急性炎症逐渐消退。局部仍有瘀血和肿胀，组织才开始吸收、修复。

康复期：快则伤后 3~4 天，慢则 1~2 周。此时损伤的组织基本修复，肿胀、压痛等局部征象也已消除；不过，由于功能尚未完全恢复，病人在锻炼时，仍可感觉疼痛、酸软无力；个别严重者，因粘连或瘢痕收缩，还可能出现伤部僵硬、活动受限等情况。

陈旧性踝关节扭伤：在踝关节扭伤后，没有得到及时治疗或治疗不彻底，病程超过 2 周以上者，或反复发生踝关节扭伤者，称为陈旧性踝关节扭伤。临床表现以踝关节弥漫性肿胀，行动后肿胀加重，晨起轻、午后重。背伸、跖屈及内外翻活动都有不同程度的疼痛和功能受限。行走时间较长，下楼或下坡时踝关节疼痛加重为特征。

（三）证候分型

气滞血瘀：损伤早期，踝关节疼痛，活动时加剧，局部明显肿胀及皮下瘀斑，关节活动受限。舌红边瘀点，脉弦。

筋脉失养：损伤后期，关节持续隐痛，轻度肿胀，或可触及硬结，步行欠力。舌淡，苔薄，脉弦细。

（四）中医治疗

1. 急性期治疗

常规处理：首先制动，冷敷，抬高患肢，后加压包扎，也可二者同时并用。冷敷一般每次 20 分钟，每 4~6 小时一次；24 小时后停止使用。

手法治疗：针对肿胀不明显或关节周围有明显压痛，稍动则疼痛剧烈者。患者平卧位。首先用较轻柔的拿法放松小腿肌肉及跟腱，次以点按法点阳陵泉、绝骨、三阴交、太冲、足临泣、涌泉；继以戳法纠正踝关节错位，以右外踝扭伤者为例，医者左手握其足跟，左手拇指按压于外踝压痛明显处，右手握其足背远端作由轻渐重地纵向拔伸牵引，当感到踝穴有轻微松动感后，左手拇指戳压外踝前下方，同时右手轻微背屈踝关节 1~2 次。

中药外敷加压包扎治疗：中药外敷采用我院院内制剂红肿膏（生大黄、芙蓉花叶、苦参等），局部红肿较甚者加岐黄散（山慈菇、黄柏、黄芩等），局部冷痛者加活络镇痛粉（桂枝、生南星、白芥子等），如对中药过敏者仅用止痒消炎粉（炉甘石、枯矾、冰片等），局部外敷 12~24 小时，每日或隔日更换一次。包扎时，可用适当厚度的棉花放于伤部，用绷带稍加压力包扎，外踝扭伤时令患足呈轻度内翻位包扎，内踝扭伤时令患足呈轻度外翻位包扎；并随时观察包扎部位的情况。疼痛较重者，可配合内服消炎止痛药。

注意点：这一时期不宜过度过重按摩伤部，否则会加重出血和组织液渗出，使伤部更肿胀。

2. 缓解期治疗

针刺治疗：主穴取阳陵泉、绝骨、申脉、照海、解溪。配穴原则按分部位、辨证分型进行取穴。外踝扭伤加丘墟、昆仑；内踝扭伤加太溪、中封；气滞较甚加行间、足临泣；瘀血肿胀较甚加血海、丰隆；筋脉失养加足三里、太白。针具选用 ϕ 0.3mm 1 寸一次性针灸针，主穴施以平补平泻法，得气后加电针疏密波刺激 20 分钟；配穴则按虚实辨证分别予以补虚泻实手法进行针刺，针尖方向直指病所，实证不留针，虚证留针 20 分钟。

梅花针叩刺及拔罐治疗：针对局部青瘀肿胀较明显者，予以梅花针叩刺法，局部采用碘伏消毒后，用一次性梅花针行重刺激手法将青瘀肿胀局部叩刺出血，选用合适的玻璃罐拔罐 2~3 分钟，当出血渐凝时起罐，后用碘伏再次消毒，叩刺局部用无菌敷料遮盖 12~24 小时。该法对于患有出、凝血功能异常患者禁用。

推拿治疗：推拿仍以舒筋手法为主。患者平卧位，首先用较轻柔的拿法放松小腿肌肉及跟腱，次以点按法点阳陵泉、绝骨、三阴交、解溪、丘墟、商丘、太冲、足临泣、涌泉；继而采用由轻渐重的纵向拔伸牵引法牵引 10~20 秒；最后尝试在不诱发明显疼痛的情况下，运用被动运动类手法行背屈、跖屈、内翻、外翻四个方向的被动活动，2~3 次为度。

外敷中药治疗：中药外敷采用我院活血膏（防风、土鳖虫、狗脊等）合止痛消炎膏（独活、生南星、生草乌等）。局部外敷 12~24 小时，每日或隔日更换一次。绷带包扎时，松紧度以患足能适当运动为宜。

踝关节功能训练：早期功能训练需采用被动方法，如在关节活动范围内做被动屈伸、旋转、牵拉，以不痛为度。

3. 康复期及陈旧性踝关节扭伤治疗

针灸治疗同缓解期。

推拿治疗：该期推拿手法当以舒筋手法与被动运动类手法并重，手法力度可适当加重。患者平卧位，首先用较轻柔的拿法放松小腿肌肉及跟腱，次以点按法点阳陵泉、绝骨、三阴交、解溪、丘墟、商丘、太冲、足临泣、涌泉；继而采用由轻渐重的纵向拔伸牵引法牵引 10~20 秒；针对陈旧性踝关节扭伤，手法宜重，特别是血肿机化，产生粘连，踝关节功能受限的患者，则可施以牵引摇摆，摇晃屈伸等法，以解除粘连，恢复其功能。

中药熏洗治疗：针对陈旧性踝关节扭伤，采用郭剑华主任中医师下肢熏洗方为主方，处方：川牛膝、红花、当归尾、威灵仙、独活、千年健、伸筋草、舒筋草、透骨草、艾叶、海桐皮、接骨木。局部肿胀明显者加海风藤、木通；疼痛剧烈者加乳香、没药；功能较差者加三棱、莪术。诸药装入布袋中，加 5000ml 水浸泡 30 分钟。武火烧至沸腾后 1~2 分钟，文火煎 30 分钟，装入塑料盆或搪瓷盆中备用。患者取坐位或卧位，熏洗时先以热气熏蒸，并用毛巾蘸药液交替热敷患处，待水温降至 50℃ ~60℃时，将患足入盆浸泡，并同时自我按摩患足。若水温下降可加温再泡，每次不少于 30 分钟，每日 2 次。次日熏洗仍可用原药液，可重复使用不超过 3 日。5 剂一疗程，每个疗程间隔 1 日。

功能锻炼：开始功能锻炼时，以静力肌肉收缩为主，如在坐位或站立位状态下做提踵训练，一般每天做 3~4 次，每次做 3 组，一组做 20~30 下。后期功能锻炼以主动进行关节的屈伸、旋转功能活动为主。同时结合踝关节的被动伸展性抗阻功能训练方法，在患者主动做踝关节屈、伸、旋转活动时，助手在踝关节上施加一定强度的阻力，以提高踝关节功能训练的效果。训练中的抗阻力度要逐渐加大，方向要有变化，强度和量要注意循序渐进，慢慢增加，以不引起踝关节肿胀或突然疼痛加重为宜。最后当踝关节疼痛完全消失后，进行平衡训练。方法：用患足保持平衡 10~30 秒，每天至少练习 6 次。标准：每个动作能坚持 60 秒，就可练习下个动作。动作：①双臂向体侧平举，双眼睁开；②双臂交叉于胸前，双眼睁开；③双臂向体侧平举，双眼闭上；④双臂交叉于胸前，双眼闭上。

手术治疗：对于伴有踝关节韧带严重撕裂（断）伤、陈旧性踝关节扭伤合并骨（软骨）损伤、合并踝关节慢性不稳定者应建议接受手术治疗。因我科非手术科室，在此不作讨论。

（五）健康指导

踝关节扭伤是临床常见筋伤疾病。发生后诊断及处置均较明确，急性踝关节扭伤通常在 1~2 周内能基本复原。但对于陈旧性踝关节扭伤、习惯性踝关节扭伤病例而言，由于踝关节慢性不稳定状态，造成治疗时间往往较长，并且个别患者疗效并不理想，针对踝关节慢性不稳定者应采用增强踝关节功能方法及合理使用护具，如护踝、弹力绷带等，使不稳定变为稳定状态。针对合并有踝关节韧带严重撕裂（断）伤、陈旧性踝关节扭伤合并骨（软骨）损伤者，应与关节外科建立合作，做到早诊断、早治疗、早康复训练的三早原则。

十二、痛风性关节炎中药二联法诊疗方案

痛风性关节炎是由于尿酸盐沉积在关节囊、滑囊、软骨、骨质和其他组织中而引起病损及炎性反应，它多有遗传因素和家族因素，好发于 40 岁以

上的男性，多见于姆趾的跖趾关节，也可发生于其他较大关节，尤其是踝部与足部关节。主要表现为关节的剧痛，常常为单侧性突然发生。关节周围组织有明显肿胀、发热、发红和压痛。

痛风分原发性和继发性两种。病因尚不十分清楚，突出特点是高尿酸血症和结缔组织结构（特别是软骨、滑膜）的尿酸钠晶体沉着。原发者多，少数病人由于代谢性疾病如次别嘌呤－咖啡因酶、磷酸核糖基转移糖缺乏时产生的高尿酸血症称为继发性痛风。

（一）诊断

1. 诊断标准

采用 1977 美国风湿病学会制订的痛风诊断标准。关节液中有特征性尿酸盐结晶，或用化学方法或偏振光显微镜证实痛风结节中含尿酸盐结晶，或具备以下 12 条中 6 条或 6 条以上者。①急性关节炎发作多于 1 次；②炎症反应在 1 天内达高峰；③急性单关节炎发作；④患病关节可见皮肤呈暗红色；⑤第一跖趾关节疼痛或肿胀；⑥单侧关节炎发作，累及第一跖趾关节；⑦单侧关节炎发作，累及跗骨关节；⑧有可疑痛风结节；⑨高尿酸血症；⑩ X 线摄片检查显示不对称关节内肿胀；⑪X 线摄片检查显示不伴侵蚀的骨皮质下囊肿；⑫ 关节炎发作期间关节液微生物培养阴性。

2. 鉴别诊断

早期多误诊为类风湿关节炎、滑囊炎、化脓性关节炎、急性蜂窝组织炎等。

与类风湿关节炎鉴别点：女性多见，常侵犯小关节，无痛风急性发作特点。软组织肿胀以关节为中心呈梭形，而痛风以骨缺损为中心呈不规则肿胀，骨破坏比痛风小且有普遍骨质疏松，对秋水仙碱治疗无效。

与足部急性蜂窝组织炎鉴别点：为软组织的急性弥漫性化脓炎症，常有感冒史，很少见于夜间突然发作；不侵及关节或具有关节症状；全身症状重并见寒战及白细胞增多等症状；此外年龄不受限制且治疗后不会多次复发。

与单纯姆趾滑囊炎的鉴别点：常有外伤史或局部慢性损伤性刺激因素，在姆趾多见，于姆外翻、鞋子大小等局部摩擦或足部负重不正所引起；不经治疗或病因纠正不易自行消退；此外发作时间疼痛程度都没有痛风严重，对秋水仙碱治疗无效。

其他应与假性痛风鉴别：该病为焦磷酸盐代谢障碍所致，多见于老年人，主要侵犯部位以大关节为主（常见膝关节），四肢关节少见。急性发作很像痛风，也可夜间发作但较轻。后期可致关节畸形，X片可见软骨钙化。关节穿刺液检查示：雪花样焦磷酸盐钙结晶。对秋水仙碱治疗无效。

（二）证候分期

临床表现、化验、X线检查有助于诊断，但完全确诊要由滑膜或关节液查到尿酸盐结晶析出，因为银屑病关节炎和类风湿关节炎有时尿酸含量也升高。

典型的首次发作的痛风性关节炎多为单关节炎，以第一跖趾及踇趾关节为多见，其次为踝、膝、肘、腕、手及足部其他关节。急性期多起急骤，常在夜间突发，可因疼痛而醒并且彻夜不能入睡。病情反复发作，则可发展为多关节炎，或游走性关节炎。受累关节红、肿、热、痛，活动受限，大关节受累时常有渗液。可伴有发热、寒战、疲倦、厌食、头痛等症状。一般历时1~2周症状缓解。局部皮肤红肿转为棕红色而逐渐恢复正常。有时可出现脱屑和瘙痒。慢性期尿酸钠在关节内沉着逐渐增多，发作逐渐频繁，间歇期缩短，受累关节增多，疼痛加剧，炎症不能完全消退，出现痛风石，痛风石以关节和肾脏较多见，外耳的耳轮、跖趾、指间和掌指关节等处也会出现痛风石，随着痛风石的不断沉积增多，导致关节肥大、畸形、僵硬、活动受限。

发病开始可累及包括第一跖趾关节在内的2个或3个关节。第一跖趾关节病变约占痛风病人的50%，为本病多发关节。踝、跗、膝、肘和腕关节也可见到。近年来由于抗癌治疗的开展，继发性痛风有增加趋势。原发性痛风常发现于40岁以上男性，女性较少且多为绝经期妇女，通常分为4期。

无症状期：时间较长，仅血尿酸增高，约1/3病人以后有关节症状。

急性关节炎期：多在夜间突然发病，受累关节剧痛，首发关节常累及踇趾关节，其次为踝、膝等。关节红、肿、热和压痛，全身无力、发热、头痛等。可持续3~11天。饮酒、暴食、过劳着凉、手术刺激、精神紧张均可成为发作诱因。

间歇期：为数月或数年，随病情反复发作间期变短、病期延长、病变关节增多，渐转成慢性关节炎。

慢性关节炎期：由急性发病至转为慢性关节炎期平均11年左右，关节出现僵硬畸形、运动受限。30%左右病人可见痛风石和发生肾脏并发症以及输尿管结石等。晚期有高血压、肾脑动脉硬化、心肌梗死。少数病人死于肾功能衰竭和心血管意外。继发性痛风病程相似，继发于血液病、糖原储存病的间歇期较短。偏光显微镜发现关节滑液中吞噬了尿酸盐结晶的白细胞。急性期时白细胞增高，血沉加快。X线检查显示关节软骨下骨的穿凿样破坏以及局部的骨质疏松、腐蚀或皮质断裂，关节间隙狭窄和边缘性骨质增生。痛风结石可为钙化阴影。

（三）证候分型

辨证分型标准依照国家中医药管理局发布的《中医病证诊断疗效标准》中痛风的证候分类分型。

湿热蕴结：下肢小关节猝然红肿热痛，拒按，触之局部灼热，得凉则舒。伴发热口渴，心烦不安，溲黄。舌红，苔黄腻，脉滑数。

瘀热阻滞：关节红肿刺痛，局部肿胀变形，屈伸不利，肌肤色紫黯，按之稍硬，病灶周围或有块瘰硬结，肌肤干燥，皮色黯鬲。舌质紫黯或有瘀斑，苔薄黄，脉细涩或沉弦。

（四）中医治疗

遵循"急则治其标"的原则。拟定治法"清热、祛瘀、消肿、止痛"。注意休息，避免高嘌呤食物摄入，勤饮水、勤排尿。

痛风舒方内服。方剂组成：黄柏15g、苍术12g、威灵仙15g、独活15g、土茯苓20g、络石藤15g、丹参15g、薏苡仁30g、车前仁15g、山慈菇6g、川牛膝20g。煎服方法：上药用冷水500ml浸泡20分钟后，先用武火，待沸腾后即用文火煎熬30分钟，取汁200ml，再用冷水400ml按上法煎熬取汁200ml，两煎混合为400ml，温服，日两次，每次200ml。

四黄定痛散外敷。方剂组成：黄连、黄柏、黄芩、栀子、山慈菇、芙蓉花叶、乳香、没药、生南星、独活、细辛、蒲公英（比例按1.5:1.5:1.5:1.5:1:1:0.5:0.5:0.3:1:0.5:1），上药共研为细末，混合均匀备用。使用时按病变区域大小取适量散剂，放入调药碗中加麻油调匀，敷贴患处，并用绷带固定，每日换药一次。

（五）疗效评估

参考《中药新药临床研究指导原则》中的有关标准制定。临床痊愈：症状、体征消失或基本消失，积分减少≥95%，急性炎症指标恢复正常；显效：症状、体征明显改善，积分减少≥70%，急性炎症指标基本正常；有效：症状、体征均有好转，积分减少≥30%，急性炎症指标明显改善；无效：治疗后各方面改善不明显，甚或加重，积分减少<30%（表2-13）。

表2-13　痛风性关节炎评分标准

指标	评分标准	记分
关节疼痛	无，计0分； 较轻、不影响工作，计1分； 较重、尚可忍、但休息工作受影响，计2分； 剧痛难忍、严重影响休息工作，计3分。	
局部压痛	无，计0分； 压痛较轻，计1分； 较重、尚可忍，计2分； 痛不可触，计3分。	
关节肿胀	无，计0分； 轻度肿胀、皮纹变浅、骨性标志仍明显，计1分； 中度肿胀、皮纹基本消失、骨性标志不明显，计2分； 重度肿胀、皮紧光亮、骨性标志消失，计3分。	
皮色皮温	不变，计0分； 皮色微红、皮温略高，计1分； 皮色鲜红、皮温升高较明显，计2分； 皮色焮红或黯红、按之灼热烫手，计3分。	
关节活动	不受限，计0分； 轻度受限、关节活动范围减少<1/3，计1分； 明显受限、关节活动范围减少≥1/3，计2分； 严重受限、关节活动范围减少≥2/3或痛不可动，计3分。	
全身症状	发热、头痛、恶心、心悸、寒战、神疲乏力 有1~2项，计1分； 3~4项，计2分； 5~6项，计3分。	

（六）健康指导

对于急性痛风性关节炎疼痛较剧烈的患者，可配合针刺治疗以活血通络止痛。

部分患者可能会在外敷用药时出现对外敷药过敏现象，如局部瘙痒、轻度水疱，一般予以停止外敷治疗，如症状较重时可配合局部抗过敏处理，如地塞米松乳胶剂外擦。

高血尿酸症虽非痛风性关节炎的直接原因，但它的存在可以引起痛风的复发，故应及早对无症状的高血尿酸症做出诊断，并及时使用促进尿酸排出或抑制尿酸生成的药物，使尿酸恢复正常。

不进高嘌呤饮食如动物的心、肝、肾和脑，要避免肥甘厚腻之味，体重超重者当限制热卡摄入，必须限制饮酒或禁酒。

适当锻炼身体增强抗病能力，避免劳累，保持心情舒畅，及时消除紧张情绪。

急性期患者应卧床休息，抬高患肢，局部固定冷敷 24 小时后可热敷，注意避寒保暖；宜大量饮水。

有痛风家族史的男性应经常检查血尿酸，如有可疑即给予预防性治疗。

若有高血压肾炎肾结石等并发症者均应予适当治疗。

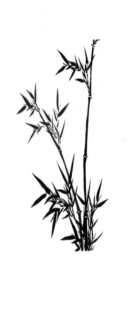

第三章
筋伤临证专病专方

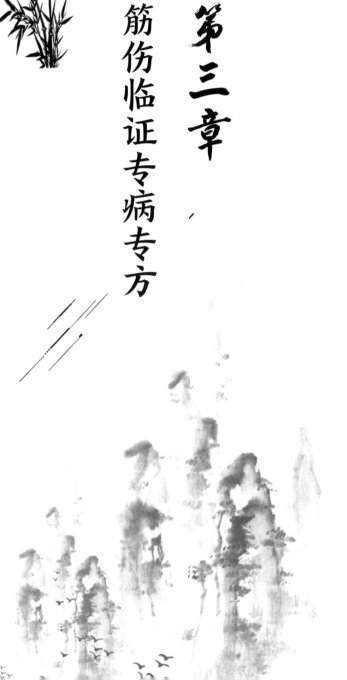

一、颈舒汤

组方：葛根 20g、当归 12g、桂枝 10g、白术 10g、黄芪 30g、茯苓 20g、白芍 15g、狗脊 20g、全蝎粉 9g（装胶囊吞服）、甘草 6g。

功效：祛风寒、化痰湿、补气血、益肝肾、通经络。

主治：各型颈椎病。

用法：除将全蝎粉装胶囊备用外，其余诸药水煎煮 2 次，取汁混合。早中晚各服 1 次，同时以药汁吞服全蝎胶囊。日 1 剂，10 剂为 1 个疗程，每个疗程间隔 2 天。

加减：寒湿痹阻型加羌活 12g、独活 12g、汉防己 10g；痰瘀阻络型加法半夏 10g、陈皮 10g、红花 12g、丹参 12g；气血不足加党参 15g、熟地 15g；肝肾不足偏于阴虚者加龟板 30g（打碎先煎）、菟丝子 12g、女贞子 12g，偏于阳虚者加鹿角胶 15g（烊化）、肉桂 10g、肉苁蓉 10g。

方解：颈椎病是临床常见病、多发病，好发于长期低头工作或工作时经常向某一方向转动的人。中医学虽无此病名，但相应症状早有记载。我们认为颈椎病存在共同的病因病机，即寒、瘀、痰、虚，"以虚为本，以寒、痰为标，瘀却贯穿病之始终"。方中葛根为君药，以润筋解痉、调畅血行；当归、桂枝、白术、黄芪、茯苓、白芍共为臣药，以益气通阳、活血通脉、燥湿利水；狗脊补益肝肾、强筋壮骨，全虫搜剔经络、活血祛瘀，共为佐药；甘草调和诸药为使药。本方取《伤寒论》之桂枝加葛根汤去姜枣以解肌舒筋；《伤寒论》芍药甘草汤以柔肝舒筋、缓急止痛；《内外伤辨惑论》之当归补血汤补益气血；《伤寒论》之苓桂术甘汤健脾化湿、温化痰饮；用狗脊补益肝肾、强筋壮骨；以全蝎搜剔经络、活血祛瘀。诸药合用，共奏祛风寒、化痰湿、补气血、益肝肾、通经络之功效。

注意事项：孕妇及儿童禁服。

二、肩舒汤

组方：桂枝 10g、防风 12g、羌活 12g、当归 15g、白芍 20g、川芎 10g、桑枝 20g、葛根 20g、甘草 10g。

功效：祛风散寒、养血通络。

主治：肩关节周围炎。

用法：诸药加水浸泡 20 分钟后，武火煮沸，再用文火煎煮 20 分钟，煎煮 2 次取汁 400~500ml，早晚各服 1 次，日 1 剂，10 剂为 1 疗程。

加减：寒湿痹阻型加细辛 5g、苍术 15g、威灵仙 12g；气血亏虚型加黄芪 30g、熟地 15g；血瘀气滞型加红花 10g、桃仁 10g；疼痛较甚者加制乳香 10g、制没药 10g。

方解：肩关节周围炎属于中医学"漏肩风""冻结肩""肩凝症"范畴，我们认为本病是因人到中年后，正气不足，气血亏虚，筋脉失养，风寒湿邪乘虚而入，侵袭肩部，气血凝滞，经脉拘急，脉络不通而发病。方中以桂枝祛风散寒、温经通络为君药；羌活祛风除湿、善解上肢痹痛，防风祛风胜湿、解痉止痛，当归、白芍、川芎养血通络，以上五药共为臣药；佐以桑枝、葛根通络解痉；甘草缓急止痛，调和诸药为使。诸药共用以达祛风散寒、养血通络的功效。

注意事项：孕妇及儿童禁服。

三、腰舒汤

组方：桑寄生 12g、狗脊 15g、党参 15g、当归 12g、熟地黄 15g、丹参 10g、川牛膝 10g、全蝎粉 6g（装胶囊用药汁分三次吞服）、制川乌 10g（先煎 1 小时）。

功效：补肝肾、益气血、祛寒湿、通经络。

主治：腰椎间盘突出症。

用法：全蝎粉装胶囊备用，先煎制川乌 1 小时，加入其余药物，水煎煮 3 次，取汁合用，分早中晚各服 1 次，同时以药汁吞服全蝎粉胶囊，日 1 剂，10 剂为 1 个疗程，每疗程间隔 2 天。

加减：风寒湿痹型加独活 12g、防风 10g、细辛 3g、秦艽 15g；湿热痹阻型去川乌加苍术 15g、黄柏 15g、栀子 10g、泽泻 20g、木通 10g、薏苡仁 30g；气滞血瘀型加桃仁 10g、红花 10g、甲珠 10g、川芎 12g；气血两虚型加黄芪 30g、枸杞 15g、淮山药 30g、鹿衔草 20g；肝肾不足型加杜仲 12g、淮山药 20g，偏于肾阳虚者加肉苁蓉 15g、淫羊藿 10g、仙茅 10g；偏于肾阴虚者去川乌加山萸肉 12g、女贞子 15g、旱莲草 15g、龟板 15g。

方解：腰椎间盘突出症是临床常见的筋伤疾病之一。腰椎间盘因外伤或自身的退行性变，纤维环破裂，髓核突出，刺激或压迫硬膜囊、神经根、血管等软组织所引起的腰痛、坐骨神经放射性疼痛等症状。属于中医"腰痛"范畴。我们认为腰椎间盘突出症的病因病机在于外以"痹、伤"为因，"瘀"贯穿其中，以"虚"为本。本方以桑寄生、狗脊为君，以温补肝肾、强筋壮骨、祛风除湿；当归、党参、熟地为臣，以补气养血、补精填髓，同时助君补益肾气；佐以丹参、川牛膝以活血祛瘀、引血下行，全蝎、制川乌以温经散寒、通络止痛。全方药物多具温热之性，以丹参之寒凉，制其他药物温燥之性，避免温燥伤阴。诸药同用共奏补肝肾、益气血、祛风湿、通经络之功。

注意事项：孕妇及儿童禁服。

四、脊舒丸

组方：熟地 100g、淫羊藿 100g、鹿角胶 100g、当归 100g、白芍 100g、羌活 80g、独活 80g、桂枝 50g、甲珠 80g、狗脊 60g、甘草 50g、山茱萸 80g、桑寄生 80g、丹参 50g、川断 60g、红参 80g、赤芍 80g、枸杞 100g。

功效：补肾强督、祛寒化湿、活血祛瘀、通经止痛。

主治：强直性脊柱炎。

用法：以上诸药研细末，蜜炼为丸，每丸 9g，早晚各服 1 丸。1 个月为 1 个疗程，每个疗程间隔 2 天，一般服 2~3 个疗程。

加减：风寒湿阻型加秦艽 50g、汉防己 50g；气滞血瘀型加川芎 50g、玄胡 50g、红花 50g；肝肾亏虚型偏于阴虚者加龟板 100g、女贞子 50g，偏阳虚者加肉桂 50g、肉苁蓉 50g。

方解：强直性脊柱炎临床症状常以膝、髋、骶髂关节疼痛为始，逐渐蔓延，上至枕骨，下至足跟。每遇寒冷、劳累、感染、外伤、饮食不节、接触放射性物质等因素即加重病情。因反复疼痛，可导致脊柱前后左右不能屈伸、转侧，重者畸形而致残。历代医家将类似"强直性脊柱炎"症状的病名记载有"龟背风""竹节风""骨痹""尪痹""大偻"等。我们认为强直性脊柱炎的发生是以肾督阳虚为内因，寒湿深侵为外因，内外合邪，阳气不化，寒邪内盛，筋骨失于荣养而发本病。治以补肾强督为主，辅以祛寒化湿、活血祛瘀、通经止痛。方中熟地补肾填精、生精养血；淫羊藿补肝益肾、益气生精；鹿角胶补肾强督、益精养血，共为君药；狗脊补肾壮腰膝、利俯仰；羌活主治督脉为病脊强而厥，共为臣药；川断补肝益肾、强筋壮骨；山茱萸既滋养肝肾之阴、又温肾阳；桂枝调和营卫、温阳通络；赤芍、白芍化瘀补血，配桂枝温经和营；独活搜少阴伏风；当归养血活血、通络止痛；红参益气养阳，合熟地益气生血；枸杞滋补肝肾、养血补精，共为佐药；丹参活血养血、通络止痛，且其性微寒，以防止温热药燥血生热；甲珠通经络，引药直达病所；甘草调和诸药，共为使药。诸药合用，以补肾强督为主，辅以祛寒化湿、活血祛瘀、通经止痛。

注意事项：孕妇及儿童禁服。

五、股舒丸

组方：当归 100g、甲珠 100g、鳖甲 100g、全虫 50g、川牛膝 100g、土鳖虫 50g、狗脊 100g、生水蛭 50g、熟地 100g、枣皮 100g、红花 50g、桃仁 50g、红参 100g、白芥子 60g、麝香 5g、甘草 50g。

功效：补肾壮骨、益气养血、活血祛瘀、散结通络。

主治：股骨头坏死。

用法：以上药物研细末，蜜炼成丸，每丸 9g，早、中、晚各服 1 丸。1 个月为 1 个疗程，每个疗程间隔 2 天，一般服 2~3 个疗程。

加减：肝肾不足型加杜仲 100g、骨碎补 100g；气滞血瘀型加川芎 50g、丹参 50g；痰湿互结型加薏苡仁 100g、茯苓 100g。

方解：股骨头坏死属于中医学"骨蚀"病范畴。其病因病机主要为肝肾不足，精髓亏乏，髓减骨枯，骨失滋养；或外力所伤，骨断筋损，气滞血瘀，脉络瘀阻，骨失所养；或外邪入侵，痰湿互结，脉络痹阻，筋骨失养。形成本虚标实，虚实夹杂，痰瘀湿浊互结，骨败肉痿的复杂病机，造成股骨头缺血失养而发生坏死。我们认为"虚"是本病发生的根本，"瘀""痰""伤"是致病因素。故以补肾壮骨、益气养血、活血祛瘀、散结通络为治疗原则。方中当归、熟地为君药，以补肝益肾、益气养血、强筋壮骨、补精填髓；枣皮、红参、狗脊、川牛膝为臣药，助君补益肝肾，益气补精；甲珠、土鳖虫、生水蛭、桃仁、红花破血逐瘀、通经活络；全虫、鳖甲软坚散结、通络止痛；白芥子味极辛，能搜剔内外痰结，祛经络之痰，并能利气散结；麝香辛香走窜，搜剔经络，共为佐药；甘草为使药，以调和诸药。诸药合用共达补肾壮骨、益气养血、活血祛瘀、散结通络之功效。

注意事项：孕妇及儿童禁服。

六、膝舒汤

组方：狗脊 20g、熟地 20g、当归 15g、党参 15g、土鳖虫 10g、鳖甲 15g（打碎先煎）、独活 12g、威灵仙 12g、川牛膝 15g。

功效：补益肝肾，调理气血，强壮筋骨。

主治：膝关节骨性关节炎。

用法：诸药加水浸泡 20 分钟后，武火煮沸，再用文火煎煮 20 分钟，煎煮 3 次取汁合用，早中晚各服 1 次，日 1 剂，10 剂为 1 个疗程，每个疗程间隔 2 天，一般内服 2~3 个疗程。

加减：风寒湿阻者加防风 12g、秦艽 12g；痰瘀内停者加薏仁 30g、赤芍 15g、桃仁 10g、红花 10g；气血失调者加丹参 15g、香附 10g；湿热阻络者加苍术 10g、黄柏 15g、土茯苓 30g、木通 15g、地龙 10g；肝肾亏虚偏阴虚者加枸杞 15g、菟丝子 15g；偏阳虚者加杜仲 12g、淫羊藿 12g；疼痛甚者加乳香 6g、没药 6g。

方解：膝关节骨性关节炎属于中医学"骨痹"范畴，我们认为中老年的骨骼、肌肉系统有一个衰老、退变的过程。这一过程与肝、肾有密切关系，在此过程中最易发生的病理变化为瘀血和痰湿，外因有外伤和感受风寒湿邪。故本病的病因病机为"肝肾气血亏虚为本，痰瘀寒湿阻络为标"。本方以狗脊为君药，以补肝益肾、强筋壮骨；当归、熟地、党参为臣药，以益气养血，补精填髓，并助君药以补益肾气；佐以土鳖虫、鳖甲疏通经络、软坚散结；独活、威灵仙善通下肢经络、除下肢风寒湿邪，二药合用其祛风除湿、通络止痛作用更强；再以川牛膝为使药，既能引药性下行，又有增强逐瘀通经、强壮筋骨之效。诸药同用滋补肝肾、调理气血、强壮筋骨、濡养肢节。配以活血通络药物土鳖虫、鳖甲以软坚化结清理病理产物，还能软化骨刺（不包括消除骨刺）；再加入温经散寒除湿之要药独活、威灵仙对控制标实症状有其重要意义。

现代药理研究表明，独活、威灵仙、土鳖虫具有较强的镇痛、消炎作用，对物理和化学致痛的动物模型均有较好的镇痛作用；狗脊、当归、土鳖虫具有明显扩张血管作用，而当归、川牛膝还有活血和改善微循环的作用。

注意事项：孕妇及儿童禁服。

七、膝痹消熏洗方

组方：川牛膝 30g、独活 20g、三棱 20g、莪术 20g、海桐皮 30g、乳香 20g、没药 20g、土鳖虫 15g、制川乌 10g、威灵仙 30g、红花 15g、舒筋草 30g。

功效：活血化瘀、通调气血、祛风除湿、消肿止痛。

主治：膝关节骨性关节炎。

用法：诸药加水 3000ml 先浸泡 20 分钟，然后煎 20 分钟，趁热熏洗热敷患膝关节 20 分钟，早晚各熏洗热敷 1 次，日 1 剂，10 剂为 1 疗程，每个疗程间隔 2 天。

加减：风寒偏重加防风 20g、细辛 15g；偏气血虚加黄芪 30g、当归 20g；肝肾不足偏肾阳虚加杜仲 20g、淫羊藿 20g、肉苁蓉 20g，偏阴虚加女贞子 20g、菟丝子 20g；偏血瘀加桃仁 20g、红花加重为 20g；痰湿偏重者加法半夏 20g、地龙 20g；湿热偏重加土茯苓 30g、薏苡仁 30g、蜂房 30g。

方解：膝关节骨性关节炎属中医"骨痹"范畴。人到中年，肝肾不足，气血失调，加之外伤、劳损或感受风寒湿邪，痰瘀内停，脉络不通，筋骨失养而发生膝关节疼痛、僵硬、活动受限等症。中药熏洗疗法是中医外治疗法之一，它通过药力和热力的有机结合，从皮到肉，从筋到骨，层层渗透。方中川牛膝强筋壮骨、逐瘀通经、通利关节、祛风除湿；独活功善祛风除湿，止下肢痹痛，为治风湿痹痛要药；红花活血散瘀；土鳖虫搜风通络；三棱、莪术活血化瘀、消肿止痛；海桐皮、舒筋草、威灵仙祛风除湿、通经活络；乳香可消瘀血、通心窍、通经络、舒筋骨，没药可通可散，能散瘀血、消宿血、破癥积、通经脉、散血热、止疼痛；制川乌可祛风除湿、温经止痛，共奏活血化瘀、通畅气血、祛风除湿、消肿止痛之功。

注意事项：患处皮肤溃烂者禁用，关节红肿发热者宜将煎汤放置温凉后洗敷患膝，制川乌有毒，切勿进口。

八、跟痛熏洗方

组方：白术 30g、寻骨风 30g、透骨草 30g、当归尾 20g、鸡血藤 30g、皂角刺 15g、莪术 30g、红花 20g、香附 15g、威灵仙 30g、乳香 12g、没药 12g。

功效：舒筋通络、活血止痛。

主治：跟痛症。

用法：诸药加水 3000ml 先浸泡 20 分钟，然后煎 20 分钟，趁热熏洗热敷患处 20 分钟，早晚各熏洗热敷 1 次，日 1 剂，10 剂为 1 疗程，每个疗程间隔 2 天。

加减：血瘀气滞型加丹参 20g、重用红花 30g、当归尾 30g；风寒痹阻型加独活 20g、艾叶 30g；湿热阻络型加土茯苓 30g、海风藤 30g；肝肾亏虚型者加淫羊藿 20g、续断 20g。

方解：跟痛症属于中医"痹证"范畴。足跟为足三阴经循行之处，与肝脾肾关系密切，其中尤以肾为关键。由此本病病机以肝肾不足为本，外邪侵袭为标，属本虚标实之证。治疗以舒筋通络、活血止痛为主。方中白术健脾益气、燥湿利水、调补正气；威灵仙、寻骨风祛风除湿、通经活络；鸡血藤、当归尾活血补血、舒筋活络；莪术、红花活血散瘀、消肿止痛；香附理气止痛，皂角刺祛风消肿；乳香可消瘀血、通心窍、通经络、舒筋骨，没药可通可散，能散瘀血、消宿血、破癥积、通经脉、散血热、止疼痛。诸药共奏舒筋通络、活血止痛之功。血瘀气滞型加丹参、重用红花、当归尾以增强活血化瘀之功；风寒痹阻型加独活、艾叶可增强祛风散寒、温经通络的功效；湿热阻络型加土茯苓、海风藤可达清热除湿之效；肝肾亏虚型加淫羊藿、续断以补肝益肾、强筋壮骨。

注意事项：熏洗时勿烫伤皮肤；每次使用药液须先加热；患处皮肤溃烂者禁用；切勿进口。

九、痛风舒汤

组方：黄柏 15g、苍术 12g、威灵仙 15g、独活 15g、土茯苓 20g、络石藤 15g、山慈菇 6g、丹参 15g、薏苡仁 30g、车前仁 15g、川牛膝 20g。

功效：清利湿热、活血止痛。

主治：急性痛风性关节炎。

用法：诸药加水浸泡 20 分钟后，武火煮沸，再用文火煎煮 20 分钟，煎煮 2 次取汁 400~500ml，分 2 次服。日 1 剂，连服 3~5 剂。

方解：急性痛风性关节炎属中医学"痹证"范畴。其病机为湿毒瘀阻经络，并贯穿病程始终。湿毒蕴结，痹阻脉络，瘀血内停，是本病发展变化的枢纽。湿邪内生，聚湿生痰，痰凝经脉，瘀血内停，湿（痰）瘀互结，蕴久不解，酿成浊毒，"湿（痰）、瘀、毒"三者互为因果，流窜骨节而发病，而且湿性黏滞趋下，是造成本病缠绵难愈和反复发作的主要因素。本方以黄柏为君，取其苦以燥湿，寒以清热，其性沉降，长于清下焦湿热；苍术辛散苦燥，长于健脾燥湿，与黄柏相伍，清热燥湿，标本兼顾；威灵仙祛风除湿、通经活络，药理研究表明有显著镇痛、抗炎作用；独活祛风胜湿、善搜少阴之邪，共为臣药；土茯苓解毒除湿、通利关节，《本草正义》："土茯苓，利湿去热，能入络，搜剔湿热之蕴毒。"络石藤善祛风通络、凉血消肿，所含黄酮苷抗痛风，对尿酸合成酶黄嘌呤氧化酶有显著抑制作用；山慈菇清热解毒、消肿散结，现代药理研究山慈菇有抗痛风、抗炎、抗肿瘤及抑制瘢痕增殖、防止粘连形成等作用；薏苡仁健脾渗湿、除痹止泻、清热排脓，有抑制肌肉收缩、镇静、镇痛、降温解热等作用；车前仁清热利尿、渗湿通淋，有显著的利尿、排石作用；丹参活血通经、清心除烦，有明显的止痛作用；以上六味药为佐药；再以川牛膝补肝益肾、强筋壮骨，引诸药下行为使药。诸药合用共达清热利湿、活血止痛之功用。

注意事项：儿童及孕妇禁服。

十、四黄定痛膏

组方：黄连4份、黄柏4份、芙蓉花叶4份，黄芩4份、栀子4份、乳香2份、没药2份、独活2份、细辛2份、生天南星2份、山慈菇2份、蒲公英4份。

功效：清热利湿、活血止痛。

主治：急性痛风性关节炎。

用法：将诸药研为细粉，过60目筛后待用。将凡士林油加热至80℃，并将药粉与凡士林油以3:7比例搅拌均匀，待温度冷却后装瓶备用。使用方法：将药膏适量均匀涂在纱布或棉垫上，敷贴患处，并用绷带固定，24~36小时更换敷药1次。

方解：急性痛风性关节炎属中医学"痹证"范畴。其病机为湿毒瘀阻经络，并贯穿病程始终。湿毒蕴结，痹阻脉络，瘀血内停，是本病发展变化的枢纽。湿邪内生，聚湿生痰，痰凝经脉，瘀血内停，湿（痰）瘀互结，蕴久不解，酿成浊毒，"湿（痰）、瘀、毒"三者互为因果，流窜骨节而发病，而且湿性黏滞趋下，是造成本病缠绵难愈和反复发作的主要因素。在治法上当以清热利湿、活血止痛为主。方中以四黄（黄连、黄柏、黄芩、栀子）为君药以共达清热燥湿、解毒败火之功；芙蓉花叶长于消肿散结、清热拔毒；山慈菇性寒、味甘微辛能散结祛瘀、消肿止痛；乳香、没药长于活血消肿、通络止痛；生天南星专走经络，偏于祛风痰、散结消肿止痛，共为臣药；独活祛风胜湿；蒲公英清热消肿、散结止痛；细辛辛温，属温燥之品，既散少阴肾经在里之寒邪以通阳散结，又搜筋骨间的风湿而蠲痹止痛，共为佐药。诸药合用共达清热利湿、活血止痛之功。

现代药理学研究证实，黄连中小檗碱、黄连碱、巴马亭、药根碱等4种生物碱均为黄连的抗菌活性成分，具有广谱抗生素的作用；黄芩具有抗炎、解热作用，黄芩苷可显著抑制细胞内白三烯B4、白三烯C4的生物合成，还可显著抑制人工三肽（fMLP）激发的白细胞内Ca^{2+}升高，并促进细胞内cAMP水平提高；栀子具有抗炎、解热、镇痛等多种药理活性；山慈菇含秋水仙碱类成分能缓解痛风症状。

注意事项：妊娠或哺乳期妇女，过敏体质者；患处皮肤溃烂者禁用；该方仅供外用，切忌内服。

十一、筋舒汤

组方：当归15g、熟地20g、骨碎补15g、杜仲12g、鸡血藤20g、川牛膝20g、乳香10g、续断10g、丹参15g。

功效：舒筋活血、养血通络、补肝益肾。

主治：慢性软组织损伤。

用法：诸药加水浸泡20分钟后，武火煮沸，再用文火煎煮20分钟，煎煮2次取汁400~500ml，早晚饭后各服1次，日1剂，10剂为1疗程。

加减：寒湿痹阻型加羌活12g、独活12g、汉防己10g；痰瘀阻络型加法半夏12g、陈皮10g、红花12g；气血不足加黄芪20g、党参15g；肝肾不足偏于阴虚者加龟板30g（打碎先煎）、菟丝子12g、女贞子12g，偏于阳虚者加鹿角胶15g（烊化）、肉桂10g、肉苁蓉10g。

方解：慢性软组织损伤，是由于外力撞击、跌仆闪挫、扭转牵拉、金创挤压、强力负重、过度活动或姿态不正等原因造成软组织的扭伤或挫伤，临床主要以伤处疼痛、肿胀、功能受限等为主要表现。此病属于中医"筋伤"

范畴。软组织损伤是由于人体筋、骨、分肉、脉络受损，气血瘀阻所致。损伤失治、迁延日久会形成"血虚"与"血瘀"并存，从而导致"筋脉瘀滞而失于精血之濡养"，出现肿胀、疼痛、功能受限等症状，加之肝肾、气血虚弱，感受风寒湿邪，致络脉痹阻，作肿作痛，甚则关节屈伸不利。故治宜舒筋活血、养血通络、补肝益肾。方中以当归、熟地为君药，以共达舒筋活血、养血通络之功；骨碎补、杜仲补肝益肾、强筋壮骨，鸡血藤补血活血、续断补肝益肾、接筋续骨，乳香活血行气、通经止痛，共助君药活血通经；佐以丹参、川牛膝增强逐瘀通经、强壮筋骨之效。诸药合用，可缓解软组织肿胀、疼痛之症，并能促进损伤修复、改善功能受限，诸药共奏舒筋活血、养血通络、补肝益肾之功。

注意事项：孕妇及儿童禁服。

十二、舒筋酒

组方：三七 10g、生明乳香 6g、生明没药 6g、生大黄 6g、降香 10g、红花 6g、冰片 1g。

功效：活血化瘀、消肿止痛。

主治：急性软组织扭挫伤。

用法：上述诸药共研细末，用 60° 白酒 500ml 浸泡半月后滤渣取酒备用，外用取药酒 2~3ml 均匀涂抹患处，日 3~4 次。

方解：急性软组织扭挫伤，是由于外力撞击、跌仆闪挫、扭转牵拉、金创挤压、强力负重，过度活动等原因造成局部软组织的扭伤或挫伤，临床主要以伤处疼痛、肿胀、功能受限等为主要表现。《素问·阴阳应象大论》曰："气伤痛，形伤肿。"气无形，血有形，气为血帅，血随气行，气先伤及于血，或血先伤及于气；先痛而后肿为气伤形，先肿而后痛为形伤气，气血两伤，多肿痛并见，足以解释急性软组织扭挫伤的病机为气滞血瘀。

方中三七为君，甘温微苦，入血分，善止血又化瘀生新，具有止血不留瘀之特点，且消肿散瘀止痛；生明乳香、生明没药为臣，功在活血止痛，乳香辛香走窜，活血消肿、伸筋利痹，没药味苦性平，相须乳香则入血分而散瘀止痛，协同君药增强化瘀消肿之功，张锡纯曾说"乳香、没药最宜生用，若炒用则流通之力顿减"，故在此均用生品；降香辛温，散瘀止痛；生大黄苦寒，祛瘀止痛，又能防止诸药辛热之性；红花色红入血分，味辛行散瘀血，共为佐药，辅佐君臣增强活血散瘀之功；冰片芳香走窜，且辛而微寒，能清热消肿，散瘀滞热毒，为使药。《别录》云："酒，味苦甘辛，大热，有毒，主行药势，杀百邪恶毒气。"但作为一种良好的半极性有机溶剂，中药的各种有效成分都易溶于其中，药借酒力、酒助药势而充分发挥其效力，提高疗效。诸药合用共达化瘀生新、消肿止痛之功。

注意事项：该方仅供外用，切忌内服。

十三、筋伤痛消膏

组方：生大黄 8 份、黄芩 8 份、栀子 3 份、黄柏 3 份、姜黄 4 份、三七 3 份、泽兰 4 份、侧柏叶 4 份、芙蓉花叶 3 份、乳香 3 份、没药 3 份。

功效：活血祛瘀、清热凉血、消肿止痛。

主治：急性筋伤疾病。

用法：将诸药研为细粉，过 60 目筛后待用。将凡士林油加热至 80℃，并将药粉与凡士林油以 3：7 比例搅拌均匀，待温度冷却后装瓶备用。使用方法：将药膏适量均匀涂在纱布或棉垫上，外敷患处，24~36 小时更换敷药 1 次。

方解：急性筋伤疾病在西医学中主要是指软组织挫伤和关节扭挫伤，常有明显的外伤史，疼痛剧烈，局部迅速肿胀，肢体活动功能障碍；其疼痛部位固定，而恢复期较长，更甚者伴有肢体活动功能受限。中医学认为该病多因外伤或劳损而发病，多发生于损伤早期。方中生大黄为君药，具有活血化瘀、泻热通便、凉血解毒、逐瘀通经之功；黄芩消肿止血、清热燥湿、泻火解毒，黄柏清热燥湿、泻火除湿、解毒疗疮，栀子泻火解毒、清热利湿、凉血散瘀，三者共为臣药；三七散瘀止血、消肿定痛，有止血而不留瘀、化瘀而不伤正之特点，诚为伤科良药，《医学衷中参西录》亦云三七"善化瘀血，又善止血妄行……病愈后不至瘀血留于经络……化瘀而不伤新血，允为理血妙品"；姜黄破血行气、通经止痛，泽兰活血化瘀、行水消肿，乳香、没药行气祛瘀、活血消肿，侧柏叶凉血止血，共为佐药；芙蓉花叶具有凉血解毒、消肿止痛之功效，为使药。诸药合用共达活血祛瘀、清热凉血、消肿止痛的作用。

现代药理研究证实，大黄有增加血小板、促进血液凝固等止血作用，并有抗炎镇痛作用；黄柏主要消除水肿及由偏热引起的血瘀证，而损伤最明显的症状是充血、紫肿、灼热，又恰恰是黄柏的妙用之处——清利下焦湿热，黄柏树皮中含小碱和苦味黄柏酮甾醇化合物，外用可促进皮下瘀血吸收，小碱对血小板也有保护作用；黄芩、栀子等清热利湿药多具有抗炎、解热、镇痛作用，还能增强肾血流量或增加尿量而促进尿酸排泄；栀子中乙酸、乙醇、甲醇对软组织损伤有明显的修复作用，可加速软组织的愈合；三七温浸液及水溶性成分三七素能缩短凝血时间，并使血小板显著增加，最终表现为促凝血作用，三七总皂苷（PNS）对大鼠实验性血栓形成均有明显抑制作用，也可明显降低血小板黏附和聚集，改善微循环，抗血栓形成，对急性炎症渗出及炎症后期肉芽组织增生有明显抑制作用；姜黄、泽兰等活血化瘀药，不仅可缓解血管痉挛，且能抗血小板聚集、保护血管内皮，改善微循环；乳香、没药有镇痛和抑制炎症作用。

注意事项：妊娠或哺乳期妇女，过敏体质者；患处皮肤溃烂者禁用；该方仅供外用，切忌内服。

十四、筋伤活血膏

组方：三棱3份、莪术3份、生南星2份、乳香3份、白芷3份、羌活3份、独活3份、赤芍3份、北细辛1.5份、红花2份、生草乌0.5份、生川乌0.5份、皂荚0.5份、鸡血藤3份。

功效：祛瘀消痰、舒筋活血、通络镇痛。

主治：慢性筋伤疾病。

用法：将诸药研为细粉，过60目筛后待用。用3份药粉7份凡士林油。先将凡士林油放入铁锅内加热到80℃，投入药粉搅伴和匀，待温度冷却后装瓶备用。使用方法：将药膏适量均匀涂在纱布或棉垫上，外敷患处，24~36小时更换敷药1次。

方解：慢性筋伤疾病中医亦称为陈伤，一般指急性损伤后失治或治疗不当，而转为慢性损伤。急性筋伤后超过2周以上未愈者，即属于慢性筋伤疾病，慢性劳损而造成的筋伤也属此类。我们认为"瘀痰阻络"是导致慢性筋伤软组织肿胀、疼痛之关键，而"本虚"则是慢性筋伤疾病的持续性发作之因，"外邪"风寒湿则是慢性筋伤疾病诱发因素。方中三棱、莪术破血行气、消肿止痛，共为君药，《汤液本草》有云"三棱、莪术治积块疮硬者，乃坚者削之也。通肝经积血。治疮肿坚硬"；生南星燥湿化痰、消肿止痛，乳香活血生肌、消肿止痛，白芷祛风燥湿、消肿止痛，三药助君消肿止痛之功，同为臣药；羌活、独活祛风胜湿、散寒止痛，二者善行上下，遍祛太阳、少阴之风湿之邪；赤芍清热凉血、祛瘀止痛；北细辛祛风散寒、通络止痛；红花活血化瘀、通经止痛；五药同用有祛风胜湿、活血止痛，可助君臣以祛外邪；生川乌、生草乌大辛大热，祛风除湿、散寒止痛；皂荚祛痰通络；鸡血藤养血活血、舒筋活络；赤芍性寒凉血，亦能制诸药过于辛热，协为使药。诸药合用共达祛瘀消痰、舒筋活血、通络镇痛之功。

现代药理研究证实，三棱、莪术的生品及炮制品都有一定程度镇痛作用，同时能抑制血小板凝集、延长血栓形成时间，降低全血粘度。生南星、乳香有较显著镇痛作用。羌活、独活、赤芍、白芷均有一定镇痛、抑制血小板凝集、抗血栓作用。生川乌、草乌、细辛均有明显麻醉、抗炎、镇痛作用。

注意事项：妊娠或哺乳期妇女，过敏体质者；患处皮肤溃烂者禁用；该方仅供外用，切忌内服。

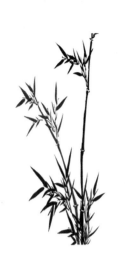

第四章

筋伤临证精选医案

一、颈项部肌筋膜炎案

文某，女，32岁，销售人员，重庆市南岸区人。初诊（2008年8月12日）：患者因"颈项强痛伴转动不便3小时"前来就诊。早晨起床时感颈项部强痛不适，且以右侧为甚，转动不便，颈项转动时感右侧肩胛骨内侧缘与颈项部有牵扯痛存在，查体：右侧颈项部及右肩胛部肌肉紧张、僵硬，颈项右侧缘压痛及右肩胛骨内侧缘压痛明显，无明显放射痛。舌淡红，苔薄白，脉弦滑。中医诊断：落枕（筋脉拘急、气血不畅证）；西医诊断：颈项部肌筋膜炎。采用针刺治疗，嘱患者右手半握拳独取右侧后溪穴，并用随咳进针法进针，得气后行快速捻转泻法，同时嘱患者轻轻地前后左右活动颈肩部，每5分钟行针1次，留针20分钟，患者经一次治疗后症状消失。

按：《灵枢·经脉》曰："手太阳小肠经……出肩解绕肩胛……"该患者右侧肩胛骨与颈项部牵扯痛正处于"绕肩胛"之处，压痛最明显的颈部右侧缘及右肩胛骨内侧缘均为膀胱经所过之处，两经都属于太阳经。《灵枢·杂病》曰："项痛不可以俯仰，刺足太阳；不可以顾，刺手太阳。"我们根据"经络所过，主治所及"，选用针刺太阳经腧穴后溪穴治疗本病疗效显著，而后溪穴的主治范围在《针灸大成》中提及"主胸满，颈项强，不得回顾"。后溪穴为八脉交会穴之一，是手太阳小肠经的输穴，与督脉相通。位置在手小指根部第五掌指关节尺侧后下方凹陷处，握拳时横纹头尺侧赤白肉际处。考虑本穴所处位置以肌腱、骨骼为主，手掌若摊开则穴位局部皮肉紧绷不易取穴、进针，故半握拳取穴较准确、实用。采用"随咳进针法"，一方面是为了转移患者注意力，减少进针所引起的疼痛，另一方面是因为咳嗽时阳气振奋进针后针感较强。特别强调进针得气后一定要嘱患者进行相应的运动，运动方式以牵动病灶为目的，能使疼痛缓解更迅速而且疗效更持久。相关研究表明，针刺和运动均能止痛，针刺止痛和运动止痛分别是神经系统的两种作用。针刺运动疗法在治疗本病的过程中，存在着相互联系的两个方面。一方面是针刺提高痛阈或耐痛阈，产生疼痛的暂时缓解，作用的部位主要在脊髓，可用疼痛的闸门控制学说来解释，疼痛的暂时缓解为运动患部提供了条件；另一方面在针刺的基础上配合主动运动是疼痛获得持久缓解的决定因素，作用部位主要在脊髓上位中枢，在针刺时患部的运动活动激活脊髓上位中枢，发放下行冲动，在底节、丘脑、脑干网状结构和脊髓水平控制伤害性传入，产生突触前抑制或突触后抑制，改变传入信息的特性，使伤害性刺激在中枢神经系统内产生的异常活动模式转变成（或恢复到）正常的活动模式，从而产生疼痛的持续缓解。

临床中针刺后溪穴还常用于治疗急性腰扭伤、项背强痛、肩周炎及脊柱相关疾病等，临床疗效肯定。

二、颈性眩晕案

霍某，男，42岁，行政办公人员，重庆市巴南区人。初诊（2015年3月30日）：患者因"运动致一过性眩晕5天"前来就诊。患者平素长期久坐伏案工作，疏于锻炼。5天前因久坐伏案出现颈项酸胀不适，颈部活动欠灵活，在自助活动颈部时出现一过性强烈眩晕，在外院经西医诊治无效。症见体位改变瞬间（如坐位到卧位或卧位到坐立位）出现强烈眩晕，如天旋地转感，持续5~10秒后逐渐缓解，伴颈项酸胀不适，活动稍欠灵活；无恶心、呕吐、耳鸣、心慌、心悸、视力障碍等症状，饮食好，眠中易醒，二便调。查体：一般情况可，精神较好，面色如常，舌淡红，舌边少许瘀点，苔薄白，脉弦。颈项肌肉轻度紧张，C_{3-4}、C_{4-5}椎体棘突两侧旁开1.0cm压痛（++），并可诱发明确眩晕感，旋颈试验阳性，臂丛神经牵拉试验阴性，椎间孔挤压试验阴性。颈椎CR片检查示：颈椎轻度退行性改变，C_4椎体棘突向右侧轻度偏歪。中医诊断：眩晕（筋骨错缝、气血不调证），西医诊断：颈性眩晕。治疗以正骨柔筋、活血定眩为法。予以针刺百会、颈百劳，平补平泻，得气后温针灸各1壮；针刺风池、天柱，泻法，电针密波刺激20分钟；轻手法舒筋按摩放松颈项、肩背肌肉后，予坐位牵旋端提法纠正C_4椎体棘突之偏歪。嘱其睡觉时调整合适的枕头高度，避免过高过低，避免久坐伏案，适当加强颈项及上肢功能锻炼。二诊（2015年4月2日）：诉颈项酸痛不适明显缓解，运动时一过性眩晕症状较前明显改善，仅在起卧翻身瞬间轻度眩晕2~3秒后消失。查体：一般情况可，颈项部肌肉较松软，颈椎棘突无明显侧弯压痛，旋颈试验阴性。因其颈椎棘突偏歪得到纠正，故停止坐位牵旋端提法，其余治疗方法同前。三诊（2015年4月6日）：诉颈项酸痛不适及运动时一过性眩晕症状消失。颈部活动恢复正常。并嘱其注意休息，勿久坐伏案，加强颈项部适宜功能锻炼。随访半年未复发。

按：颈性眩晕是临床常见疾病，可发生于椎动脉型颈椎病、交感神经型颈椎病、脊髓型颈椎病、寰枢关节半脱位等各种颈椎疾患之中，以颈项运动性、体位性、发作性眩晕为特点，即当改变体位尤以扭转头部时眩晕加重，严重者可发生猝倒，但一般不伴有意识障碍，当停止活动时眩晕现象可很快消失。虽然该症状对人体不会造成明确伤害，但因猝倒导致其他损害时，其危险性会明显增加。中医对眩晕解释"因于风，欲如运枢，起居如惊，神气乃浮"。认为其发生主责于肝，旁涉肾、心、脾等脏，病性有实有虚，以虚者为多；实则肝阳、痰浊、瘀血上扰清空，虚则阴精、气血亏耗，精明失养。而虚实之间往往互相夹杂而成本虚标实。历代医书对本病论述很多，《素问·至真要大论》曰："诸风掉眩，皆属于肝。"指出眩晕多属肝的疾病；《河间六书》认为本病因风火为患，有"风火皆阳，阳多兼化，阳主平动，两阳相搏，则为之旋转"的论述；《丹溪心法》提出"无痰不作眩"，主张以"治痰为先"；《景岳全书》强调"无虚不作眩"，当以治虚为主；《医学正传》曰："外有因坠损而眩运者，心中有死血迷闭心窍而然，是宜行血清经，以散其瘀结。"提出"血瘀致眩"之论，治当活血定眩。本案患者因平素久坐伏案而疏于锻炼，致颈项及肩背部筋脉、肌肉劳损，气血不调则易疼痛；此次又因于久坐，颈项长时间固定不动而致颈部肌肉紧张，加之主动活动用力不慎而致椎骨偏歪、骨错筋伤，影响颈部血运，造成一过性脑部缺血则见眩晕。此为"筋骨错缝、气血瘀滞"所致，只需骨正筋柔、气血调和则眩晕可除，采用温针灸百会、颈百劳以温经活血、促进头项气血之流通；电针刺激风池、天柱以疏风活血、柔筋止痛。加以舒筋按摩可放松局部肌肉、促进血液循环；最后针对 C_4 椎体棘突偏歪，通过牵旋端提法可整复筋骨，达到"骨正则筋柔"之效。二诊时当其筋骨复位，便不可多用旋转类手法，以免伤及正常组织，仅需继续针刺、舒筋按摩调理即可。本案提示我们针对颈椎棘突偏歪（筋骨错缝）所致的颈性眩晕，可采用整脊手法治疗，但应随其症状消除而停止整脊治疗。

三、颈性眩晕案

程某，女，47 岁，行政办公人员，重庆市九龙坡区人。初诊（2014 年 3 月 28 日）：患者因"反复颈项酸痛伴眩晕 5 年余，加重 2 天"前来就诊。患者因工作原因长期久坐伏案，又不注意姿势，5+ 年前开始出现颈项酸痛，肩胛板滞，经常眩晕，恶心欲吐，困倦少食，不耐劳累。2 天前又因工作繁忙劳累而致上述症状加重。颈椎 MRI 检查示：颈 3~4、颈 4~5、颈 5~6、颈 6~7 椎间盘突出，伴椎管轻度狭窄；颈椎体骨质增生。TCD 检查：脑血管紧张度增高，提示脑供血不足。在院外先以推拿治疗而症缓，但往往好景不长，又因劳累而发作，再行推拿仅半天舒服，继复如故。此乃器质性病变，恐别无良策。无奈改服中药，拟平肝祛风、活血通络法，症稍缓，动辄复作。经人介绍前来我院求治，症见颈项及肩胛部酸痛、头晕、目眩、恶心、头不能转侧、转侧则天旋地转。查体：一般情况可，面色苍白，精神欠佳，面容憔悴。颈项及肩背部肌肉较紧张，颈项转动不灵活，颈 3~7 椎棘突及棘旁轻微压痛，未引出明显放射痛，双侧肩胛冈上缘压痛，尤以右侧为甚，双肩部及上肢无明显压痛，旋颈试验阳性，臂丛神经牵拉试验阴性。舌质淡苔白，舌边少许齿痕，脉细。中医诊断：眩晕（脾胃气虚，中气不足证）；西医诊断：颈性眩晕。治疗以"健脾养胃，益气升阳"为法。

首先针刺风池、风府，采用平补平泻法；再针刺颈部阿是穴，针尖指向病所采用滞针法，使针感向肩胛部放射为宜；针刺百会、足三里、三阴交、脾俞、中脘，采用捻转补法，得气后配合温针灸 2 炷，日 1 次。推拿针对头部采用开天门、推坎宫、揉太阳、拿五经、点风池的手法，再用拿揉、滚推、分推手法放松颈项及肩胛部肌肉，最后施以仰卧手牵旋转法以调整颈椎小关节位置及顺应性，日 1 次。嘱其卧床休息，避风寒。二诊（2014 年 4 月 1 日）：患者诉颈项及肩胛部酸痛较前减轻，头晕症状稍有改善，但头仍不能转侧，动则头晕加重，并见神疲乏力，少气懒言，饮食乏味，睡眠不佳，大便稀溏。舌质淡苔白，舌边少许齿痕，脉细。前法不变，配合补中益气汤加减内服。处方：黄芪 30g、党参 15g、炒白术 12g、陈皮 10g、当归 12g、葛根 12g、升麻 9g、柴胡 9g、丹参 10g、川芎 10g、茯神 20g、夜交藤 12g、炙甘草 6g，5 剂，水煎取汁分 3 次服，日 1 剂。嘱其注意休息，避风寒。三诊（2014 年 4 月 6 日）：患者诉颈项及肩胛部酸痛基本消失，头晕、目眩、恶心等症状明显减轻，饮食及睡眠明显改善，坚持以静待变，继续前法治之，并嘱其加强颈肩部适宜功能锻炼。四诊（2014 年 4 月 12 日）：患者诉颈项酸痛伴头晕、目眩、恶心等症状基本消失，其兼证悉减，嘱其继续内服补中益气丸 1 月，日三次，每次 1 丸，白开水吞服。并嘱患者坚持颈肩部适宜功能锻炼，随访半年未复发。

按：颈性眩晕主要是指椎动脉型、交感型颈椎病所引起的眩晕。临床症状以眩晕或头晕为主，伴有恶心、呕吐、头颈肩背疼痛、耳鸣、视觉障碍、出汗、心悸、血压不稳及上肢麻木等复杂的症状。中医学认为，引起眩晕病的原因很多，但不凡虚实两者，实者为风、火、痰、瘀扰乱清空，虚者为髓海不足，或者气血不足、清阳不升，发为眩晕。《灵枢·口问》曰："上气不足，脑为之不满，耳为之苦鸣，头为之苦倾，目为之眩。"头为诸阳之会，又为髓之海，上气不足，则清阳不升，脑髓不充，清窍空虚，故见头晕、目眩诸症。张景岳认为"无虚不能作眩，眩晕一证，虚者居其八九，而兼火兼痰者，不过十中一二耳"，故本病之本在于虚。本案患者人到中年，长期久坐伏案工作，久之则致颈部筋脉劳损，气血不畅，又患者素体"脾胃气虚、中气不足"，"脾胃为后天之本""气血生化之源"，脾胃亏虚，则气血生化无源，气血不足，清阳不升，脑海失养，而发颈痛、头晕、目眩、恶心等症状，常常遇劳即发或加重，即《素问·举痛论》所说"劳则气耗"。治疗根据局部取穴、循经取穴、俞募配穴的原则先取风池、风府及颈部阿是穴，而风池、风府二穴为治风之要穴，《素问·骨空论》曰："大风颈项痛，刺风府。"两穴均善治头痛、头晕、颈项急、不得顾、目眩之疾，眩晕而痛等症状；再取百会、足三里、三阴交、脾俞、中脘等腧穴，并配以温针灸可以达到活血通络、健脾养胃、补气升阳的作用；通过对头部、颈部、肩部的推拿手法治疗可以解除颈项部肌肉痉挛，改善头部及颈肩部的血液循环，从而减轻颈肩部酸痛，缓解头晕、目眩、恶心等症状。二诊时仍见头晕，头仍不能转侧，动则头晕加重，并见神疲乏力，少气懒言，饮食乏味，睡眠不佳，大便稀溏等，诸症皆为"脾胃气虚，中气不足"所致，故予以补中益气汤加减内服以增强健脾、益气、升清的作用。补中益气汤出自李东垣的《脾胃论》，是临床上运用非常广泛的一首著名方剂。原用以治疗"脾胃之证，始得则热中"；"脾证始得，则气高而喘，身热而烦，其脉洪大而头痛，或渴不止，其皮肤不任风寒，而生寒热……伤其内为不足，不足者补之……唯当以辛甘温之剂，补其中而升其阳，甘寒以泄其火则愈矣。"处方立意为甘温除大热，并立25种加减法，后世医家在此基础上，扩大了补中益气汤的使用范围，除针对脾胃病外，其余各脏腑若见相同之证，即可用补中益气法。方中黄芪补中益气、升阳固表为君药，现代药理研究认为黄芪具有扩张血管的作用，能改善血液循环及营养状况；党参、炒白术、炙甘草甘温益气、补益脾胃为臣药，现代药理学研究表明党参具有增加心肌收缩力，增加心输出量，抗血小板聚集，降血压的作用；陈皮调理气机，当归补血和营，加以丹参、川芎养血活血，益气与活血并调，加以茯神、夜交藤养心安神，共为佐药；升麻、柴胡协同参、芪升举清阳，加以葛根升阳止泻、舒筋解痉、缓解颈痛，共为使药。综合全方，一则补气健脾，使后天生化有源，脾胃气虚诸证自可痊愈；一则升提中气，恢复中焦升降之功能，使清阳之气上升，脑窍能得清气之濡养而不致眩晕。

临床遵循"病急用汤剂，病缓用丸药"的原则，在颈痛、头晕诸症缓解后，改用补中益气丸缓缓图治，再坚持颈肩部适宜功能锻炼，以巩固疗效。

四、椎动脉型颈椎病案

黄某，女，41岁，公务员，重庆市渝北区人。初诊（2015年7月24日）：患者因"颈项强痛伴眩晕、头痛复发加重3天"前来就诊。患者中年女性，长期久坐伏案工作，曾于去年8月因工作繁忙，久坐劳累而出现颈项强痛不适，并伴见眩晕、心烦意躁等症状，曾来我科住院经电针、推拿、中频、中药外敷等综合治疗近1月后临床症状基本消失出院。3天前又因受凉而致颈项强痛及眩晕症状复发加重，并伴见头顶痛，经自行内服感冒药物（具体药名不详）及拔罐等治疗后症状未见减轻。就诊时见颈项强痛、眩晕、头痛、肢体酸痛、口干微渴、咽痒、咳嗽、睡眠不佳，小便黄，饮食及大便可。舌苔偏黄，脉弦紧。查体：T 36.8℃，P 78次/分，R 18次/分，BP 105/78mmHg。颈项部肌肉紧张，转动不灵活，颈3~7椎棘突及其棘间隙两侧旁开1.0cm处不同程度压痛，未引起上肢明显放射痛，双侧肩胛骨内侧缘及肩胛冈下窝压痛，双上肢无明显压痛，旋颈试验阳性，臂丛神经牵拉试验阴性，椎间孔挤压试验阴性。颈椎MRI检查示：颈3~4、颈4~5、颈5~6椎间盘突出，伴颈3~4、颈4~5椎间盘水平椎管轻度狭窄，颈5~6椎间盘水平椎管中度狭窄及脊髓前缘受压；颈椎体骨质增生。中医诊断：眩晕（风寒湿阻，兼有里热证）；西医诊断：椎动脉型颈椎病。治疗以祛风散寒、除湿通络、兼清里热为法。予以针刺风池、风府、颈部夹脊穴、合谷，用捻转泻法，并配合电针连续波刺激；针刺大椎、百会，用捻转泻法，配合温针灸2炷；舒筋解痉类轻柔推拿手法（包括拿揉法、滚推法、点按法、推分法）放松颈肩部肌肉；内服九味羌活汤加减，处方：葛根18g、羌活12g、苍术12g、白芍15g、细辛3g、防风12g、白芷12g、川芎12g、黄芩6g、生地10g、藁本12g、杏仁10g、炙甘草6g，5剂，水煎取汁分3次服，日1剂。

二诊（2015年8月1日）：患者诉颈项及肩背部酸胀强痛较前减轻，眩晕、头痛及肢体酸痛明显改善，仍见睡眠不佳，夜间难以入睡，口干咽痛，轻微咳嗽，舌苔略黄，脉紧。在前方基础上加茯神15g以宁心安神，加薄荷12g以清利咽喉；针刺经外奇穴安眠穴、四神聪、三阴交，用平补平泻法，以宁心安神；其余方法同前治疗。三诊（2015年8月4日）：患者诉眩晕、头痛明显减轻，咽痛消失，仍见口干微渴，睡觉易醒，醒后难以入睡，舌淡红苔白，脉细。在前方基础上去薄荷，加麦冬12g以养阴生津止渴，夜交藤12g以养心安神、通络祛风，天麻10g以祛风止痛、并改善脑血流量，当归12g以活血止痛；再配合项背部拔罐及仰卧手牵旋转法（患者仰卧于治疗床上，头部探出床头，医者坐于患者头前，一手置于枕后部，一手置于颌下，双手用力牵引颈部并轻轻摇晃，使颈肌松弛，然后在牵引力作用下使患者头部左右旋转到最大限度，施法时切忌用力过猛）；其余方法同前，嘱其注意休息，避风寒，加强颈肩部适宜功能锻炼。四诊（2015年8月10日）：患者诉颈项强痛仍存在，眩晕、头痛、肢体酸痛、口干微渴等症状消失，睡眠恢复正常，治疗予以针刺颈部夹脊穴、双侧肩井、天宗，用捻转泻法，配合电针疏密波刺激；再配以颈肩部舒筋解痉类轻柔推拿手法及仰卧手牵旋转法，嘱其加强颈肩部适宜功能锻炼。五诊（2015年8月15日）：患者病情临床痊愈，嘱其坚持加强颈肩部适宜功能锻炼。随访半年未复发。

按：椎动脉型颈椎病是临床常见病、多发病，主要是因椎动脉受压或刺激而造成椎－基底动脉供血不足而出现的综合征，临床表现以头晕为主要症状，属于中医的"痹证""项强""头痛""眩晕"等范畴。本案患者中年女性，长期久坐伏案工作，又因受凉而复发加重。受凉而致风寒湿邪外侵，郁遏卫阳，闭塞腠理，阻滞经络，气血运行不畅，而出现颈项强痛、眩晕、头痛、肢体酸痛等症状；口干微渴，咽痒，舌苔略黄，小便黄，此为内有里热之征象。针刺风池、风府、颈部夹脊穴、合谷，用泻法意在祛风解表、散寒除湿，又可疏经通络而治颈项强痛；温针灸大椎、百会既可温经散寒通络，又可升阳益气而解眩晕、头痛之疾；舒筋解痉类推拿手法配合仰卧手牵旋转法，则可以调整颈椎的顺应性，改变突出物与周围组织的位置，减轻或解除压迫，矫正小关节错位及滑膜嵌顿，消除不良刺激，松解肌痉挛，缓解疼痛；拔罐则可祛风散寒除湿。针对患者病因病机及临床症状，再配以治疗外有风寒湿、内有里热之代表方剂的九味羌活汤加减，以解表散寒除湿，并兼清里热，取得较佳效果。方中羌活辛苦性温，散表寒，祛风湿，利关节，止痹痛，为治太阳风寒湿邪在表之要药，故为君药；防风辛甘性温，为风药中之润剂，祛风除湿，散寒止痛；苍术辛苦而温，功可发汗祛湿，为祛太阴寒湿的主要药物。两药相合，协助羌活祛风散寒，除湿止痛，是为臣药；白芷、川芎、细辛、藁本祛风散寒，宣痹止痛，其中白芷善解阳明头痛、川芎长于治少阳厥阴头痛，细辛长于治少阴头痛，藁本长于治巅顶头痛；生地、黄芩清泄里热，并防诸辛温燥烈之品伤津；加葛根解肌生津，以缓颈项强痛，其葛根中提出的黄酮能增加脑及冠状血管血流量，从而改善头部供血；杏仁以宣发肺气而止咳，《本草纲目》记载："杏仁能散能降，故解肌、散风、降气、润燥、消积，治伤损药中用之……"白芍配甘草以缓急止痛，以上共为佐药；甘草还可调和诸药为使药。二三诊针对患者睡眠不佳、口干咽痒等症状而随证加减药物，诸药合用既能统治风寒湿邪，又能兼顾协调表里；这样外邪驱除，经络通畅，气血运行恢复正常，则颈项强痛、眩晕、头痛、肢体酸痛等症状随之而解。四诊继续予以针灸、推拿及功能锻炼等非药物疗法巩固疗效，使患者诸症皆除。本案充分体现了药物与非药物疗法相结合的中医综合治疗筋伤疾病的学术思想，临床反复运用疗效显著。

五、椎动脉型颈椎病案

朱某，男，52岁，个体经商，重庆市云阳县人。初诊（2016年6月14日）：患者因"颈项强痛伴间断性眩晕2月，加重3天"前来就诊。患者素体肥胖，平素嗜好烟酒，且疏于锻炼。主诉于2月前出现颈项强痛，并伴间断性眩晕症状，曾在当地医院经颈椎MRI等检查后诊断为"椎动脉型颈椎病"。3天前无明显诱因眩晕加重，并兼见胸闷、恶心欲吐、食少纳差、舌淡苔白润、脉滑。中医诊断：眩晕（痰浊中阻，清阳不升证）；西医诊断：椎动脉型颈椎病。治疗采用百会隔姜灸法：病人正坐或平卧，并将患者百会穴处头发剪掉，置约1~2mm后的姜片于穴位上，再将艾炷置于姜片上并点燃，每次灸3~5壮，治疗时要防止烫伤。同时配合针刺双侧风池、丰隆、足三里，采用捻转泻法，留针20分钟，每5分钟行针1次。以上方法日1次。二诊（2016年6月17日）：患者诉颈项强痛、胸闷、恶心欲吐症状基本消失，眩晕症状较前改善，继续予以百会隔姜灸法，每次灸3~5壮，日1次。并嘱其调节饮食，戒烟酒，配合适宜体育锻炼。三诊（2016年6月24日）：患者颈项强痛及眩晕诸症消失，嘱其自行艾盒灸百会、中脘、足三里穴以善后，并配合适宜功能锻炼。随访3个月未复发。

按：椎动脉型颈椎病临床表现以眩晕、头痛为主要症状，属于中医的"痹证""项强""头痛""眩晕"等范畴。对于眩晕一症，历代医家多有论述。其中金元四大家之一朱丹溪，力倡"无痰不作眩"之说，对临床治疗眩晕，颇具指导意义。痰浊中阻，阻遏经络，致清阳不升，清空之窍失其所养，故见头目眩晕。百会穴，首见于《针灸甲乙经》，归属督脉，别名"三阳五会"。《采艾编》云："三阳五会，五之为言百也。"意为百脉于此交会，百脉之会，百病所主。《会元针灸学》："百会者，五脏六腑奇经三阳百脉之所会，故名百会。"百会穴位居巅顶部，其深处即为脑之所在；且百会为督脉经穴，督脉又归属与脑。此外，根据"气街"理论，"头气有街""气在头者，止之于脑"（《灵枢·卫气》），即经气到头部的（手、足三阳）都联系于脑。根据"四海"理论，"脑为髓海"。杨上善注说"胃流津液渗入骨空，变而为髓，头中最多，故为海也。是肾所生，其气上输脑盖百会穴，下输风府也"。可见，百会穴与脑密切联系，是调节大脑功能的要穴。百脉之会，贯达全身。头为诸阳之会，百脉之宗，而百会穴则为各经脉气会聚之处，能通达阴阳脉络，连贯周身经穴，具有升阳豁痰、降浊开窍之作用，是治疗眩晕的要穴。现代临床和实验研究，更为认识艾灸百会治疗眩晕等病的治病机制提供了依据。艾灸百会穴，能够使患者血液流变学的各项指标得到改善，使脑组织细胞有一定恢复。刺激百会穴，对大脑皮质中枢生物电活动有良好的调节作用，并且能够改善脑组织氧合血红蛋白饱和度及血流量，从而增加脑部血流量，改善大脑的血液循环。再配合针刺双侧风池、丰隆、足三里以健脾化痰通络，使眩晕症状得以解除。同时还应嘱咐患者注意精神调摄、饮食有节、起居有常，加强身体锻炼，才能防止疾病的复发。

六、椎动脉型颈椎病案

吴某，女，45岁，自由职业，重庆市南岸区人。初诊（2006年9月15日）：患者因"颈项强痛伴反复头晕2年余，加重5天"前来就诊。患者主诉2年多前出现颈项强痛，并偶有头晕症状，曾在某三甲医院经颈椎MRI及TCD检查诊断为"椎动脉型颈椎病"。5天前因家庭琐事与家人吵架而致病情加重，就诊时见头晕，颈项强痛不适，并兼见不寐、彻夜辗转难耐、心悸、烦躁、耳鸣、腰膝酸软、精神疲惫、口干欲饮、食少纳差、小便少、舌红少苔、脉细数。中医诊断：头晕（阴虚火旺、心肾不交证）；西医诊断：椎动脉型颈椎病。治疗以滋阴补肾、交通心肾、宁神定志为法。针刺双侧风池、三阴交、太冲，采用平补平泻法，温针灸百会、双侧肾俞、太溪，采用捻转补法；推拿采用舒筋解痉类手法放松颈肩部肌肉；同时积极与患者进行病情沟通，进行心理疏导；再配以内服天王补心丹加减，处方：生地15g、玄参12g、麦冬12g、天冬12g、当归12g、丹参10g、党参15g、茯苓15g、远志12g、酸枣仁12g、柏子仁12g、五味子12g、夜交藤20g、桔梗10g，5剂，水煎取汁分早中晚3次服，日1剂。嘱其调节情志，注意休息。二诊（2006年9月20日）：患者诉颈项强痛基本消失，头晕及睡眠较前改善，大约能入睡3~4小时，心悸、烦躁、精神疲惫、食少纳差减轻，耳鸣、腰膝酸软症状仍存在，并感夜间手足心热、盗汗、小便黄少、夜间口干明显。此为"阴虚火旺"未解除，治疗在针刺原有穴位基础上加双侧足三里，采用提插补法；推拿手法同前法；并配以内服知柏地黄汤加味，处方：熟地20g、山茱萸15g、山药30g、泽泻10g、茯苓15g、丹皮9g、知母6g、黄柏6g、酸枣仁12g、五味子12g、远志12g，10剂，水煎取汁分早中晚3次服，日1剂。三诊（2006年9月30日）：患者诉颈项强痛及头晕症状消失，睡眠明显改善，大约能入睡6~7小时，心悸、烦躁、精神疲惫、食少纳差已较轻微，耳鸣、腰膝酸软、夜间手足心热、盗汗、夜间口干症状明显改善，给予丸剂知柏地黄丸内服1月以善后，随访3月未复发。

按：中医有"无虚不作眩"的说法，本案患者素体肾阴亏虚、心肾不交、脑海失养，而发颈痛、头晕、心悸、耳鸣、腰膝酸软等症状。治疗采用针刺风池、百会、三阴交、太冲、太溪、肾俞、足三里穴，以及温针灸百会可同达补肾填精、益气养血、平肝安神的作用，并通过针刺治疗以上穴位可以改善椎－基底动脉血流量；采用舒筋解痉类手法放松颈肩部肌肉，可以解除颈部肌肉痉挛，改善头部供血；并配合内服天王补心丹加减以滋阴清热、养血安神。方中以生地为君，取其下入足少阴以滋水，主水盛可以伏火，况且地黄为血分要药，能入手少阴，能滋阴养血、补肾养心，以清热安神；臣以玄参滋阴润燥降火，以制虚火上炎，使虚火伏而神自安；天冬、麦冬甘寒滋阴以清虚火；酸枣仁、柏子仁养心安神、益智益脾；当归补血润燥安神；党参、茯苓益气宁心；五味子益气敛阴生津、宁心安神，助补气滋阴，补心气之耗散；远志既养心安神，又交通心肾；佐以丹参益气清心、补血活血，使补而不滞，清郁热而除心烦；夜交藤以养心安神以治其标；桔梗为使药，载药上行，引入心经，又不使诸药速下。诸药合用，共奏滋阴清热、养心安神，标本兼治之功；滋补阴血以养心神，降痰火以宁心神，使心神有所养而无所忧，则诸症自安。在睡眠改善后用以知柏地黄汤加味治疗，并以丸剂善后，以达养阴补肾、滋阴清热、巩固疗效的作用，对治疗阴虚血少、虚火内扰型头晕、不寐之症有较佳疗效。但在临床中应根据阴阳消长规律，从脏腑虚实辨证论治出发进行调治，同时还应嘱咐患者注意精神调摄、房室有节、起居有常，加强身体锻炼。

七、神经根型颈椎病案

周某，男，65 岁，个体经商，重庆市南岸区人。初诊（2015 年 7 月 12 日）：患者因"颈项及右上肢疼痛 10 天，加重 2 天"前来就诊。患者年老气盛，平素体健，好侧卧看电视，经常保持体位 3~4 小时。主诉 10 天前因受凉出现颈项及右上肢前外侧轻度酸胀不适，以长时间低头后较明显，改变体位时可逐渐改善，每天平均发作 5~6 次。曾在外院诊断为"颈椎间盘突出症（颈 6~7）"，经内服"弥可保"未见缓解。2 天前因夜间贪凉而致颈项及右上肢疼痛加重，无法入睡，自服消炎止痛药未见减轻。就诊时症见颈项及右上肢前外侧明显持续性牵扯疼痛，动则痛如电击，静则酸胀难忍，任何体位均不能缓解，夜难入睡，饮食尚可，二便调。查体：神清神倦，面色青灰，形体偏瘦，舌瘀红，苔薄白，脉浮紧而弦。颈项右侧肌肉较紧张，颈 5~7 椎体棘突右侧旁开 1.0cm 深压痛，可引出右上肢放射痛，椎间孔挤压试验阳性，臂丛神经牵拉试验右侧阳性。颈椎 MRI 检查示：颈椎轻度退行性改变，颈 6~7 椎间盘向后膨出并向右突出。中医诊断：项痹病（寒凝血瘀证）；西医诊断：神经根型颈椎病。治疗以温经散寒、活血通络为法。予以温针灸颈百劳各 1 炷；电针疏密波刺激双侧颈 6~7 夹脊穴 20 分钟；平补平泻列缺、合谷，留针 20 分钟。留针期间患者安然入睡。轻手法舒筋推拿放松颈项肩背肌肉，辅以坐位定点旋提手法正脊柔筋。二诊（2015 年 7 月 15 日）：患者诉颈项及上肢疼痛明显缓解，夜能安睡。但因昨日针刺刺激量过强，情绪大惊，颈项及右上肢疼痛如初，夜不能寐，并表示不愿再接受针刺治疗。查体：脉弦涩，颈项肌肉明显紧张，颈 5~7 椎体棘突右侧旁开 1.0cm 深压痛，可引出右侧上肢放射痛，椎间孔挤压试验阳性，臂丛神经牵拉试验右侧阳性。经云：惊则气乱。针灸时若惊恐，势必经气不循常道，逆乱而行，故致症状加重。遂言语安慰，征求其同意后，选择颈项压痛最甚处浅刺，稍得气后留针 30 分钟；平补平泻神门、百会，留针 30 分钟。轻手法舒筋推拿，辅以卧位旋提法正脊柔筋。三诊（2015 年 7 月 17 日）：患者诉颈项及上肢疼痛减轻，夜间能够安睡，仅后仰颈项时仍出现颈项及右上肢轻度牵扯痛。续以颈项压痛最甚处刺之，先泻后补，留针 30 分钟。推拿手法同前。四诊（2015 年 7 月 24 日）：患者诉颈项及上肢疼痛基本消失，偶在疲倦时稍有酸胀感。查体：颈项肌肉放松，压痛不明显，未引出放射痛，椎间孔挤压试验阴性。停止针刺治疗，仅轻手法推拿舒筋，辅以捏脊法善后。经 5 次治疗后诸症消除。随访半年未复发。

按： 神经根型颈椎病是各型颈椎病发病率最高的类型，据有关统计约占 60% 以上。其发病诱因多与受凉、外伤、劳累有关。本案患者虽平素体健，但长期作息姿势不良导致局部筋骨劳损，加之感受寒凉之邪，寒凝血瘀，经脉流行不畅，则出现颈项及上肢疼痛不适。脉浮主表，紧为寒凝，弦则主痛。故通过温经散寒、活血止痛法治疗见效。然而年老之人即使身体强健，其气血脏腑亦显不足。加之其形瘦气盛，乃肝旺之人，若过强针刺刺激反而增加形体痛苦，势必导致患者情绪不定，惊则气乱，影响疗效，症状反复。仲师曾说"观其脉证，知犯何逆，随证治之"，证变则法变，故以安神定志、活血通络法治之。言语安慰可令医患双方得以沟通，平复患者紧张情绪。针刺神门、百会能安神定志、舒缓情绪。《灵枢·邪气脏腑病形》曰："诸涩者多血少气，微有寒。是故刺急者，深内而久留之……刺涩者。必中其脉。随其逆顺而久留之。"因其惧针，故浅刺以减轻针刺刺激量，且浅刺可引邪外出，久留针能候正气来复。卧位旋提法仅是坐位旋提手法之形式改变而已，同样可正骨柔筋，加之患者处于卧位，一能更加放松肌肉便于操作，二来可使患者安心，利于治疗。本案提示我们对于针刺治疗不必过分强调所谓"针感"，应因人施治方不违背"三因制宜"的原则，也正如《医宗金鉴·正骨心法要旨》所说："法治所施，使患者不知其苦，方称为手法。"

八、神经根型颈椎病案

罗某，女，48 岁，行政办公人员，重庆市长寿区人。初诊（2012 年 7

月 11 日）：患者因"颈项不适伴右肩胛部疼痛及右上臂酸胀 5 天"前来就诊。患者中年女性，主诉于 5 天前因吹空调受凉后出现颈项不适，并伴见右侧肩胛部酸胀疼痛，并逐渐出现右上臂酸胀、冷痛不适，右上肢活动稍感不便，曾到私人诊所行针灸、推拿及外贴膏药等治疗后未见明显缓解。就诊时见颈项强痛，尤以右肩胛部胀痛及右上臂酸胀痛为主，遇寒加重，得热则减。查体：颈项部及右侧肩胛部肌肉较紧张，颈项转动可，颈 2~7 椎体棘突两侧缘轻微压痛，颈 7 椎体棘突旁压痛，未引起明显放射痛，右侧肩胛骨内上角处压痛明显，右肩胛骨内侧缘压痛，右侧肩胛冈上、下窝压痛，右上肢无明显压痛，叩顶试验（±），臂丛神经牵拉试验阳性，椎间孔挤压试验阳性。舌质淡红，苔薄白，脉弦紧。颈椎 CR 检查示：颈椎生理曲度约变直，颈 3~7 椎均有不同程度增生唇样变。中医诊断：项痹病（风寒痹阻证）；西医诊断：神经根型颈椎病。治疗以"祛风散寒，温经活血，通络止痛"为法。治疗以颈椎病中医综合治疗优化方案为主：针刺颈 4~7 椎夹脊穴、双侧风池、右侧肩井、天宗、肩髃、臂臑穴，采用捻转泻法，并配合电针连续波刺激，每次 20 分钟，日 1 次；针刺合谷、中渚穴，采用捻转泻法，强刺激得气后不留针；针刺大椎穴，采用捻转泻法，并配合温针灸 2 炷；拔罐（主要针对颈肩部疼痛明显处）；采用舒筋解痉类手法（主要采用㨰、拿、揉、点、按、弹拨手法为主，）针对颈部、右肩胛部及右上肢进行施术，日 1 次；嘱其注意休息，勿久坐伏案，避风寒，后期配合适宜功能锻炼。二诊（2012 年 7 月 14 日）：患者诉颈项不适改善，右肩胛部疼痛及右上臂酸胀较前减轻，但仍感右上臂冷痛、畏风，舌淡红，苔薄白，脉弦紧，此为"风寒痹阻经脉"所致，法当"祛风散寒、通络止痛"，方拟桂枝加葛根汤加减：葛根 18g、桂枝 9g、白芍 15g、炙甘草 10g、生姜 3 片、当归 12g、细辛 3g、羌活 12g、桑枝 12g、川芎 12g、防风 12g，5 剂，水煎取汁分 3 次服，日 1 剂。其余同前法治疗，嘱其注意休息，避风寒，加强颈肩部适宜功能锻炼。三诊（2012 年 7 月 20 日）：患者诉右肩胛部疼痛及右上臂冷痛感基本消失，现主要以右上臂酸胀为主，但程度较前明显减轻。予以针刺右侧肩井、肩髃、臂臑、曲池，钊刺以平补平泻为主，并配合电钊连续波刺激；采用舒筋解痉类手法放松颈部、右肩胛部及右上臂软组织，再配合仰卧手牵旋转法；嘱其加强颈肩部适宜功能锻炼。四诊（2012 年 8 月 1 日）：患者诸症消失，嘱其坚持颈肩部适宜功能锻炼。随访半年未复发。

按：神经根颈椎病是临床常见病、多发病，好发于长期伏案工作或工作时经常向某一方向转动的人。属于中医学"项痹"病。本案患者系行政办公人员，长期久坐伏案而易致颈项部筋脉、肌肉劳损，气血不畅，又因吹空调受凉，风寒之邪外侵，筋脉凝滞，风寒痹阻，不通则痛，故见颈项强痛不适伴右肩胛部疼痛及右上臂酸胀、冷痛不适等症状。颈部劳损是本，寒凝经脉是标，"急则治其标"。采用颈椎病中医综合治疗优化方案，针灸取穴根据局部取穴与循经取穴相结合的方法，并配合电针和温针灸以温经散寒、通络止痛，而达到"通则不痛"的目的。二诊针对患者右上臂冷痛、畏风的症状，给予桂枝加葛根汤加减内服，以桂枝汤解肌发表、调和营卫，重用葛根能升达阳明津液，滋津润燥，缓解经脉的拘急，解除颈项强痛症状，再配以细辛、羌活、桑枝、川芎、防风，意在祛风散寒、通络止痛，以解除右上臂冷痛症状。三诊继续采用针灸、推拿，再配合仰卧手牵旋转法则可以调整颈椎顺应性，松解颈肩部肌肉痉挛，改变增生物与周围组织的位置，矫正小关节错位及滑膜嵌顿，松解粘连，并达到镇痛及提高组织痛阈的作用。同时嘱患者加强颈肩部功能锻炼，可以改善肌肉和颈椎周围组织血液循环，促进新陈代谢，增进脊柱周围肌肉的外在活力，从而加强对深部韧带、椎间盘及小关节的稳定性。对于功能锻炼需要循序渐进式的进行，要注意保暖，避免长时间伏案工作。采用动静结合的原则，提高和巩固疗效，此为预防筋伤疾病复发的良方。

九、胸椎小关节紊乱症案

邓某，女，35岁，餐饮服务人员，重庆市渝中区人。初诊（2014年11月14日）：患者因"背痛4天"前来就诊。患者主诉因4天前弯腰搬东西时动作过快而致背部疼痛，尤以右侧为甚，痛有定处，按之痛甚，呼吸、咳嗽均感疼痛，不能平卧。在院外经拔罐、按摩及自行外贴膏药等治疗后症状未见缓解，反致症状加重，并出现胸部牵扯样疼痛，偶有胸闷，但无心慌、心悸等症状。查体：背部肌肉明显紧张，尤以右侧为甚，胸5、6椎棘突间隙及其右侧缘压痛明显，轻微叩痛，无放射痛，舌淡红，苔薄白，舌下脉络少许瘀滞，脉弦涩。胸椎CR检查示：胸椎未见明显异常。中医诊断：背痛（筋骨错缝，气滞血瘀证）；西医诊断：胸椎小关节紊乱症。此为患者弯腰搬东西时动作过快而致胸椎筋骨错缝，局部气滞血瘀，经脉瘀滞所致，治疗应以疏经通络、理筋整复、活血理气为法。采用拿、揉、㨰、推等舒筋解痉类手法放松背部肌肉，再配合坐位端提胸椎整脊法整复错缝的胸椎小关节，并听见"咔嗒"声，术后患者诉诸症消失。随访3月未复发。

按：从解剖角度分析，胸椎后关节为滑膜关节，由上下相邻关节突构成，周围有肋骨小头关节，肋横突关节，三者统称为胸椎小关节。滑膜关节有大量血管、神经分布，当身体扭转姿势不当或受到暴力时，引起胸椎小关节解剖关系的微小移位而导致滑膜嵌顿于关节之间，即会出现神经血管受压而诱发疼痛，这也是引起背部疼痛的常见原因。本病在临床上较为常见，发病者多为中老年人，与职业和运动姿势有一定关系，常因长期、反复的某些单一动作、姿态后发病。由于微细外力，长年累月作用于人体而形成积累性损伤，使受累部位的组织常有充血、水肿，久之则引起肌腱、筋膜、韧带的纤维变性，可影响胸椎的稳定性，稍有扭挫，即可致胸椎小关节紊乱，其治疗方法虽然简单，但缺乏对该病的认识往往延误治疗，增加病人的痛苦。由于生理和病理的影响，胸椎小关节紊乱发生后，关节周围软组织呈反射性紧张状态，很难自行复位，即使手法治疗也有一定难度。因此，应在避免加重损伤的基础上针对病变部位，施以适当的推拿手法及整复手法，调节病变关节的活动范围，促使错位的关节复位是胸椎小关节紊乱的治疗关键。要求在整复手法前必须施以舒筋解痉类手法，通过拿、揉、滚、推等轻柔手法使背部肌肉完全放松，背部肌张力减小以利整复手法成功。然后采用坐位端提胸椎整脊法，使紊乱的胸椎小关节复位，嵌顿的滑膜回纳，解除了对胸神经及交感神经的刺激或压迫，临床症状缓解或消失，从而达到治疗目的。本病只要诊断明确，手法得当，就能取得立竿见影的疗效，而且推拿疗法方法简单，效果显著，病人乐意接受。但对于年老体弱或骨质疏松患者应谨慎，以免造成新的损伤而加重病情。临床上针对胸椎小关节紊乱症有许多不同手法，如俯卧冲压法、旋转冲压法、双手重叠按压法、膝顶扩胸扳法、坐位旋转推法、拔伸牵引法等。坐位端提胸椎整脊法主要是通过端提向上的牵引力，能瞬间使胸椎发生轻微位移，嵌顿的滑膜回纳，解除了对胸神经及交感神经的刺激或压迫，从而达到止痛目的。具体操作方法如下：患者坐位腰背挺直，双眼平视前方，双手向后交叉抱于后枕部，呈扩胸姿势。医生立于患者背后，双手从其腋下穿过握住患者前臂，嘱患者全身放松，在深吸气的同时，医生瞬间用力向上突然端提患者的上臂和前臂，此时往往可闻及胸椎发出"咔哒"声，患者自觉背痛明显减轻或消失则表示胸椎小关节紊乱得以纠正。

十、急性腰扭伤案

谭某，男，40岁，教师，重庆市渝中区人。初诊（2007年11月16日）：患者因"运动扭伤致腰痛2天"前来就诊。主诉因运动时用力不当扭伤腰部，当即感腰部右侧疼痛明显，弯腰及下蹲活动受限，翻身起卧困难，无双臀部及双下肢牵扯痛。查体：腰部肌肉紧张，尤以右侧为甚，腰4~骶1椎棘突右侧旁开约3cm处压痛明显，腰3~4椎棘间隙右侧轻微压痛，无明显放射痛，双侧臀部及双下肢无明显压痛，直腿抬高试验左70°，右80°，屈颈试验（±），舌淡红，苔薄白，脉弦。腰椎CR检查示：腰椎生理曲度变直，腰椎轻度退行性改变。中医诊断：腰部伤筋（血瘀气滞证）；西医诊断：急性腰扭伤。治疗方法：常规消毒后，采用消毒的三棱针点刺腰4~骶1椎棘突右侧旁开约3cm压痛处5~6次，然后再拔消毒的大号火罐，留罐约5分钟，或以出血2~4ml为度；再配合艾条温和灸压痛处约30分钟，患者经以上方法治疗一次后腰痛明显减轻，活动基本恢复正常。二诊（2007年11月20日）：患者诉腰痛基本消失，活动恢复正常，给予活血膏外贴3日，日1次，每次8小时。随访半年未复发。

按：急性腰扭伤好发于青壮年，多由弯腰提取重物用力过猛或弯腰转身突然闪扭，致使腰部肌肉强烈的收缩，而引起腰部肌肉和筋膜受到过度牵拉、扭转、甚至撕裂所致，属中医"伤筋"范畴。《景岳全书》云："凡跌扑伤而腰痛者，此伤在筋骨，而血脉瘀滞也。"其病机为：筋脉受损，血瘀气滞。做腰椎CR、CT或MRI检查后，可排除骨折。腰部肌肉损伤后常造成局部出血、渗出、白细胞及巨噬细胞浸润，产生无菌性炎症，而引起腰痛及活动受限等症状。采用三棱针点刺局部阿是穴（压痛点）可直接刺激局部的组织和神经，促进局部的血液循环，降低局部神经的兴奋性而达到消炎止痛作用。现代实验研究表明刺血疗法可明显改善微循环瘀滞、组织供血不足与缺氧状态；可增强局部血液供应，加速局部无菌性炎性物质的排泄，使外周神经末梢减轻高压力状态及炎性物质的刺激，从而缓解疼痛。拔罐疗法再配合艾灸则可起到祛瘀生新、活血化瘀的作用，改善局部血供，促进无菌性炎症的吸收和消退，使损伤的软组织得到进一步修复。

十一、腰椎间盘突出症案

任某，男，63 岁，退休人员，重庆市綦江区人。初诊（2014 年 9 月 12 日）：患者因"反复腰痛 3 年余，加重伴双下肢胀痛、麻木 10 天"前来就诊。患者主诉 3 年前因久坐劳累后出现腰部酸胀疼痛，弯腰活动不便，卧床休息后缓解，曾在当地医院经腰椎 CR 检查诊断为"腰肌劳损"，经推拿、拔罐及外贴膏药等治疗后症状有所缓解。此后患者每因久坐劳累或受凉后即感症状加重，经休息及推拿后可以缓解。10 天前又因弯腰劳作时用力不慎而致腰痛加重，并出现双下肢后外侧胀痛、麻木，夜间影响睡眠。就诊时见腰部酸胀痛明显，并伴见双下肢后外侧胀痛、麻木，不能久行久站久坐，腰部活动受限，行走跛行。睡眠不佳，大便可，夜间小便 3~4 次，舌淡白有少许瘀点，舌下脉络轻度瘀滞，苔薄白，脉沉细。查体：神志清楚，神疲乏力，面色少华，扶入病房。腰骶部肌肉紧张，腰 4~骶 1 椎棘间隙两侧旁开 1.0cm 压痛明显，尤以腰 4~5 椎棘间隙两侧压痛为甚，并引出双下肢后外侧轻微放射痛，双侧臀部及小腿后侧轻微压痛，直腿抬高试验左 45°、右 50°，其加强试验阳性，屈颈试验阳性。腰椎 MRI 检查示：腰 4~5、腰 5~骶 1 椎间盘突出。中医诊断：腰痛病（肾虚血瘀、筋骨错缝证）；西医诊断：腰椎间盘突出症。治疗根据"急则治其标"的原则，以补肝益肾、疏经通络、理筋整骨为法。首先针刺双侧肾俞，采用提插捻转之法先泻后补，得气后配合温针灸 2 炷；针刺腰部阿是穴、双侧环跳、秩边、风市、阳陵泉，采用平补平泻法，得气后配合电针密波刺激 20 分钟，日 1 次；针灸后施以舒筋解痉类手法放松腰骶部及双下肢肌肉，再配合侧卧斜扳法，闻及腰骶部发出"咔嗒"声后，以轻揉法及拍打法结束；腰部贴敷活血消炎止痛膏。并嘱其卧床休息，避风寒。二诊（2014 年 9 月 22 日）：患者诉腰部疼痛较前有所减轻，双下肢胀痛及麻木症状基本消失，行走活动基本恢复正常。治疗续前法，嘱其注意休息，加强腰背部适宜功能锻炼。三诊（2014 年 9 月 30 日）：患者诉腰痛较前减轻约 80%，但久坐后仍腰骶酸胀，按摩捶打后感觉舒适，双下肢胀痛及麻木症状消失，行走活动基本恢复正常。结合患者目前病情，根据"缓则治其本"的原则，治疗应以补肾益气、养血通络为法。针刺肾俞、脾俞、足三里，采用捻转补法，得气后配合温针灸各 2 炷；针刺大肠俞、关元俞，采用平补平泻法，得气后配合电针断续波刺激 20 分钟，日 1 次；推拿以点按、拿揉、分推手法为主，日 1 次。嘱其进一步加强腰背肌适宜功能锻炼。四诊（2014 年 10 月 4 日）：患者诉腰部疼痛症状消失，活动恢复正常。嘱其坚持腰背部适当功能锻炼，避风寒。随访半年未复发。

按：患者老年男性，年过六旬，人到老年，肝肾亏虚，"腰为肾之府"，腰受肾精滋养则强健灵活，失却肾阳温煦，则发生疼痛，转侧不利等。又患者腰痛反复发作，"久病多虚，久病多瘀"，腰间瘀血沉积，又因弯腰劳作用力不慎而加重，用力不慎而致腰椎小关节错缝，并触动腰间沉积之瘀血，瘀血阻滞，不通则痛，故症见腰痛，动则加重。夜间疼痛加重此为瘀血之征象；足三阳经循下肢至腰腹，受瘀血所阻，故症见双侧下肢胀痛；筋脉瘀滞，经气不利，血脉不畅而症见麻木症状。早期治疗以"急则治其标"为原则，温针灸肾俞以温肾助阳，温经通络；平补平泻腰部阿是穴、双侧环跳、秩边、风市、阳陵泉则能疏经通络，散瘀止痛；再通过舒筋解痉类手法放松腰部及下肢肌肉，能起到舒筋活络之功，再配合侧卧斜扳法则可以解除腰椎小关节错缝，顿时缓解其腰部剧烈疼痛。三诊时患者腰痛明显减轻，主要以酸胀为主，双下肢胀痛及麻木症状消失，行走活动基本恢复正常，这说明瘀血阻络之象已基本解除；虽主要表现为腰部酸胀，却在按摩捶打后感觉舒适，此为腰部劳损，肾虚之象，根据"缓则治其本"的原则，治以补肾益气，养血通络，温针灸肾俞则可温补肾阳，温针灸脾俞、足三里则可健脾益气、补益气血，此为"补后天以滋先天"之义，辅以腰骶部轻手法推拿可以达到疏通经络的目的，并配合患者主动适宜的功能锻炼，能增强腰背肌力量，而增强腰椎的稳定性，预防复发或加重病情。

十二、腰椎间盘突出症案

何某，男，42 岁，驾驶员，重庆市巴南区人。初诊（2015 年 5 月 9 日）：患者因"扭伤致腰痛伴右大腿外侧牵扯痛 5 天"前来就诊。患者主诉于 5 天前因搬东西时用力不慎扭伤腰部而出现腰部疼痛，并伴见右大腿外侧牵扯痛，曾于当地医院做腰椎 MRI 检查示：腰 4~5、腰 5~ 骶 1 椎间盘突出。并携片来我院门诊就诊初步诊断为"腰椎间盘突出症"，给予内服腰舒胶囊、外贴活血膏等治疗，以及到私人门诊行按摩等治疗后症状有所缓解。1 天前又因打喷嚏用力过猛而致上述症状加重，站立困难，经盲人按摩治疗后未见缓解。查体：腰部肌肉紧张，腰 3~ 骶 1 椎棘间隙两侧缘旁开 1.0cm 处均有不同程度压痛，尤以腰 4~5、腰 5~骶 1 椎棘间隙右侧旁开 1.0cm 处压痛为明显，未引起下肢明显放射痛，右大腿外侧轻微压痛，右侧臀部及右小腿无明显压痛，直腿抬高试验右 55°、左 75°，加强试验阳性，"4"字试验阴性，屈颈试验阳性。舌淡红，苔薄白，脉弦涩。中医诊断：腰痛病（气滞血瘀证）；西医诊断：腰椎间盘突出症。治疗以行气活血化瘀、舒筋通络止痛为法，采用腰椎间盘突出症中医综合治疗优化方案为主进行治疗。予以针刺腰部阿是穴、右侧环跳、风市穴，采用捻转泻法，得气后再用滞针法，使针感向右臀部及下肢放射为宜，并配合电针疏密波刺激 20 分钟，日 1 次；推拿采用舒筋解痉类手法放松腰臀部肌肉后，并配合侧卧斜板手法。嘱其卧床休息，避风寒。二诊（2015 年 5 月 14 日）：患者诉腰痛明显减轻，右大腿外侧牵扯痛症状基本消失，但出现右侧腹股沟及大腿内侧牵扯痛，右髋关节外展及外翻时较明显。查体：腰部肌肉较松弛，腰 5~骶 1 椎棘间隙右侧旁开 1.0cm 处深压痛，无明显放射痛，右大腿外侧无明显压痛，右侧腹股沟中点处压痛，直腿抬高试验阴性，"4"字试验阳性。针刺腰部阿是穴，采用捻转泻法，配合温针灸 2 炷，以温经散瘀止痛；针刺右侧髀关穴，斜刺针尖向上，使针感扩散至整个髋部；针刺急脉，采用捻转泻法，留针 20 分钟，每隔 5 分钟行针 1 次；再配以舒筋解痉类推拿手法。嘱其在床上加强腰背肌功能锻炼（如拱桥式、单飞燕式）。三诊（2015 年 5 月 20 日）：患者诉腰痛消失，右侧腹股沟及大腿内侧牵扯痛明显减轻，行走活动基本恢复正常。续前法治疗以巩固疗效。并嘱其注意休息，勿久行久站久坐，避风寒，继续加强腰背肌适宜功能锻炼。随访 1 年未复发。

按：腰椎间盘突出症是临床常见病、多发病。腰椎间盘因外伤或自身的退行性变，纤维环破裂，髓核突出，刺激或压迫硬膜囊、神经根、血管等软组织所引起的腰痛、坐骨神经放射性疼痛等症状的一种综合征。中医病名"腰痛"。本案患者因扭伤而发病，临床症状除有腰部疼痛症状外，还伴有腰部神经根受压迫或刺激所引起的下肢疼痛症状。因此根据临床症状和体征，应与单纯的腰部扭伤有所区别。因扭伤而致腰部筋脉、肌肉受损，血脉损伤，血溢于脉外而成瘀血，血瘀气滞，筋脉瘀滞不通，症见腰腿部疼痛、腰部活动受限等症状；又因打喷嚏用力过猛而加重腰部筋脉损伤，气滞血瘀，不通则痛，故见腰痛伴右大腿外侧牵扯痛等症状。根据"瘀则散之、滞则通之、不盛不虚以经取之"的治疗原则。治以行气活血化瘀、舒筋通络止痛。采用循经针刺和痛点针刺相结合，根据患者病变部位，根据"病在经，取之经"，取足少阳胆经腧穴环跳、风市，采用滞针法以增强得气感，而达疏经通络，活血止痛的作用；选取腰部压痛点，即阿是穴，其是病变的直接所在，应用痛点针刺治疗，常可收到显著的止痛效果。配合推拿及整脊手法可以调整脊柱顺应性，可改善椎间小关节的吻合，以调整、松动小关节间隙和关节囊的位置，利于嵌顿滑膜及错位的关节复位，消除不良刺激，松解肌痉挛，缓解疼痛。二诊患者出现右侧腹股沟及大腿内侧牵扯痛，此为肝经所过之处，采取循经针刺和局部针刺相结合，根据"病在经，取之经"，取足厥阴肝经腧穴急脉，以疏理肝经、通调经络；配合斜刺右侧髀关穴，使针感扩散至整个髋部，以强腰膝，通经络，治髋关节痛疗效极佳；配合温针灸腰部阿是穴则可温通经络、活血化瘀，促进局部止痛物质的代谢，再予以舒筋解痉类手法可以进一步改善腰部及臀部的血液循环，促进炎症物质的吸收和代谢。加强腰部功能锻炼则能通过增强腰背部肌肉力度，来维持腰椎的稳定性；同时可以加速血循，减少局部代谢产物的堆积。诸法合用，能相互协调、疗效互补。

十三、腰椎间盘突出症案

邓某，女，45岁，行政管理人员，重庆市涪陵区人。初诊（2006年2月18日）：患者因"腰骶部疼痛1年余，加重伴双臀部及下肢酸胀痛3天"前来就诊。患者主诉于1年前因长期久坐劳累后出现腰骶部酸胀疼痛，行走活动不便，久行久站后尤为明显，卧位休息后有所缓解。3天前因受凉而致腰骶部疼痛加重，并伴见双侧臀部及下肢后侧酸胀痛，行走活动不便，曾来我科经针灸、中频、推拿等治疗后病情有所缓解。目前腰骶部酸胀疼痛明显，伴见双侧臀部及下肢酸痛，且尤以左臀部酸胀痛为甚，偶有脚背牵扯痛，翻身起卧不便，久坐久行久站后加重，卧床休息后有所缓解；饮食及大小便调，眠可，舌淡红偏紫，苔薄白，脉弦涩。查体：腰骶部肌肉较紧张，腰4~骶1椎棘间隙及其两侧缘压痛，尤以腰5~骶1椎棘间隙及其两侧缘旁开1.5cm处压痛为明显，未引出明显放射痛，双臀部压痛，以左侧为甚，双大腿及小腿后侧轻微压痛，直腿抬高试验左50°，右60°，屈颈试验阳性，"4"字试验阴性。腰椎MRI检查示：腰椎4~5椎间盘退变、轻度膨出；腰5~骶1椎间盘向后突出。中医诊断：腰痛病（寒瘀阻络证）；西医诊断为：腰椎间盘突出症。治疗以祛风散寒，温经通络，活血化瘀为法。针刺选取腰5~骶1

椎旁阿是穴，采取滞针手法，使针感向双下肢放射为宜，并配合温针灸2炷；针刺双侧秩边、环跳、委中，采用捻转泻法，得气后配合电针连续波刺激，每次20分钟，日1次；腰骶部及双臀部施以拔罐，留罐5分钟；再配合腰臀部舒筋解痉类手法，日1次。嘱其卧床休息为主，避风寒。二诊（2006年2月22日）：患者诉腰骶部疼痛较前明显减轻，翻身起卧恢复正常，双臀部及下肢酸胀痛已较轻微，行走活动基本恢复正常。治疗予以针刺腰4、5椎旁夹脊穴，采用平补平泻法，并配合电针连续刺激，每次20分钟；再配合腰骶部舒筋解痉类手法，日1次；嘱其加强腰部适宜功能锻炼。三诊（2006年2月26日）：患者临床症状消失，行走活动恢复正常。并嘱其注意休息，加强拱桥式、飞燕式等腰部适宜功能锻炼。随访1年未复发。

按：本案患者系公务员，长期从事久坐伏案工作而致腰部筋脉、肌肉劳损，气血不畅，瘀血内生；因受凉而致风寒之邪外侵，筋脉凝滞，寒瘀互结，不通则痛，故见腰痛伴见双侧臀部及下肢酸痛等症状，辨证为"寒瘀阻络型"。治疗采用中医综合治疗方案，针灸推拿并用，通过8天治疗后即告痊愈，说明本治疗方案临床疗效显著，值得推广。针刺选取阿是穴，是遵循"以痛为腧"的原则，阿是穴即是治病的最佳刺激点，同时也是疾病的反应点，采用滞针法使其产生强烈的针感，并以针感向经脉循行路线传导为佳，在使针刺直达病所的同时，施之以泻可引邪外出，从而达到疏经通络止痛的目的；再配以温针灸，可达到温经散寒，化瘀止痛的作用。针刺与艾灸配合使用，再加以拔罐疗法，可以使"寒"得除，"瘀"得散，经络得以畅通，故痹痛自除。予以腰臀部舒筋解痉类手法可以放松腰臀部紧张的肌肉，改善腰臀部的血液循环，促进炎症物质的吸收和代谢；在疼痛缓解后加强腰部功能锻炼则能通过增强腰背部肌肉力度，来维持腰椎的稳定性，可以有效地巩固疗效，防止复发。临床诸法合用、相互协调、疗效显著。

十四、腰椎压缩性骨折案

李某，男，48岁，工人，重庆市大渡口区人。初诊（2010年11月22日）：患者因"跌伤致腰痛半月"前来就诊，患者主诉于半月前从约2米高的地方跌下，当即感腰部疼痛，活动不便，但无头痛、头晕、大小便失禁等症状，在当地医院经腰椎MRI检查示：腰1椎体轻度压缩骨折。建议手术治疗，由于患者及家属不愿意手术，而予以内服虎力散、外贴膏药等治疗后未见缓解。就诊时见腰部胀痛，尤其翻身起卧时疼痛为甚，卧床休息后缓解，双下肢无明显疼痛、麻木症状，大小便、饮食及睡眠正常。查体：一般情况可，腰部肌肉较紧张，腰1椎体棘突及两侧旁开1.0cm处压痛，右侧髂后上峰外侧缘轻微压痛，直腿抬高试验左80°，右75°，屈颈试验阴性，舌淡红，苔薄白，舌下络脉可见少许瘀滞，脉弦涩。中医诊断：腰椎骨折（筋骨受损，气滞血瘀证）；西医诊断：腰1椎体压缩性骨折。治疗以活血化瘀、接筋续骨、强筋壮骨为法。针刺选取腰部夹脊穴和阿是穴为主，并配以委中、血海、阳陵泉，选用¢0.3mm无菌性一次性毫针。针刺腰部夹脊穴时针尖指向脊柱，采用平补平泻手法，针刺阿是穴采用捻转泻法，得气后配合电针密波刺激，以增强和维持针感，同时TDP照射腰部，每次20分钟，日1次；针刺委中、血海、阳陵泉采用捻转泻法，留针20分钟，每隔5分钟行针1次；外敷活血消肿止痛膏，日1次；内服中伤胶囊2g，日3次。嘱患者卧床休息，避免下床活动，在床上进行腰部"拱桥式"功能锻炼。二诊（2010年11月31日）：患者诉腰部疼痛明显减轻，在床上翻身自如。查体：腰1椎体棘突及两侧旁开1.0cm处轻微压痛，其余无明显阳性体征。治疗予以针刺腰1椎旁夹脊穴、肾俞穴，采用捻转补法，得气后配合温针灸2炷；针刺双侧委中、阳陵泉，采用平补平泻法；贴敷本院活血消炎止痛膏，日1次；内服补骨胶囊2g，日3次。嘱患者卧床休息，避免下床活动，在床上进行腰部"拱桥式""飞燕式"功能锻炼。三诊（2010年12月12日）：患者诉腰部轻微胀痛，翻身起卧自如，腰围护腰，可适当下床行走。予以针刺双侧肾俞、脾俞、肝俞，采用捻转补法，得气后配合温针灸2炷；并继续内服补骨胶囊以巩固疗效。嘱患者卧床休息为主，继续加强腰背部适宜功能锻炼。三月后随访患者病情痊愈，已经恢复正常生活和工作。

按：腰椎压缩性骨折为骨伤科临床常见疾病。凡从高处跌下，臀部或足跟着地，使脊柱突然屈曲；或弯腰工作时，背部或肩部遭重物打击，均有可能导致此类损伤。按形成原因分为外伤性和自发性（或病理性）两类。前者是指遭受纵向压缩力（人体直立坠落或重物垂直砸伤）或铰链折力（脊柱极度屈、伸）等间接暴力作用所致的腰椎压缩性骨折；后者是指因骨质疏松、退行性变、感染、肿瘤等病理性原因引起腰椎椎体自发性、或在轻微暴力作用下形成的压缩性骨折。本案患者属于前者，其有明显的外伤史，症状可见腰背疼痛，转侧不利，甚至难以行动，棘突部位有明显压痛或肿胀，纵向叩击痛阳性等症状及体征，但无下肢肌力减退、麻木、腱反射减弱、大便失禁，小便潴留等，说明患者腰椎骨折未造成相应节段的神经损伤。临床中我们针对此类患者在结合辅助检查诊断明确后，常主张采取中医保守治疗，其临床效果理想，且疗程短，费用低，痛苦小，无创伤，功能恢复好。本案患者因间接暴力所致，来院就诊时已过损伤早期，我们针对骨折中期肿痛虽消，仍有瘀血未尽，筋骨未复的病理特征，在采取针刺、TDP照射等非药物治疗的同时，贴敷活血消肿止痛膏和服用中伤胶囊，共达祛瘀生新，续筋接骨之功；损伤后期肝肾虚损，筋骨萎弱，服用补骨胶囊以达补益肝肾、舒筋活络、强筋健骨之效。本综合疗法内外合治，标本兼顾，疗效满意。我们特别强调功能锻炼应贯穿于整个治疗过程中，这样可加强前纵韧带及其他纤维组织、肌肉组织张力，达到调节其外在的生物力学平衡，增强脊椎稳定性，从而达到调和气血、平衡阴阳的作用，并能有效地减少或避免后遗症的发生。

十五、强直性脊柱炎案

　　张某，男，48岁，公务员，重庆市奉节县人。初诊（2008年3月19日）：患者因"项背腰骶疼痛及活动受限3年，加重10天"前来就诊。患者既往体健硕，主诉3年前因跌伤致腰背部疼痛，动则加重，曾到某医院检查诊断为"T_{12}、L_1椎轻度压缩性骨折"，要求患者卧床休养。然其勤于工作而未卧床休养，仅靠外敷膏药以缓解症状，但腰背疼痛未减反重，伴进行性项背腰骶活动功能受限。此后曾到多家医院中西医诊治未果，平素仅靠内服消炎止痛药缓解疼痛。半年前曾到我院就诊，做CR检查示：颈、胸、腰椎、骶髂关节广泛性骨质增生，$C_{5\sim7}$、$T_{11}\sim L_4$椎体呈竹节样改变。H-B27检查阳性，初步诊断为"强直性脊柱炎"，通过针灸、推拿治疗1个月后疼痛有所缓解，因工作繁忙停止治疗，此后项背、腰骶疼痛、功能受限仍明显，尤其在长时间保持单一体位后疼痛加重，每改变任何体位均需花近10分钟，不能平卧、端坐，平时在私人门诊处接受按摩治疗可暂时缓解疼痛。就诊时项背腰骶明显胀痛，腰背段在体位改变时有明显痉挛性掣痛，活动片刻后疼痛略有减轻，疼痛处略感畏寒，项背腰骶屈伸旋转活动困难，伴全身微汗出，口不渴，纳差，眠时翻身易痛醒，需在家人帮助下勉强翻身，大便溏，夜尿频多。查体：神志清楚，精神倦怠乏力，面色晦滞，额颜黧黑，形体佝偻，大腹便便，四肢肌肉相对瘦削，行走缓慢，舌青紫多津，质胖嫩，边有明显齿痕，苔白厚腻，脉沉濡，关脉略弦。项背腰骶广泛压痛，$C_{5\sim7}$、$T_{11}\sim L_4$ 椎体棘突及棘间隙压痛（+++），颈项活动度 0°，腰部活动度屈曲 10°，背伸 0°，压顶试验阳性，屈膝屈髋试验阳性，"4"字试验阳性，直腿抬高试验阴性。因不能平卧无法完成 MRI 或 CT 检查。中医诊断：大偻（脾肾两虚、痰瘀阻督证）；西医诊断：强直性脊柱炎。治疗以补肾强督为主，辅以祛寒化湿、活血祛瘀、通经止痛。针灸：①双颈百劳、肺俞、督俞、膈俞、肝俞、脾俞、肾俞，平补平泻，得气后电针疏密波刺激 20 分钟，泻委中出血，不留针；②夹脊穴（C_6、C_7、T_{11}、T_{12}、L_1、L_2），得气后电针疏密波刺激 20 分钟；足三里、阳陵泉，捻转补法，得气后温针灸 2 炷。两组穴位交替使用，隔两日一次。推拿：先采用㨰、揉法放松腰背部肌肉，次以单手食、中二指从胸椎向骶椎方向点按两侧夹脊穴，反复做 5~7 遍；或以左、右手拇指相叠。从大椎至骶椎，按压一侧华佗夹脊穴 5~7 遍，两侧交替进行。再以分推法用两手大鱼际按压在脊柱两侧夹脊穴上，从上向下分推两侧竖脊肌，直到骶椎两旁，反复操作 5~7 遍，再将双手呈扇形向两侧背肋间、腰臀间分推，反复做 5~7 遍。最后用空掌从上向下轻轻叩击督脉 1~3 遍以结束手法。隔两日一次。嘱其饮食避免高脂肥腻之品，每日应适当逐渐增加四肢活动量。二诊（2008 年 4 月 2 日）：患者诉腰背疼痛较前有所缓解，但体位改变时仍有痉挛性疼痛感，持续时间较前明显缩短，颈项活动略有改善，能左右轻度旋转约 15°，饮食略有改善，睡眠时仍只能采用侧卧位。继续前方案治疗。三诊（2008 年 4 月 18 日）：患者诉腰背疼痛明显缓解，体位改变时未再发生痉挛性疼痛，压痛程度明显减轻；腰背活动有所改善，体位改变时动作较灵活，腰部前屈约 45°~60°，后伸 10°，颈项前屈 20°，后伸 5°~10°。舌淡胖多津，舌下络脉少许瘀点，苔厚偏黄，脉轻取较前有力，仍濡。考虑痰瘀之邪渐消，督脉渐通畅，拟以补脾肾、化痰瘀。除针灸推拿外配合内服脊舒丸。针灸：平补平泻颈百劳、大杼、肺俞、膈俞、肝俞、脾俞、肾俞，得气后电针疏密波刺激 20 分钟，补后溪、列缺，捻转补法，留针 10 分钟；督脉灸法，从大椎起沿督脉用 4 孔灸盒灸至阳关，温度以患者感到微微发烫为宜，当灸至督脉沿线皮肤红晕则停止施灸。上述针灸方法交替使用，隔两日一次。推拿方法同前，并配合采用牵引旋转法活动颈项、腰椎斜扳法活动腰背、下肢屈牵法活动腰骶。并配合内服脊舒丸，处方：熟地 100g、淫羊藿 100g、鹿角胶 100g、当归 100g、白芍 100g、羌活 80g、独活 80g、桂枝 50g、甲珠 80g、狗脊 60g、甘草 50g、山茱萸 80g、桑寄生 80g、丹参 50g、川断 60g、红参 80g、赤芍80g、枸杞100g，研细末，蜜炼为丸，每丸9g，早晚各服1丸。四诊（2008年5月10日）：患者诉项背腰骶疼痛消除，体位改变或活动时均未再诱发疼痛。腰背活动度明显改善，腰部前屈约60°~70°，后伸20°，能自如做下蹲、站立等动作。颈项活动有所好转，前屈30°，后伸10°~15°，左右旋转各15°。饮食好，睡眠正常，能平卧位睡觉。继续按前法治疗1疗程。五诊（2008年5月30日）：患者诉与上一疗程情况相似，继续内服脊舒丸。随访半年，患者在天气骤变时偶感腰骶酸胀，其余未现疼痛症状，颈腰活动度与四诊时相同。

按："大偻"一词首见于《黄帝内经》。《素问·生气通天论》曰："阳气者，精则养神，柔则养筋，开阖不得，寒气从之，乃生大偻。"《素问·脉要精微论》曰："背者胸中之府，背曲肩随，府将坏矣。腰者肾之府，转摇不能，行将偻附，筋将惫矣。"我们认为大偻一病的发生是以肾督阳虚为内因，寒湿深侵为外因，内外合邪，阳气不化，寒邪内盛，筋骨失于荣养而发本病。治以补肾强督为主，辅以祛寒化湿、活血祛瘀、通经止痛。本案患者曾有腰背部外伤史，筋骨损伤，瘀血内积而见疼痛；时未遵医嘱休息以致劳伤肾气，督脉"贯脊属肾"，肾虚日久则督脉失养。督肾不足，外邪（尤以寒邪为主）内侵，督脉总督一身之阳，受邪则阳气不得开阖失于布化，寒邪深侵，肾受邪则骨失淖泽，并不能养肝，肝失养则血虚，筋亦失于柔养。筋骨失养，督肾两虚，脊背腰骶之阳气失于布化，阴血失于荣养，寒凝血滞则见脊背腰骶疼痛；阴血不荣渐致筋骨僵硬挛急、活动不利。肾虚则神疲乏力，夜尿频多。肾虚日久及脾，脾虚则水湿内聚成痰，痰为阴邪，流窜经络，与瘀血相互交织，加重督脉病变。脾主肌、主大腹，脾虚则水湿不化，内聚腹部而见大腹便便，无以散精四肢则见四肢瘦削；脾虚运化不利则纳差。痰瘀为阴邪，故在夜间疼痛加重而影响睡眠。舌脉合参，本案属本虚标急之病。因其疼痛较甚，先治其标，继图其本。华佗夹脊穴内夹督脉、外邻膀胱经，具有沟通两经的作用，故针刺可调节经络气血，促进背部气血的运行。膀胱经第一侧线的背俞穴为脏腑之气在外汇聚之所，针刺之能外畅经络，内调脏腑，起到内外同治的目的。配合远端取穴如后溪，督脉之八脉交会穴，《针灸大成》说"后溪专治督脉病"，刺之通调督脉经气。列缺通任脉，"四总穴歌"言"头项寻列缺"，刺之能疏通颈项经气。足三里为健脾要穴，阳陵泉为八会穴之"筋会"，能舒筋止痉。诸穴合用则具调整阴阳、调和气血、活血通络，扶正祛邪的作用。"督脉灸"依据中医学的脏腑经络理论，突出"治病求本"和"整体调治"，遵循"经脉所过，主治所及"的治疗原则，以大偻的病位督脉作为治疗靶点，进行局部治疗，达到温肾壮阳、行气破瘀、拔毒散结、祛寒利湿、通督止痛目的。"督脉灸"能激发机体识别疾病和抗御疾病的能力，调动自身的内在因素消除炎性反应，改善血管的渗透性，对该病有很好的疗效，督脉灸安全可靠，并无不良反应，避免了药物的毒副作用。手法治疗该病在于调整脊柱顺应性，通过手法刺激使肌肉伸展和松弛，痉挛得到松解。并能提高椎旁肌肉的兴奋性，促进局部组织新陈代谢，消除炎症，改善和修复椎旁肌的功能，使脊柱两侧的肌力恢复平衡，肌肉维持较好的弹性和韧性，对加强脊柱的稳定性，增强应付各种突然暴力而避免损伤的能力，延缓退变过程有着重要的作用。恰当的手法还能松解小关节及软组织粘连，改善局部血液循环，增加毛细血管的通透性及血流量，加强血液、淋巴回流，促使炎性渗出物、止痛物质吸收而消除疼痛。还可调节神经体液系统，提高痛阈，促进致痛物质的排泄、吸收，达到止痛目的。手法治疗注意事项：施以手法时，应让患者处于舒适体位，诱导患者心情和肢体放松。"强脊炎"患者病程较长，中医辨证多属肝肾亏虚、筋骨失养，手法运用应轻柔舒缓、柔中带刚、不强刺激，忌重手法及过度滥用扳法，以免伤及椎旁软组织及椎体其他附件。脊舒丸是临床治疗强直性脊柱炎的经验方，方中熟地补肾填精，生精养血；淫羊藿补肝肾，益精气；鹿角胶补督脉，养精血，共为君药。狗脊补肾壮腰膝，利俯仰；羌活主治督脉为病脊强而厥，共为臣药。川断补肝肾，强筋骨；山茱萸既滋养肝肾之阴，又温肾阳；桂枝和营卫，通经络，助阳气；赤、白芍化瘀补血，配桂枝温经和营；独活搜少阴伏风；当归养血活血，通络止痛；红参益气养阳，合熟地益气生血；枸杞滋补肝肾，养血补精，共为佐药。丹参活血养血，通络止痛，且其性微寒，以防止温热药燥血生热；甲珠通经络，引药直达病所；甘草调和诸药，共为使药。坚持运动锻炼有利于促进脊柱关节功能的改善，对维持脊柱生理曲度，保持良好的胸廓活动度，防止或减轻肢体废用及肌肉萎缩，降低致残率有非常重要的作用。我们认为通过药物与非药物疗法相结合，治疗与功能锻炼相结合，乐观的情绪与良好的生活习惯相结合，这对"大偻"一证有较好的疗效。

十六、肩关节周围炎案

王某，女，55岁，退休人员，重庆市江北区人。初诊（2014年11月9日）：患者因"左肩关节疼痛半年，加重伴活动不便1个月"前来就诊。主诉半年前无明显原因出现左肩关节酸痛不适，肩关节活动尚可，夜间睡觉压迫左肩时酸痛感较明显，经自行拔罐和外贴膏药后症状有所缓解。1个月前因受凉而致左肩疼痛加重，并出现左肩关节活动轻微受限，以左手后背功能受限为明显，经盲人按摩治疗后症状稍有缓解，但此后病情反复，症状时轻时重。目前左肩关节疼痛，活动不便，尤以左上肢上举、后背及后伸功能受限为主，夜间睡觉压迫左肩时疼痛明显，改变体位后缓解，影响睡眠，饮食及大小便尚可，舌淡红，苔薄白，脉弦紧。CR片检查示左肩部骨质未见明显异常。查体：左肩部未见明显肿胀，左肩部喙突及肱骨结节间沟处压痛明显，左肩峰外下缘压痛，左侧三角肌处轻微压痛，左肩胛骨内侧缘压痛，左上肢上举110°、外展120°，后伸15°，内收30°，后背可触及腰5椎棘突。舌淡红，苔薄白，脉弦紧。中医诊断：漏肩风（肝肾不足、风寒痹阻证）；西医诊断为：左肩关节周围炎。治疗以"补益肝肾、祛风散寒、活血通络"为法。治疗予以针刺左侧天宗穴，进针得气后针尖调向左肩部，用滞针法使针感向左肩及上臂部放射为佳，不留针；温针灸肾俞、肩髎、肩髃、肩贞各2壮；推拿以放松类手法为主，待肌肉放松后采用关节松动扳法，以患者能承受为度；嘱其加强左肩关节主动适宜功能锻炼。二诊（2014年11月18日）患者诉左肩关节疼痛明显减轻，左肩关节活动功能基本恢复正常，睡眠恢复正常。续前法继续治疗。三诊（2014年11月28日）：患者因再次受凉而致左肩部疼痛较前加重，但其活动功能基本正常，舌质淡，苔薄白微腻，脉细紧。此为气血不足，寒客经脉所致，予以内服当归四逆汤加减，以温经散寒、养血通脉。处方：当归20g、白芍15g、桂枝10g、细辛3g、炙甘草6g、大枣10g、通草6g、桑枝15g、羌活12g、防风12g、川芎10g，5剂，水煎取汁分3次服，日1剂。配合温针灸大椎、肩髎、肩髃、肩贞、臂臑各2壮；左肩局部拔罐5分钟。嘱其避风寒，加强左肩关节适宜功能锻炼。四诊（2014年12月7）：患者诉左肩疼痛消失，功能恢复正常。随访3月未复发。

按： 肩关节周围炎简称肩周炎，是由于肩周的肌肉、肌腱、韧带、滑囊和关节囊等软组织发生慢性无菌性炎症，导致关节内外粘连，阻碍肩关节活动所致，又称为粘连性肩关节炎、五十肩、冻结肩、漏肩风。属于中医学"痹症"范畴。本病好发于50岁左右的中老年人，女多于男（约3：1），右肩多于左肩，多数为慢性起病。本病预后良好，有自愈的倾向，痊愈后也可再复发。中医学认为人到中年后，气血始衰、肝肾不足、经脉空虚、筋骨失养，如果过度劳累，外感风寒湿邪就会乘虚而入，阻滞经络或劳伤经脉，引起气血闭阻，导致肩部经气不利，从而诱发肩周炎。本案患者中年女性，年过五旬，天癸已竭，肝肾渐亏，气血不足；因不慎受凉而加重病，受凉而致风寒之邪乘虚而入，风寒之邪客于肩部经脉，血受寒则凝，脉络拘急则痛；风寒之邪浸淫于筋、内及关节，筋脉凝滞，瘀血阻络，不通则痛，故而出现左肩疼痛，活动不便等症状。肩部为手三阳经所过之处，采用滞针法刺激天宗穴，可疏通肩部经气，使其通则不痛；《内经》云："寒气客于脉外则脉寒，脉寒则缩蜷，缩蜷则脉绌急，绌急则外引小络，故卒然而痛，得炅则痛立止，因重中于寒，则痛久矣。"温针灸肾俞可补益肝肾、温经通络，温针灸肩髎、肩髃、肩贞三穴，通过刺激局部穴位，发挥针与灸的双重作用，达到调节人体气血和经气，使局部气血旺盛、经气汇集，达到祛邪外出，温经散寒、疏经通络的目的。通过推拿则可以放松局部肌肉，解除粘连，利于肩关节功能的恢复。三诊时由于患者感受风寒之邪而加重病情，以"寒则温之"为治则，在温针灸和拔罐祛风散寒的基础上，选取张仲景为伤寒厥阴病"手足厥寒，脉细欲绝者"所设之当归四逆汤，随证加减，异病同治，意在温经散寒、养血通脉。再配以患者主动加强患肩关节的主动功能锻炼，并做到循序渐进、持之以恒，促使肩关节功能恢复。

十七、右肱骨外上髁炎案

钟某，女性，55岁，退休工人，重庆市江北区人。初诊（2014年5月6日）：患者因"右肘部外侧缘疼痛半个月"前来就诊。患者主诉因提重物手部用力不当而出现右肘部外侧缘疼痛，近日又因受寒而致疼痛加重。就诊时见右肘部外侧缘疼痛明显，并引起右前臂酸胀、乏力，做前臂旋转和端物动作时疼痛尤为明显。查体：右肘部未见明显肿胀，肱骨外上髁处压痛明显，前臂伸肌群紧张试验阳性，前臂伸肌群抗阻试验阳性。X线片检查示：右肘部未见异常。舌淡红，苔薄白，脉弦紧。中医诊断：肘劳（风寒阻络证）；西医诊断：右肱骨外上髁炎。治疗以温经散寒、舒筋通络为法。采用围针法，首先取右肘部阿是穴（即右肘部压痛点）为主穴，用30号1.5寸一次性无菌性针灸针，在常规消毒后，采用快速捻转进针法，进针后先将针做小幅度的捻转，然后松手，拇、食指张开，一捻一放，反复多次，使患者有酸胀感后在针柄上套上一段约1cm长的艾条，并在针体和皮肤之间放置具有隔热效果而又不易燃烧的锡箔纸片，然后点燃施灸，每次灸2~4炷；同时在以阿是穴（即右肘部压痛点）为中心的前后左右旁开约1寸各取1穴，共4穴，斜刺进针后，使针尖朝向中心，采用捻转泻法，得气后配合电针治疗仪疏密波刺激，每次20分钟，日1次。患者经以上方法治疗7次后右肘部外侧缘疼痛消失，活动恢复正常，嘱其右上肢勿用重力，勿手提重物。随访半年未复发。

按：肱骨外上髁炎又名肘外侧疼痛综合征，俗称网球肘。临床可见肘外侧疼痛呈持续渐进性发展，做拧衣服、扫地、端壶倒水等动作时疼痛加重，常因疼痛而致前臂无力，甚至持物落地，休息时疼痛明显减轻或消失，检查肱骨外上髁部多不红肿，肘外侧压痛，以肱骨外上髁处压痛明显为主要表现。本病属于中医学的"肘劳""伤筋"等范畴，中医学认为气血亏虚、血不荣筋为本病内因；而肘部外伤或劳损、或外感风寒为本病外因。围针法源于《内经》十二刺的扬刺法，是一种在病变部位周围进行包围式针刺以达到提高疗效为目的的刺法。《灵枢·官针》曰："扬刺者，正内一，旁内四而浮之，以治寒气之博大者也。"由此可见扬刺法主要用于寒气阻滞经络面积广而浅的疾病。本案患者因提重物手部用力不当而致右肘部筋脉受损，血瘀气滞，而见疼痛，又因受寒而致风寒之邪外侵，寒凝经脉，气血不畅，故见右肘部疼痛加重，活动不便。虽其疼痛面积小，但病程短，病位浅，实为"寒气阻滞经络"之证，治疗以扬刺法为基础，采用围针配合温针和电针，古今并用，治疗本病取得满意疗效。一方面温针灸阿是穴，可以充分发挥针刺与艾灸的双重作用，在刺激穴位、调激经气的同时，还可使热力透达病变深部，达到温经散寒、舒筋通络、活血化瘀的目的，而且灸疗产生的温热通过刺激皮肤感受器，激发调整神经系统的功能，促进血液循环，改善代谢和营养血管神经，对软组织起活血通络、松解粘连，减少水肿渗出，促进组织和神经水肿及无菌性炎症物质的消散吸收，消除对神经的不良刺激，使疼痛减轻或消失；另一方面电针疏密波刺激周围四穴，可以增加代谢，促进气血循环，改善组织营养，消除炎性水肿，缓解对神经束的卡压，从而达到活血消炎止痛的目的。诸法合用，综合施治，疗效显著，值得推广。

十八、肘关节功能障碍案

沈某，女，58岁，退休人员，重庆市沙坪坝区人。初诊（2015年3月21日）：患者因"摔伤致右肘关节肿痛伴活动受限1个月"前来就诊。患者主诉于1个月前因不慎摔伤致右肘部触地，当即感右肘关节剧烈疼痛，并伴见右肘关节肿胀和伸屈功能障碍，动则痛甚，并逐渐出现右前臂至手指肿胀、疼痛。经自行外喷云南白药喷雾剂及外贴骨通贴膏等治疗后未见好转。MRI检查示右肱骨小头骨挫伤，右肘关节滑囊少许积液，右肘关后方脂肪垫明显肿胀，右肘部后侧皮下软组织稍肿胀。查体：右肘关节轻微肿胀，局部皮温正常，右肘关节周围广泛压痛，尤以右肱骨内、外上髁、右桡骨小头处压痛为明显，右肘关节伸直25°、屈曲80°，内旋25°，外旋20°。中医诊断：肘部伤筋（气滞血瘀、筋脉挛缩证）；西医诊断：右肘关节功能障碍。治疗以活血化瘀、舒筋解痉、理筋整复为法，采取五步法（一针、二松、三牵、四扳、五整复）进行治疗。一针（针刺）：取穴以痛点取穴与循经取穴相结合，选取右肘部阿是穴（即压痛点）、曲池、尺泽、天井、少海、手三里、外关；针刺选用1~2寸一次性无菌性针灸针，首先针刺远端穴，其次为邻近穴，最后是局部穴。常规消毒后采用快速捻转进针法垂直进针，施以捻转泻法，再配合电针治疗仪疏密波刺激。同时用TDP照射患处。每次20分钟，日1次。二松（松粘）：首先用双手或单手拿揉患肢远端及关节周围肌肉，力量由轻渐重，反复操作3~5遍；接着用手背及小鱼际部通过腕关节内外旋运动，边搓边向前推动，在患肢上下和局部滚动推移运动，反复操作3~5遍；其次在患处周围肌肉比较放松的情况下，用拇指指腹或食、中指重叠点按患肢关节主穴与配穴（选穴与针刺选穴一致），针对关节周围的条索状或结节型阳性反应点用拇指指腹桡侧面左右或上下反复弹拨数次，力量由轻到重，以患者有酸胀感为宜，反复操作3~5遍；再用双手掌置于患肢关节两侧行前后搓擦，以患处皮肤有热感为宜，手法力量适中，行5~10分钟。以上手法日1次。三牵（牵拉）：医者用双手握住患肢远端，助手站于患者身后，用双手置于患肢近端。两者同时相反用力作纵向牵拉患肢，力量由轻渐重，持续1~3分钟，反复牵拉2~3遍，日1次。四扳（扳动）：即被动扳动肘关节，在维持牵拉力状态下，使关节在正常活动范围内进行被动运动。患者仰卧或坐位，医者一手置于上臂下端以固定上臂,同时用拇指点按尺泽穴;一手握住前臂在牵引力下屈伸扳动,要求扳法力度以患者能忍受为度,在扳动过程中,当医者明显觉得关节活动已到极限时,突发重力使患肢关节活动突破该极限5°~10°(切忌使用暴力),反复2~3遍,日1次。五整复(理筋整复):先用单手或双手拇指指腹紧贴患部皮肤,沿筋(肌肉、肌腱、韧带、神经的走向,或顺经络的循行方向)由上向下,或由下而上平稳滑动理顺,同时适时运动肘关节,反复2~3遍;再用双手或单手手掌着力于肢体,做上下方向来回运动,从肢体远端推向近端(捋)或从肢体近端推向远端(顺)的手法,同时适时运动肘关节,反复3~5遍。日1次。二诊(2015年3月31日):患者诉右肘关节肿痛明显减轻,右肘关节伸屈活动较前改善,屈曲100°,伸直15°,内旋35°,外旋30°。在继续上法治疗的同时,配合中药熏洗右肘部,处方:桑枝15g、羌活15g、青风藤15g、路路通20g、伸筋草20g、赤芍15g、舒筋草20g、透骨草20g、三棱15g、莪术15g、秦艽15g、海桐皮20g、桃仁15g、红花15g、苏木15g。将诸药置于盆中,加水1500~2000ml煎沸20~30分钟,将患肢放在盆口上方高于药液30cm左右,并在关节处盖上毛巾,熏蒸10~15分钟(注意防止烫伤),待药液温度在60℃左右时,将患肢放入盆中浸洗,边洗边按摩患肢关节,并做主动伸屈关节的运动至药液变凉。每日早、中、晚各熏洗1次,日1剂。并嘱其加强右肘关节主动功能锻炼。三诊(2015年4月12日):患者右肘关节肿痛消失,右肘关节功能基本恢复正常。随访半年未复发。

按:肘关节功能障碍是肢体创伤疾患的常见后遗症,中医学认为,跌打损伤后,筋脉受损,血溢于脉外而形成瘀血,血瘀则气滞;又因其疼痛,伤肢关节不敢活动,则瘀血凝滞,气血不达,筋脉拘急挛缩,致关节疼痛,伸屈不利,活动受限。其病机为气滞血瘀,筋脉挛缩。本案患者因不慎摔伤而致右肘部筋脉、肌肉受损,瘀血沉积于肘部,筋脉拘急挛缩,关节屈伸不利,气血不畅,故见右肘疼痛,关节伸屈功能障碍等症状。因跌伤而致病,由于早期未及时正规治疗而造成右肘关节功能障碍的后遗症,我们采用"一针、二松、三牵、四扳、五整复"五步法进行治疗,其中针刺是手段,松粘是前提,牵拉是关键,扳动是结果,整复是修复,五步法密切配合,循序渐进,环环相扣,并将功能锻炼贯穿始终,临床取得满意疗效。对于关节功能障碍,我们认为在早期应以"有伤不治伤,治伤治远端"为原则。针刺选穴以痛点取穴与循经取穴相结合,先针刺远端穴位,再针刺局部穴位，以达疏经通络止痛、缓解筋脉挛缩的作用，同时配合电针疏密波刺激可以增加机体组织代谢，促进气血循环，改善组织营养，消除炎性水肿，缓解肌肉紧张，从而达到活血消炎止痛的目的。采用手法松弛患肢肌肉，可改善肢体的血液循环，增加患处的血供；通过轻快柔和、刚柔相济、由轻渐重的手法治疗，既可缓解肌肉痉挛、松解局部组织粘连，又可使患者消除紧张情绪，更好地配合治疗。牵拉患肢可使挛缩的关节囊得以舒张，减少关节囊折襞，利于粘连分解，使变窄的关节间隙得到充分的开放，既利于关节内滑膜解除粘连、嵌顿，恢复正常分泌功能，以消除局部肿胀，也利于关节有正常空间以便活动。在患肢肌肉基本放松后，对患肢行纵向牵拉，力求将关节尽量牵拉开，从而使关节周围软组织进一步放松，为扳法作好准备。关节被动扳法，有利于松解关节内及周围软组织粘连，增加关节活动度；在施行扳法的同时和扳动完成后配合点穴，能够提高患者痛阈，减轻扳法施行中及结束后的疼痛；其次由于被动强制扳动后，其内部粘连的撕裂必然会引起局部出血、渗出，通过点穴，可起到止血、止渗的作用。特别强调在施行扳法时手法力度应以患者能忍受为度，切忌用暴力，以突破活动极限 5°~10° 为限，这样既可以防止强大的作用力损伤关节囊、周围肌肉，以及深部的血管、神经、骨骼等组织，又可防止患者因负痛而不配合治疗及疼痛性休克的发生。在每次施行扳法后，应尽量突破前次活动范围，以巩固疗效，避免反弹。最后配合整复可以在松解粘连的同时，帮助肌肉、肌腱恢复弹性，通过理筋和捋筋手法将"出槽"之"筋"（韧带、神经、软组织纤维等）及"错缝"之"骨"理顺扶正，骨正筋缓，达到理顺肌筋、疏通经络、松解粘连、消除炎症、整复错缝、滑利关节的目的。配合中药熏洗，可以加速患肢的血循，有利于渗出液的吸收，加之患者主动加强关节功能活动，可防止新生粘连形成，避免重新出现关节僵硬，影响功能的恢复。我们认为本病在早期应该进行病损关节远端的关节主动或被动运动，既可有助于消肿，又可预防因周围固定或因疼痛不动而造成远端关节功能障碍；在急性期后应逐渐加强主动及被动的病患关节锻炼，可防止关节粘连及活动障碍。因为制动时间越长，粘连就越严重，功能障碍越明显。所以患者应在医生指导下早治疗、早锻炼，功能锻炼应始终贯穿于疾病治疗的全过程。

十九、股外侧皮神经炎案

夏某，女，53岁，退休工人，重庆市九龙坡区人。初诊（2010年3月1日）：患者因"左大腿外侧麻木1年余，加重10天"前来就诊。主诉1年前无明显诱因出现左大腿外侧皮肤麻木，久站久行后较明显，但不影响活动，由于症状较轻未予以任何检查和治疗。10天前又因受凉而致左大腿外侧麻木加重，并伴有烧灼样疼痛感，在外院经针灸、推拿及穴位注射等治疗后未见明显疗效。查体：左大腿肌肉未见明显萎缩，局部皮色如常，扪之皮温正常，大腿外侧皮肤痛觉、温觉、触觉均稍有减弱。舌淡红，苔薄白，脉细紧。中医诊断：皮痹（寒凝血瘀证）；西医诊断：股外侧皮神经炎。治以"温经散寒，活血通络"为法，予以左大腿外侧皮肤梅花针中度叩刺加拔罐法，再配合艾盒灸局部20分钟，隔日1次。患者经以上方法治疗5次后临床症状消失。随访半年未复发。

按：股外侧皮神经炎临床主要表现为大腿前外侧皮肤麻木、刺痛、板滞、蚁走感、发凉等感觉异常，行走或站立过久后加剧，检查该区域皮肤浅感觉减退或消失，其发生与外伤、受压、受寒等原因引起局部血液循环不良，神经缺血缺氧有关。中医学认为，股外侧皮神经炎属"皮痹""着痹""寒痹"范畴，多因正气内虚、风寒湿邪乘虚外袭，久则血行不畅，阳气闭阻，经络损伤，肌肤失养而发病。梅花针叩刺加拔罐疗法临床运用疗效确切。梅花针叩刺皮肤，即刺络疗法，而刺络法早在《黄帝内经》中即有记载，"毛刺"即为刺络法的雏形。拔罐法在马王堆汉墓出土的医帛书《五十二病方》中也有载录。《素问·皮部论》说："凡十二经脉者，皮之部也。是故百病之始生也，必先于皮毛。"十二皮部与经络、脏腑联系密切。运用梅花针叩刺加拔罐疗法，可以通过刺激经脉皮部，激发调节脏腑经络功能，以疏通经络、调和气血、驱邪外出，再配以艾灸可以温经散寒、活血通络，并能促进局部血液循环，改善局部营养，促使机体恢复正常，从而达到治病的目的。本方法简单实用，疗效显著。

二十、髋关节急性滑膜炎案

罗某，女，46岁，公务员，重庆市江北区人。初诊（2011年3月9日）：

患者因"左髋关节疼痛伴活动受限3天"前来就诊。患者中年女性，平素爱好运动，无腰腿痛病史。主诉3天前因运动时用力不慎伤及左髋，当即出现左髋关节周围轻微疼痛，屈伸稍受限，经休息后有所缓解而未予以重视。今日晨起时因动作过大而致左髋部疼痛加重，无法负重，屈膝屈髋活动严重受限。症见左髋关节明显胀痛，动则痛甚，屈伸困难，仅能固定于微屈髋屈膝位跛行，饮食、睡眠正常，二便可，舌淡苔白，脉弦涩。查体：一般情况可，形体适中，左髋固定于微屈髋屈膝位跛行，腰部无压痛及放射痛，左侧股骨大转子上方及左腹股沟中点压痛明显，未引出放射痛，左下肢纵向叩击痛阳性，左侧屈膝屈髋试验阳性，左"4"字试验阳性。左髋MRI检查示左髋关节少量积液。血常规无异常。中医诊断：骨痹病（骨错筋伤、气滞血瘀证）；西医诊断：左侧髋关节急性滑膜炎。治疗以正骨柔筋、行气活血、消肿止痛为法。针刺左侧居髎、髀关、环跳、承扶、急脉、曲脉，得气后采用泻法，并配合电针密波刺激20分钟；在施以左髋部舒筋解痉类轻手法推拿治疗后，重点予以牵拉旋髋整复手法；伤处外敷活血消肿止痛膏。日一次。嘱其卧床休息为主，避免频繁站立行走，可在床上适当做屈膝屈髋运动。二诊（2011年3月11日）：患者诉左髋疼痛减轻约60%，左髋关节能主动屈伸运动，能独立行走，但有轻微疼痛存在。查体：一般情况可，左髋未见肿胀，腹股沟区及大转子上轻微压痛，屈膝屈髋试验阴性。调整方案以养筋柔筋、疏经通络为法继续治疗。艾盒灸双肝俞、双足三里各20分钟；平补平泻左居髎、髀关。推拿以疏筋手法为主，辅以髋关节旋转屈伸活动。停止外敷药物治疗。嘱其近期避免负重及长时间久行，加强患肢主动不负重锻炼。三诊（2011年3月16日）：患者诉左髋关节疼痛基本消失，行走活动基本恢复正常。查体：左髋关节外观正常，局部压痛阴性，屈膝屈髋试验阴性，"4"字试验阴性。予以疏筋推拿手法配合髋关节旋转屈伸法巩固疗效，并嘱其坚持屈膝屈髋功能锻炼，同时增加股四头肌、二头肌静力锻炼以增强其肌力。随访半年未复发。

按：急性髋关节滑膜炎的发病与病毒感染、创伤、细菌感染及变态反应有关。高发人群多为儿童和老年人，儿童患者大多发病突然，老年则因软骨退变与骨质增生产生的机械性生物化学性刺激，继发髋关节滑膜水肿、渗出和积液等；青壮年少见该病。成人髋关节滑膜炎分为急性创伤性滑膜炎和慢性损伤滑膜炎两种，其确诊应以CR结合MRI为主，CR检查可排除骨折、脱位的可能；MRI检查能排除早期股骨头缺血性坏死，并明确髋关节积液程度。其次腰部疾患可以引起髋部疼痛，但其腰部必然有明确压痛及放射痛至髋部，这也可以排除。其次感染性关节炎也可以引起受累关节疼痛，但患者在发病前并无感染性病变，查血象也排除感染可能。中医文献中对该病并无明确记载，但因其以髋关节疼痛、活动受限为主要表现，故属于"骨痹""骨错缝"范畴。《伤科补要》曰："若骨缝叠出，俯仰不能，疼痛够忍，腰筋僵硬。"证实骨错缝后疼痛、关节功能受限为其主要表现。《医宗金鉴·正骨心法要旨》中记载了"骨错缝"后需复位治疗，如"若脊筋陇起，骨缝必错，则成伛偻之形，当先揉筋令其和软，再按其骨徐徐合缝，脊替始直"。正骨柔筋是治疗本病的重点。本案患者因运动时用力不慎伤及左髋，局部出现疼痛，此为"骨错筋伤"，导致局部气血瘀滞，经气流行不畅而见髋部疼痛；"骨错缝"则关节活动受限。但仅凭推拿手法放松紧张的肌肉见效甚慢，而针刺疗法止痛止痉的效果却立竿见影，故先以针刺局部穴位施以泻法并配合电针密波刺激可以行气活血、消肿止痛；舒筋解痉类轻手法进一步放松周围肌肉后，施以牵拉旋髋法则可使髋骨错缝得以纠正、滑膜嵌顿得以解除。再以我院自制"活血消肿止痛膏"外敷可达行气活血、消肿止痛之效。故一诊后髋部疼痛可缓解近60%。二诊时其疼痛、功能明显改善，减少局部针刺，以防"多针耗气"之弊。肝主筋，灸其肝俞可养血柔肝、缓急止痛；灸足三里可益气活血、强壮下肢。继续推拿舒筋、旋转髋部可使局部气血通畅、髋关节活动恢复。主动功能锻炼能增强下肢肌肉力量，使关节稳定性进一步增强，故患髋功能得以康复。

二十一、髋关节慢性滑膜炎案

苟某，女，51岁，行政办公人员，重庆市渝北区人。初诊（2012年3月20日）：患者因"左髋疼痛伴活动稍受限半年"前来就诊。患者中年女性，既往多坐少动。主诉半年前因外伤致左髋关节急性疼痛、运动受限到我科就诊，经CR及MRI检查后诊断为"左髋关节急性滑膜炎"，通过中医综合治疗10天后左髋关节疼痛明显缓解，运动基本恢复正常。此后患者在较长时间行走及久坐后体位改变时出现左髋关节酸胀不适，曾在外院经腰椎CT检查后考虑为"腰椎间盘突出症"，接受理疗及外贴膏药治疗时疼痛缓解，停止治疗时疼痛反复，迁延未能痊愈。目前患者行走约10分钟或坐位半小时后体位改变时出现左髋关节酸软胀痛，活动不利，伴腰骶酸胀乏力，左臀部胀痛不适，动痛静止，饮食如常，睡眠较差，二便可，舌淡红苔白滑，脉涩，尺部较弱。查体：一般情况可，轻微跛行步入病区；腰骶部肌肉较紧张，L_5~S_1椎体棘突间隙左侧旁开 1.0cm 轻微压痛，未引出左下肢放射痛，左股骨大转子上方及左腹股沟中点压痛明显，未引出放射痛，左下肢纵向叩击痛阴性，双侧屈膝屈髋试验阴性，左侧"4"字试验阳性，直腿抬高试验阴性。MRI 检查示：L_5~S_1椎间盘轻度突出；左髋关节少量积液。中医诊断：骨痹病（肾虚血瘀证）；西医诊断：左髋关节慢性滑膜炎。治疗以补肾活血为法。首先针刺左侧居髎、髀关、环跳、急脉，得气后施以平补平泻法，配合电针疏密波刺激 20 分钟；艾灸双侧肾俞 30 分钟；推拿下腰部、左髋及左下肢，以舒筋解痉类轻手法为主，辅以髋关节牵拉旋髋手法。二诊（2012 年3 月 27 日）：患者诉左髋关节疼痛症状明显减轻，在较长时间站立行走及突然改变体位时有一过性疼痛现象。查体：腰部无明显压痛及放射痛，仅在屈髋 30° 时在股骨大转子上方约 1cm 处引出深压痛，屈膝屈髋试验阴性。从患者在较长时间站立行走及突然改变体位时有一过性疼痛现象出发，应考虑炎症后期左髋局部软组织粘连所致，故治疗予以该痛点小针刀松解，同时配合髋关节牵拉旋髋手法。术后嘱其适当加强左髋关节主动功能锻炼，可进一步改善髋关节功能。三诊（2012 年 4 月 1 日）：患者诉久行久站后偶感左髋部轻微酸胀不适，休息后消失，突然改变体位时有一过性疼痛消失，继续予以艾灸双侧肾俞、左侧环跳，并以舒筋解痉类轻手法推拿巩固疗效 3 次。随访半年未复发。

按： 髋关节慢性滑膜炎多由急性髋关节滑膜炎失治、治疗不彻底或慢性劳损所致。本案患者既往因患急性髋关节滑膜炎而出现左髋疼痛、运动受限，虽经治疗好转，但治疗不彻底而迁延未愈。该病临床少见，因腰部疾患可引起髋关节周围疼痛，多误诊为"腰椎间盘突出症""第三腰椎横突综合征"等腰部疾病；亦因髋部疼痛时间较长容易误诊为"股骨头缺血性坏死"，均可从其体征及 MRI 进行鉴别诊断。本案患者做腰椎 MRI 检查示"L_5~S_1椎间盘轻度突出"，虽在影像学上可见腰椎间盘突出影像，但其腰部并未引出明确放射痛，且直腿抬高试验为阴性，故不考虑本次髋痛属于腰椎间盘突出症所致。本案患者久病不已，则瘀血内生，气血流行不利。髋、腰同处在力线之上，髋痛日久，累及腰部负担过重，劳则伤其肾气，"腰为肾府"，肾虚则腰痛易显，且以酸软胀痛为主要特征。脉涩主气血不利，尺弱为肾虚之象。"久病多虚多瘀"，故本病当从"肾虚血瘀"角度进行辨证施治。《扁鹊心书》曰："肾俞二穴，凡一切大病，于此灸二三百壮。盖肾为一身之根蒂，先天之真源，本牢则不死。"故灸肾俞以温肾壮元、强筋壮骨。针刺局部腧穴可活血通络、疏经解痉。按摩腰、髋、下肢能改善局部血液循环，滑利关节，使关节活动得到恢复。通过1周的综合治疗后其症状明显减轻，仅在较长时间站立行走及突然改变体位时有一过性疼痛现象，考虑为炎症后期局部软组织粘连所致。常规毫针因体细力弱无法消散瘀结，推拿之法仅能通过加大运动范围撕裂粘连，然对于活动度正常的粘连组织无法缓解。此时可借助小针刀体粗刃宽之效直捣粘连部位，进行松解治疗，可使局部粘连消散，再通过主动功能锻炼，使其肌肉更加有力、丰满，关节稳定性进一步增强，故得以痊愈。

二十二、股骨头缺血性坏死案

袁某，男，55岁，工人，重庆市大足区人。初诊（2015年9月15日）：患者因"右髋部及大腿前外侧酸胀疼痛半年，加重1月余"前来就诊。主诉右髋部及大腿前外侧牵扯疼痛，轻微跛行，行走站立后加重，卧床休息后减轻。睡眠、饮食及大小便可。查体：右髋部及大腿肌肉较左侧轻度萎缩，右侧股骨大转子上方及外上方压痛（++），右腹股沟中点压痛（++），右"4"字试验阳性，右屈髋屈膝试验阳性。MRI检查示：右股骨头缺血坏死（早期）。中医诊断：骨蚀（肝肾不足，痰瘀互结证）；西医诊断：右侧股骨头缺血性坏死（早期）。治疗以"补肝益肾、活血化痰、养筋通络"为法，予以股骨头缺血性坏死中医综合治疗方案进行治疗。针刺选取患侧阿是穴（即压痛点及圆形或条索状阳性反应点）为主穴，采用平补平泻法，并配合选取以下两组腧穴：①双侧的肾俞（补法，配合温针灸）、患侧的秩边、环跳、承扶、居髎，采用平补平泻法；②关元（补法，配合温针灸）、患侧的髀关、血海、足三里、阳陵泉，采用平补平泻法。每天选用一组，两组穴位交替选用。配合电针治疗仪连续波刺激，同时将TDP照射患处，每次20分钟，日1次。再以拿揉法、点按法、牵拉法放松右髋部软组织，并配合外敷活血消炎止痛膏（院内制剂），每日更换一次。内服股骨头缺血性坏死经验方"股舒丸"加减治疗：当归100g、甲珠100g、鳖甲100g、全虫60g、川牛膝100g、土鳖虫60g、狗脊100g、生水蛭30g、熟地100g、枣皮100g、红花50g、桃仁50g、红参50g、白芥子30g、甘草60g、川芎100g、丹参100g、茯苓100g、白术 100g、麝香 5g。以上药物研末蜜炼为丸，每丸 9g，每次服 1 丸，日 3 次。二诊（2015 年 9 月 26 日）：患者诉右髋部及大腿前侧牵扯疼痛明显缓解，但久行或站立后仍较明显，卧床休息后减轻。治疗方法同前，并嘱患者加强适宜功能锻炼，方法如下：①立位摆腿法：双手扶住固定物，身体直立，摆动患肢做前屈、后伸、内收、外展运动，反复进行 3~5 分钟，日 3 次；②内外旋转法：手扶固定物，单脚略向前外伸，足跟着地，做内旋和外旋动作，反复进行 3~5 分钟，日 3 次；③扶物下蹲法：双手前伸扶住固定物，身体直立，双足分开，与双肩等宽，慢慢下蹲后再起立，反复进行 3~5 分钟，日 3 次；④坐位分合法：坐在椅子上，髋、膝、踝关节各成 90°，以足尖、脚跟交替为轴旋转外移到最大限度，然后以足跟为轴心，双膝内收、外展运动。反复进行 3~5 分钟，日 3 次；⑤卧位屈伸法：仰卧，双手置于体侧，双下肢交替屈髋屈膝，使小腿悬于空中，像蹬自行车一样的运动，反复进行 3~5 分钟，日 3 次；⑥蹬车活动法：坐于自行车运动器械上，如蹬自行车行驶一样，每日活动 20~30 分钟。三诊（2015 年 10 月 25 日）：患者经上述方法治疗 40 天后右髋部及大腿前侧牵扯疼痛消失，行走活动恢复正常。随访 1 年未复发。

　　按：股骨头缺血性坏死属于中医学"骨蚀"病范畴。其病因病机主要为肝肾不足，精髓亏乏，髓减骨枯，骨失滋养；或外力所伤，骨断筋损，气滞血瘀，脉络瘀阻，骨失所养；或外邪入侵，痰湿互结，脉络痹阻，筋骨失养。形成本虚标实，虚实夹杂，痰瘀湿浊互结，骨败肉痿的复杂病机，造成股骨头缺血失养而发生坏死。"虚"是本病发生的根本，"瘀""痰""伤"是致病因素，采用股骨头缺血性坏死中医综合治疗方案进行治疗，临床取得满意疗效。采用针灸补法刺激肾俞、关元穴以温补肾阳、强筋壮骨，在刺激穴位、调节经气的同时，还可使灸疗热力透达病变深部，起到疏经通络、活血化瘀的作用，而且灸疗产生的热能通过刺激皮肤感受器，促进血液循环，改善代谢和营养神经。推拿手法则能松解软组织粘连，改善髋关节功能，促进髋部血液循环，达到疏通骨络、减轻疼痛的目的；通过拿揉、点按手法可引起肌肉的伸展和随后出现的反射性肌肉松弛，使肌肉痉挛得到松解，同时可提高患肢肌肉的兴奋性，促进局部组织新陈代谢，加速血液循环；牵拉法则是通过持续牵拉患肢达到改善和修复髋部肌肉的功能，使肌肉维持较好弹性和韧性，增加髋关节间隙及关节的活动度和稳定性。在进行手法治疗时，患者应处于舒适的体位，心情和肢体要放松。医者应了解患者的体质、心理、职业、生活环境等，并从中摸索出个体差异，然后巧施手法，让患者在舒适有度的治疗中得以康复。尤其对久病患者，因其气血不足，肝肾亏损，体质虚弱，在治疗时要顺其自然，忌用重力。股舒丸为治疗股骨头缺血性坏死的经验方，具有补肾壮骨、益气养血、活血祛瘀、散结通络的作用，方中当归、熟地为君药，以补肝益肾、益气养血、强筋壮骨、补精填髓；枣皮、红参、狗脊、川牛膝为臣药，助君补益肝肾，益气补精；甲珠、土鳖虫、生水蛭、桃仁、红花破血逐瘀、通经活络；全虫、鳖甲软坚散结、通络止痛；白芥子味极辛，能搜剔内外痰结，祛经络之痰，并能利气散结；麝香辛香走窜，搜剔经络，共为佐药；甘草为使药，以调和诸药。诸药合用共达补肾壮骨、益气养血、活血祛瘀、散结通络之功效。现代药理研究证实，补肾药物具有调剂机体代谢，增强机体免疫功能的作用，能较好地改善骨关节退化趋向；活血通络药一方面可改善微循环，加速血运，促进骨细胞生长复原，利于坏死的骨质骨膜复活，达到祛瘀生新的作用；另一方面，可提高骨组织从微循环血管中摄氧能力，促进新陈代谢和加速致痛物质的吸收，加速硬化骨代谢吸收，修复股骨头软骨，激活骨细胞，促进骨小梁再生，达到治疗股骨头坏死的目的。二诊指导患者加强主动适宜功能锻炼，既可促进髋关节功能恢复，又可防止废用性肌肉萎缩，能促进股骨头坏死早日康复。《素问·异法方宜论篇》曰："故其病多痿寒热，其治宜导引按蹻。"张介宾注："导引，谓摇筋骨、动肢节以行气血也。"功能锻炼的重要性，在于视时机而进行，采用科学的功能锻炼方法，是促进髋关节功能恢复的一种有效手段。患者应在医生的指导下，遵循主动锻炼为主，被动锻炼为辅，动作幅度由小到大，次数由少到多，逐步增加的原则，做到循序渐进，持之以恒。并根据股骨头缺血坏死的分期、分型和髋关节周围软组织的功能受限程度以及体质，选择适宜的坐、立、卧位锻炼方法。股骨头缺血性坏死应做到早诊断、早治疗，特别对处于早期的患者尤其重要，可以将病情控制在股骨头塌陷期之前，对较好的恢复髋关节功能具有非常重要的意义。中医综合治疗股骨头缺血性坏死方案，突出了中医综合治疗特色，强调局部与整体相结合，内治与外治相结合，药物与非药物相结合；倡导综合施治，动静结合，适当锻炼；良好心态、持之以恒；医患结合，共建疗效。

二十三、膝关节半月板损伤伴滑膜炎案

叶某，男，40岁，工人，重庆市江津区人。初诊（2010年11月5日）：患者因"撞击伤致右膝内侧疼痛2年余，加重5天"前来就诊。患者主诉于2年前因行走时右膝关节内侧缘不慎撞击到硬物上，当即出现右膝关节内侧缘疼痛、肿胀，行走活动尚可，但患者未予以重视，经休息后疼痛逐渐减轻。近半年来，每因天气变化或受凉后即感右膝关节内侧缘疼痛，尤以下楼梯及快速行走时疼痛为甚。5天前又因受凉而致右膝关节内侧缘疼痛明显加重，上下楼梯不便，快速行走时疼痛尤为明显，夜间常因姿势改变而痛醒，经自行口服药物及外贴膏药（具体药名不详）后未见明显减轻。右膝关节MRI检查示：右膝部骨关节退行性改变及胫骨上端内侧骨软化灶；右膝部半月板内外侧后角损伤改变（Ⅱ～Ⅲ级）；右膝关节囊少许积液。中医诊断：膝痹病（寒瘀阻络证）；西医诊断：右膝关节半月板损伤伴滑膜炎。予以右膝关节内侧阿是穴梅花针刺络拔罐，并艾盒灸20分钟；针刺内外膝眼、阴陵泉、曲泉、阴谷、足三里，用平补平泻法，均配合温针灸2炷。二诊（2010年11月8日）：患者诉右膝关节内侧缘疼痛、肿胀明显减轻，夜间姿势改变时未出现明显疼痛，但下楼梯及快速行走时仍有疼痛存在。治疗续前法，同时配合右膝关节中药熏洗治疗，药用：川牛膝30g、川断30g、海桐皮30g、红花20g、桃仁20g、伸筋草30g、舒筋草30g、三棱20g、莪术20g、川椒15g、威灵仙30g、艾叶30g，水煎熏洗，早晚各1次。并嘱其加强右膝关节适宜功能锻炼。三诊（2010年11月12日）患者经以上方法治疗8天后诸症消失，行走活动恢复正常。随访1年未复发。

按： 本案患者临床症状主要表现为右膝关节内侧疼痛，中医学认为膝关节内侧疼痛与足三阴经脉和经筋有关。足三阴经循行过膝内侧，《灵枢·经脉》记载"脾足太阴之脉……上膝股内前廉""肾足少阴之脉……出内廉，上股内后廉""肝足厥阴之脉……上内廉，循股阴"；膝者筋之府，足三阴经筋结于其内侧，《灵枢·经筋》记载"足太阴之筋……其直者结于膝内辅骨""足少阴之筋……而上结于内辅骨之下""足厥阴之筋……结于内辅骨之下"。患者外伤后未及时治疗而一直未愈，病邪未除，而致足三阴经受损，久之则气血亏虚、不荣则痛是本；右膝内侧撞击后而致筋脉受损，瘀血沉积；加之风寒湿邪外侵，"风寒湿三气杂至合而为痹"，致膝内侧筋脉凝滞，寒瘀互结，经络痹阻，不通则痛是标。通过阿是穴梅花针刺络拔罐可祛邪散瘀，此为"瘀血不去，新血不生"，再配合艾盒灸患处可加强活血化瘀之力，同时还可达温经散寒之功而治其标；温针灸内外膝眼、阴陵泉、曲泉、阴谷、足三里既可温经散寒、活血止痛，又可温补气血、壮筋补虚而治其本。二诊配合膝关节熏洗经验方进行熏洗疗法，可以通过药力和热力的有机结合，从皮到肉，从筋到骨，层层渗透。方中川牛膝、川断补肝益肾，强筋壮骨；桃仁、红花、三棱、莪术活血化瘀，消肿止痛；海桐皮、伸筋草、舒筋草、威灵仙祛风除湿、疏经通络；川椒、艾叶温经散寒，除湿止痛。诸药合用共奏活血消肿止痛、祛风散寒除湿、补肾强筋壮骨之功。同时该法可使皮肤和患部的血管扩张，促进局部和周身的血液循环及淋巴循环，加速新陈代谢，改善局部组织营养，增加细胞通透性，促进水肿和炎症产物的吸收，从而使肿胀消失，疼痛缓解。

二十四、膝关节骨性关节炎案

涂某，女，58岁，退休人员，重庆市渝中区人。初诊（2013年6月27日）：患者因"右膝关节反复肿痛5月余，加重3天"前来就诊。患者主诉于5个月前因行走时不慎跌倒而伤及右膝关节，当即感右膝关节肿胀、疼痛、活动不便，自行外贴膏药有所缓解，而一直未予以任何检查和正规治疗。3天前无明显诱因症状加重，就诊时见右膝关节肿胀、疼痛，活动不便，尤以上下楼梯及久站久行后疼痛明显，行走轻微跛行。睡眠、饮食及大小便可，舌淡红，苔薄白，脉细涩。查体：右膝关节肿胀，右膝胫股关节间隙内侧缘压痛明显，右膝髌骨尖下缘压痛，右膝内外膝眼较饱满，局部压痛，麦氏征阳性，研磨试验阳性，浮髌试验阳性，抽屉试验阴性。右膝关节MRI检查示：右膝部骨关节退行性变；右膝部半月板损伤改变；右膝关节腔及髌上囊积液。中医诊断：膝痹病（气滞血瘀证）；西医诊断：右膝关节骨性关节炎；右膝关节半月板损伤；右膝关节滑膜炎。治疗以活血化瘀、舒筋通络、消肿止痛为法。采用膝关节骨性关节炎中医综合治疗方案。针刺膝四针，即内外膝眼、血海、梁丘，用捻转泻法，配合温针灸2炷；针刺阴陵泉、三阴交、丰隆，用提插泻法，日1次；推拿以拿、揉、擦等放松类手法为主；内服膝舒胶囊2g，日3次；贴敷活血消炎止痛膏，日1次；嘱其注意休息，勿负重久行久站，避风寒。二诊（2013年7月6日）：患者诉右膝关节疼痛较前明显减轻，肿胀基本消失，目前主要以右膝酸软为主。予以温针灸内外膝眼及足三里；推拿在拿、揉、搓等放松手法后施以右下肢牵拉屈伸法，日1次；配合中药熏洗：独活30g、川牛膝30g、续断20g、伸筋草30g、舒筋草30g、透骨草30g、三棱20g、路路通30g、莪术20g、艾叶30g、灵仙20g、桃仁20g、红花20g、当归20g、海桐皮30g，5剂，诸药水煎熏洗右膝关节，早晚各1次；嘱其配合右膝关节适宜功能锻炼。三诊（2013年7月13日）：患者诉右膝关节疼痛消失，行走活动恢复正常。嘱其加强右膝关节主动适宜功能锻炼，避风寒，防止外伤，勿参加剧烈运动。随访半年未复发。

按：膝关节骨性关节炎是临床常见多发病，属中医学"痹证"范畴，中医病名"膝痹"。本案患者中年女性，因行走时不慎跌倒扭伤右膝而发病。外伤致右膝关节肌肉、筋脉损伤，血溢于脉外，瘀血内生，筋脉瘀滞，不通则痛，而见膝关节肿胀、疼痛症状，此为实邪之瘀血为患，故治以活血化瘀之法。针刺内外膝眼、血海、梁丘，用捻转泻法，配合温针灸可以温经通络，活血止痛，消除关节肿胀；针刺阴陵泉、三阴交、丰隆，用提插泻法可达利水消肿、化痰通络之效；采用轻柔的推拿手法则可以改善关节软骨周围软组织的血液循环，促进止痛物质的分泌增加，缓解局部肌肉痉挛，以达到止痛的目的；内服经验方膝舒胶囊则可达补肝肾、调气血、通经络、活瘀血的作用。二诊治疗加以温针灸足三里可补益气血、养筋通络，以缓解膝关节酸软之症；配合右下肢牵拉屈伸法可以促进关节功能的恢复；再予以中药熏洗则可使患肢局部皮肤和血管扩张，促进局部和周身的血液循环及淋巴循环，加速新陈代谢，改善局部组织营养，增加细胞通透性，促进炎症产物的吸收，从而使疼痛缓解。同时强调膝关节的主动功能锻炼，能有效保证腿部肌肉和膝关节周围组织血液循环旺盛，促进新陈代谢，增进膝关节周围肌肉的外在活力，加强深部韧带及关节的稳定性。进行主动的低强度不负重的活动可增强膝关节周围软组织的力量，改善关节活动范围，加强其稳定性，达到缓解症状、巩固疗效的目的。

二十五、膝关节滑膜炎案

沈某，男，35岁，行政办公人员，重庆市渝中区人。初诊（2010年5月6日）：患者因"外伤致右膝肿痛伴活动受限3天"前来就诊。患者主诉

3 天前因打篮球时扭伤右膝而致右膝关节疼痛，次日晨起即感右膝肿胀明显，疼痛加重，伸屈活动不便，站立行走较困难。遂到某三甲医院骨科就诊初步诊断为"右膝关节滑膜炎"，并行右膝关节腔内穿刺抽出红黄相间的浑浊液体约 30ml，并涂片检查未见细菌，给予内服"芬必得、盐酸氨基葡萄糖胶囊、阿奇霉素"治疗后未见明显好转。后做右膝关节 MRI 检查示：右膝内侧半月板变性；右膝关节囊、髌上滑膜囊积液。就诊时见右膝关节肿胀、疼痛明显，稍感局部发热，右膝不能弯曲，行走困难。舌质淡红，苔黄略腻，脉弦涩，微数。查体：扶入病房，跛行，表情痛苦。右膝关节明显肿胀，皮肤不红，皮温较左膝高，髌周压痛，右胫骨平台内外侧缘均有压痛，浮髌试验阳性，因患者屈膝困难，研磨试验、麦氏征、抽屉试验、及侧副韧带分离试验均不能检查。实验室检查报告血常规、血沉、血尿酸、抗"O"检查均正常。中医诊断：膝痹病（气滞血瘀、热瘀阻络证）；西医诊断：右膝关节滑膜炎。治疗以活血化瘀、清热消肿、舒筋通络为法。给予右膝关节腔内穿刺抽取关节内积液，并用绷带加压包扎；再配合内服四妙散加味治疗，处方：黄柏 9g、薏仁 20g、苍术 12g、川牛膝 15g、桃仁 10g、红花 10g、赤芍 12g、威灵仙 12g、丹参 12g、泽泻 12g、防风 12g，7 剂，水煎取汁分 3 次服，日 1 剂。中药熏洗：在上方药渣的基础上加入独活 20g、伸筋草 20g、舒筋草 20g、透骨草 20g、露蜂房 15g、防己 20g、香加皮 20g、三棱 20g、莪术 20g、木通 20g，水煎熏洗右膝关节，早晚各 1 次。外敷本院院内制剂岐黄散加黄连膏，每日更换 1 次。嘱其卧床休息，抬高患肢。二诊（2010 年 5 月 14 日）：患者诉右膝关节肿胀基本消失，疼痛明显减轻，可下床行走，轻微跛行，查体：右膝关节未见明显肿胀，皮温恢复正常，髌周轻微压痛，右胫骨平台内外侧缘轻微压痛，浮髌试验阴性，研磨试验阴性。治疗给予针刺内外膝眼、足三里、阴陵泉、丰隆，取 1.5 寸毫针进针 1~1.2 寸，采用捻转泻法，得气后配合艾炷温灸 2 炷，每日 1 次。停服中药，继续配合中药熏洗，处方：川牛膝 20g、川断 20g、归尾 20g、独活 20g、伸筋草 20g、舒筋草 20g、透骨草 20g、防己 20g、香加皮 20g、三棱 20g、莪术 20g、海桐皮 20g、路路通 20g，5 剂，水煎熏洗右膝关节，早晚各 1 次，每剂用 2 天；外敷岐黄散加黄连膏，每日更换 1 次。嘱其加强右膝关节适宜功能锻炼。三诊（2010 年 5 月 24 日）：患者临床诸症基本消失，行走活动基本恢复正常，继续予以上述中药熏洗方 5 剂外用熏洗，并配合右膝关节适宜功能锻炼以巩固疗效。随访 3 个月未复发。

按：膝关节滑膜炎是以膝关节肿胀、积液为主要症状的非感染性炎症，分急性创伤性滑膜炎和慢性滑膜炎。属于中医"痹证""鹤膝风"等范畴。本案患者青年男性，因打篮球扭伤右膝部而伤及右膝筋脉，"膝为筋之府"，以致膝关节筋脉受损，血脉损伤，瘀血内生，局部气血运行不畅，而致津液不化，水湿内停，郁积而热，代谢失常，故见右膝关节肿胀、疼痛明显，局部发热，活动不便等症状，其舌质淡红，苔黄略腻，脉弦涩，微数，此为气滞血瘀、热瘀阻络之征象。初诊予以内服四妙散加味为主，以达清热利湿、活血化瘀、消肿止痛的目的。方中黄柏清热燥湿、消肿祛腐，且有明显消炎作用；苍术燥湿健脾、祛风散寒，有持续利尿作用；薏仁健脾补肺、清热利湿；桃仁、红花活血化瘀止痛；赤芍、威灵仙清热凉血，祛风通络，善治肢节筋脉拘急；泽泻利小便，清湿热；防风解表祛风，胜湿止痉，取"风能胜湿"之意；丹参活血通络；川牛膝活血祛瘀、引诸药下行，使湿热之邪有出路。再配以中药熏洗使其药力和热力的有机结合，从皮到肉，从筋到骨，层层渗透，能使皮肤和患部的血管扩张，促进局部和周身的血液循环及淋巴循环，加速新陈代谢，改善局部组织营养，增加细胞通透性，促进水肿和炎症产物的吸收，从而使肿胀消失，疼痛缓解。结合中药外敷岐黄散加黄连膏使热得以消、火得以泻、湿得以利、血得以行。二诊给予温针灸治疗，使其通过针刺调节经气，疏通局部的气血运行，并结合艾灸，可温通血脉，使痹阻经脉通畅。两种疗法相互叠加，相互促进，共同作用，以促进膝关节血液循环，加快炎症吸收，加速损伤的滑膜修复，再配合适宜的功能锻炼，从而达到巩固疗效，临床治愈的目的。

二十六、急性踝关节扭伤案

张某，男，37岁，公务员，重庆市渝中区人。初诊（2006年11月18日）：患者因"运动扭伤致右踝关节肿胀、疼痛1天"前来就诊。主诉因打篮球时不慎扭伤右踝，当即感右踝部肿胀、疼痛，活动不便，查体：右外踝部肿胀明显，皮下明显瘀斑，外踝前外侧压痛明显，右踝关节内翻、背伸功能受限。右踝关节经CR片检查：未见明显骨折及关节脱位征象。中医诊断为：右踝部伤筋（血瘀气滞证）；西医诊断为：急性右踝关节扭伤。采用梅花针刺络拔罐配合中药外敷、绷带固定。方法如下：首先将患处严格消毒，医者手持消毒后的梅花针重度叩刺右外踝瘀血、肿胀明显之处，并至出血为止，然后将消毒后的小号火罐拔在出血处约 5 分钟，出血量约 3~4ml，取下火罐后将患处严格消毒，外敷消肿止痛膏，绷带包扎固定。由于患者为内翻扭伤，所以绷带从内侧向外侧包扎并使踝关节尽量处于外翻位，并用宽胶布固定于右外踝，以防止右踝关节内翻。嘱其勿负重行走，抬高患肢，活动远端趾关节。二诊（2006 年 11 月 21 日）：患者诉右外踝肿痛明显减轻，右踝关节功能明显改善，行走轻微跛行。查右外踝前下方轻微肿胀，皮下瘀斑明显消退，外踝前外侧压痛，右踝关节内翻、背伸基本恢复正常。再次给予右外踝局部梅花针中度叩刺加拔罐及外敷活血消炎止痛膏，绷带包扎固定方法同前。三诊（2006 年 11 月 25 日）：患者诉右踝关节肿痛基本消失，行走活动基本恢复正常，继续予以外敷活血消炎止痛膏及绷带包扎固定巩固疗效。半月后随访痊愈。

　　按：急性踝关节扭伤属于中医"伤筋"范畴。《圣济总录·伤则恶血不散》云："若因伤折，内动经络，血行之道不得宣通。瘀结不散，则为痛为肿。"其明显指出本病的发病机理是因局部经络受损，血瘀气滞，津液涩渗而出现疼痛、肿胀、瘀血。本病一般分为内翻扭伤和外翻扭伤，其中以内翻扭伤多见，本患者为内翻损伤，所以绷带包扎时应从内侧向外侧包扎并使踝关节尽量处于外翻位，并用宽胶布固定于右外踝，以防止右踝关节内翻。踝关节扭伤后切忌立即牵拉揉捏患处，否则会加剧血管破裂和韧带损伤，加重肿胀及疼痛。采用梅花针刺络拔罐配合外敷中药治疗本病既能使局部瘀血解除，又能达到活血消肿、舒筋通络的作用，从而促进局部软组织的修复。

二十七、踝关节创伤性关节炎案

　　王某，女，53 岁，自由职业者，重庆市沙坪坝区人。初诊（2016 年 10 月 27 日）：患者于 7 月前因扭伤致右踝关节外侧肿胀、疼痛，活动受限，在外院经相关检查后诊断为"右外踝撕脱性骨折"，予以中药外敷内服、夹板固定后症状虽有好转，但仍感动则肿胀、疼痛加重。后在我院门诊诊断为"右踝关节创伤性关节炎、右踝关节骨质疏松症"，经电针、中药熏蒸、外贴活血贴膏、内服药物（补骨胶囊、大活络胶囊）及肌注依降钙素注射液等治疗约 1 月后，患者右踝关节疼痛减轻，但右外踝后侧肿胀仍存在，负重行走则感右踝周围疼痛、乏力。查体：神志清楚，形体适中，跛行步入病房。右外踝皮色瘀滞，外踝轻度肿胀，外踝后缘轻度压痛，右踝关节跖屈功能较左踝减弱，背屈、内外翻功能正常。舌淡红，舌下脉络少许瘀滞，苔薄白，脉弦。CR检查示：右侧腓骨远端陈旧性骨折改变，右侧距舟关节内侧间隙明显变窄，骨质增生变尖。右踝关节CT检查示：右侧腓骨远端陈旧性骨折改变，右踝部骨质疏松。中医诊断：右踝伤筋（瘀血内阻、筋骨失养证）；西医诊断：右踝关节创伤性关节炎。治以"活血通络、补肝益肾、强筋壮骨"为法。首先针刺右绝骨、阳陵泉，捻转补法，得气后温针灸各1炷。再予以右丘墟透刺商丘，右昆仑透刺太溪，得气后电针疏密波刺激20分钟。右踝关节推拿，先以舒筋、理筋手法放松下肢肌肉，继以踝关节摇曳法被动活动关节，以改善受限的跖屈功能。交替内服院内制剂养筋胶囊2g，日3次，肝肾胶囊2g，日3次（即服用两日养筋胶囊后继服肝肾胶囊，交替进行）。嘱其适当加强右踝关节平衡功能训练及提踵训练，每次20~30分钟，日2次，以不感到疲劳及疼痛为度。二诊（2016年11月2日）：患者诉负重行走后右踝关节疼痛已较轻微，右踝关节活动功能稍有改善。但行走后仍见右跟腱部位肿胀。继续前法治疗，同时配合中药熏洗。处方：独活20g、川牛膝20g、制乳香15g、制没药15g、海风藤30g、威灵仙20g、海桐皮30g、桃仁20g、红花20g、当归尾20g、伸筋草30g、舒筋草30g、透骨草30g，5剂，水煎熏洗右踝部，早晚各1次，日1剂。三诊（2016年11月8日）：患者诉右踝关节疼痛基本消失，右踝关节活动功能明显改善，但在行走后右跟腱部位仍见轻微肿胀，休息后缓解。嘱其坚持用上方熏洗及主动功能锻炼，1月后随访诸症消失，行走恢复正常。

按：踝关节一旦发生骨折、脱位或韧带损伤，如果治疗不当都会对关节功能造成严重影响，由于关节内骨折，关节面不光滑，或骨折畸形愈合，破坏了关节负重力线，使关节软骨破坏，或骨折、脱位固定时间过长，骨质疏松或脱钙，关节粘连，肌肉萎缩，肌力下降，促进静脉回流的作用即肌泵作用减弱，日久小静脉瘀滞、回流受阻，局部微循环障碍，组织缺血缺氧，骨关节内压力升高而致关节疼痛、功能障碍。本案患者因扭伤致右踝筋骨受挫，血络破损，局部气血瘀滞，经络不通则见疼痛、肿胀，虽经治疗好转，但过程中未能避免右踝负重，瘀血未能清除，则"瘀血留滞，外肿内痛，肢节痛倦"（《理伤续断方》）。瘀血不去则新血不生，无以濡养筋骨，故影像学资料仍可见骨折影像及骨质疏松。本例患者为瘀血内阻、筋骨失养所致，此为瘀虚同见，故当瘀虚同治，方可痊愈。《难经·四十五难》曰"筋会阳陵泉，髓会绝骨"，温针灸两穴能补髓壮骨、养血柔筋；透刺踝周穴位可以精简用穴而扩大针刺的作用，其次能增强刺激量，针感容易扩散、传导，起到分别刺两穴所不能起的作用。推拿手法能改善踝关节局部血液循环、放松肌肉、松解粘连，通过被动运动能恢复关节功能。配合内服院内制剂"养筋胶囊""肝肾胶囊"，可补益肝肾、强筋壮骨。两种药交替服用是我们临床用药经验，既可减少用药量，免伤脾胃，又可防止长期用药后机体对药物的不应性。中药熏洗可借汤药热性将药性从皮至肉，从筋至骨，层层渗透，发挥活血止痛、养血柔筋之功。方中川牛膝可祛风利湿、通经活血，因其有趋于下的作用，又可引导诸药直达病所；制乳香偏于行气伸筋，制没药偏于散血化瘀，二者相须为用有通气活血之力，又善治风寒湿痹，二者虽为开通之药，又不至耗伤气血；独活、海风藤能祛风通络、宣痹化湿，威灵仙能祛风湿、通经络、软骨刺；当归尾活血通络、化瘀止痛，桃仁、红花活血通络、散瘀止痛，伸筋草、舒筋草祛风散寒、除湿止痛，透骨草祛风除湿、温经止痛。诸药共用以达祛风除湿、活血通络、散瘀止痛之功。

我们特别强调踝关节主动功能锻炼的重要性，踝关节平衡训练可以减少关节再次扭伤的几率，提踵训练可以增加下肢的肌力及踝关节稳定性，主动功能锻炼还能改善血循环，使疏松骨质得到康复。

二十八、软组织损伤案

毕某，男，41岁，工人，重庆市九龙坡区人。初诊（2016年1月11日）：患者因"跌伤致腰部疼痛2天"前来就诊。患者体质健壮，主诉因在搬运东西时用力不慎扭伤腰部，当即感腰部右侧疼痛，不能站立，无大小便失禁及下肢功能障碍等。就诊时见腰部右侧疼痛明显，不能伸直，大便2日未解，小便略黄。查体：腰部肌肉紧张，呈板状，尤以右侧为甚，腰3~骶1椎旁右侧肌肉明显压痛，无放射痛，双臀部及下肢无压痛，直腿抬高试验阴性，屈颈试验阴性。腰椎CR片检查示：腰椎各椎体、椎间隙及附件未见异常。舌淡红，苔薄白，脉弦涩。中医诊断：腰部伤筋（血瘀气滞证）；西医诊断：腰部软组织损伤。治疗以活血通下为法，予以复元活血汤加减，处方：柴胡15g、瓜蒌根12g、当归12g、桃仁10g、红花10g、甲珠9g、酒大黄9g、甘草6g、三七10g、枳实12g、厚朴9g。水煎取汁分3次服，日1剂。同时采用快针法针刺腰部阿是穴，得气后出针，并在患处外贴红肿膏，日1次，每次 8 小时，嘱其卧床休息，勿站立行走活动。二诊（2016 年 1 月 15 日）：患者诉腰痛已较轻微，活动基本恢复正常，予以活血膏外贴患处以巩固疗效，嘱其配合腰背肌适宜锻炼。三诊（2016 年 02 月 16 日）：患者腰痛痊愈约 1 月后又因"撞击伤致左侧胁肋部疼痛 3 天"前来就诊。主诉因被重物撞击后出现左侧胁肋部疼痛，转侧不利，起卧不便，吸气时痛甚。查体：左侧胁肋部平 8~10 肋腋前线处局部可见皮下瘀血、肿胀，局部压痛明显，胸廓挤压征阴性，舌淡苔薄白，脉细涩。CR 片检查：未见明显骨折征象。中医诊断：左侧胁肋部伤筋（血瘀气滞证）；西医诊断：左侧胁肋部软组织损伤。治疗予以复元活血汤加川楝子 10g、香附 10g、制乳香 6g、制没药 6g。水煎取汁分 3 次服，日 1 剂。并用活血膏外贴患处，日 1 次，每次 8 小时。四诊（2016 年 2 月 20 日）：患者诉胁肋部疼痛未见减轻，反较前加剧，并出现神疲乏力、短气、排便无力等。进一步询问病情，患者诉自上次腰部损伤治愈后，常感头昏气短、神疲乏力、嗜睡等。其舌质淡，舌下络脉少许瘀点，脉细涩。故中医辨证为"气虚血瘀"之证，治疗以"益气活血"为法。药用：黄芪 30g、党参 15g、炒白术 12g、当归尾 12g、陈皮 10g、柴胡 6g、升麻 6g、赤芍 10g、桃仁 10g、红花 10g、枳壳 9g。水煎取汁分 3 次服，日 1 剂。同时温针灸中脘、双侧足三里，各 2 炷；针刺双侧太冲、阳陵泉，用捻转补法，留针 15 分钟，日 1 次。五诊（2016 年 2 月 23 日）：患者诉胁肋疼痛已较轻微，活动基本正常。续上方去赤芍、桃仁、红花再进 3 剂以善后。随访半年未复发。

按：本案病例说明，跌仆损伤之人，虽然体质健壮，经用活血通下法治愈，但阳气必将受到一定耗损，在阳气尚未恢复时，再发生跌仆损伤，如仍以活血祛瘀法为主治疗，阳气将更加亏损，此时虽有瘀血，法当温阳益气为主，阳气足则血行，血行则痛自止。同为一人，同此一病，因体质变化而产生差异，用药也应有所变化。近年来，随着活血化瘀之法在临床上的日益广泛应用，那种一见瘀血便以活血化瘀之法为主的治法有所增加，这种治法与辨证施治的精神颇相矛盾。从中医学辨证求本的精神来看，产生和影响瘀血的因素是多方面的，因此不能在临床上一见瘀血都一概以活血化瘀之法统治。通过本案，我们认为从药物进入人体后所发挥的作用，要以人体内各种不同情况而发生变化的角度进行探讨，从而得出相同的结论。活血化瘀要因人而异，见瘀休贸然祛瘀。

二十九、痛风性关节炎案

钱某，男，39岁，经商，重庆市南岸区人。初诊（2012年5月25日）：患者因"左足第一跖趾关节疼痛5天，加重伴红肿热痛1天"前来就诊。患者主诉5天前无明显诱因出现左足第一跖趾关节处轻微疼痛，由于症状较轻未引起重视，未到医院做正规检查及治疗；1天前因食鱼后出现左足第一跖趾关节处明显红肿热痛，触之烫手，动则加重，行走活动不便，遂到当地医院就诊，检查尿酸：486μmol/L，初步诊断为"痛风性关节炎"，予以口服芬必得及白嘌呤等药物，但症状未见明显缓解。就诊时见左足第一跖趾关节周围刺痛，痛不可触，局部黯红微烫、肿胀，夜间疼痛较甚且影响睡眠，饮食及大小便正常，舌淡红苔白，脉弦涩。查体：左足第一跖趾关节周围局部暗红微烫、肿胀，局部压痛明显，第一跖趾关节活动受限。尿酸：501μmol/L；血常规：白细胞9.6×10⁹/L，粒细胞百分比86.5%；抗"O"类风湿阴性；血沉：15mm/h。中医诊断：热痹（湿热夹瘀证）；西医诊断：痛风性关节炎，治疗以清热利湿、活血止痛为法。予以中药二联法，即痛风舒汤加减配合四黄定痛膏外敷治之。痛风舒汤处方：黄柏15g、薏苡仁30g、苍术12g、川牛膝12g、威灵仙12g、银花藤12g、土茯苓20g、络石藤12g、山慈菇6g、丹参15g、车前仁12g（包煎）、桃仁10g，4剂，水煎取汁分三次服，日1剂。四黄定痛膏处方：黄连、黄柏、黄芩、栀子、蒲公英、芙蓉花叶、山慈菇、乳香、没药、生南星、细辛、独活（比例按2.5：2.5：2.5：2.5：2.5：2.5：1.8：1.5：1.5：1.2：1.2：2），上药共研为细末，混合均匀备用。使用时按病变区域大小取适量散剂，放入调药碗中加麻油调匀，敷贴患处，并用绷带固定，每日换药1次。嘱其注意饮食，宜多饮水，忌食海鲜、豆制品、啤酒、动物内脏及辛辣食品等。二诊（2012年5月29日）：患者又出现右足第一跖趾关节疼痛、红肿，查血常规：白细胞6.6×10⁹/L，粒细胞百分比81.8%，尿酸和肾功检查均正常。在前方基础上银花藤加至20g，土茯苓加至30g，并加野菊花20g、泽泻9g、丹皮9g，以增强清热解毒、活血凉血、消肿止痛的作用；车前仁减至9g（包煎）以免通利太过而伤及肾。并配合针刺阴陵泉、三阴交、阳陵泉、太冲、公孙，用捻转泻法，配合电针密波刺激，留针20分钟，日1次。三诊（2012年6月2日）：患者临床症状已较轻微，行走活动基本恢复正常，予以四黄定痛膏外敷患处3次以巩固疗效。嘱其注意饮食，宜多饮水，忌食海鲜、豆制品、啤酒、动物内脏及辛辣食品等。随访3月未复发。

　　按：痛风性关节炎是一种常见病，其病因是由于嘌呤代谢失调，导致体内血尿酸含量增高，尿酸盐沉积于关节、关节周围组织和皮下组织引起关节的红肿、发热、疼痛。长期可导致骨与关节破坏、畸形、功能障碍，晚期还可并发肾炎、结石、高血压病和心血管疾病。本病属于中医学的"痹证""脚气""历节风"范畴。古代医家元·朱丹溪《格致余论》就曾列痛风专篇，云："痛风者，大率因血受热已自沸腾，其后或涉冷水，或立湿地……寒凉外搏，热血得寒汗浊凝滞，所以作痛，夜则痛甚，行于阴也。"西医治疗多采用秋水仙碱、非甾体类消炎药、别嘌呤醇等，虽然可暂时缓解症状，但服药后大部分患者有恶心、呕吐、腹泻等不良反应，甚至有肝肾功能损害、骨髓抑制，且停用后常复发，难以长期坚持服用。本案患者因摄入鱼类生湿之品，而致痰湿内生，留滞肝脾之经，郁积生热，湿热痹阻，故症见左足第一跖趾关节红肿热痛；又热伤血络而成瘀，瘀血阻络，故症见局部暗红而热肿。我们采用中药二联法，即内服"痛风舒汤"加减与外敷"四黄定痛散"，可达到清热利湿、活血止痛的作用。方中黄柏为君，取其苦为燥湿，寒以清热，其性沉降，长于清下焦湿热；苍术，辛散苦燥，长于健脾燥湿，与黄柏相伍，清热燥湿，标本兼顾；威灵仙祛风湿、通经络；银花藤清热解毒、通络止痛；土茯苓解毒除湿、通利关节；络石藤祛风通络，凉血消肿；山慈菇清热解毒，消肿散结化痰；丹参凉血活血、通络止痛；薏苡仁利湿健脾、舒筋除痹、清热排脓；车前仁清热利尿、渗湿祛痰；桃仁活血化瘀；川牛膝则能活血化瘀，引诸药下行为之使药。配合外敷四黄定痛膏，方中四黄（黄连、黄柏、黄芩、栀子）共达清热燥湿、解毒败火之用；山慈菇清热解毒，消肿散结化痰，有迅速消除关节肿痛作用；芙蓉花叶长于消肿散结、清热拔毒；乳香、没药长于活血消肿、通络止痛；生南星专走经络，偏于祛风痰、散结消肿止痛；独活祛风胜湿；蒲公英清热消肿、散结止痛；细辛辛温，既散少阴肾经在里之寒邪以通阳散结，又搜筋骨间的风湿而蠲痹止痛。二诊患者病情未见好转并出现右足第一跖趾关节红肿疼痛，主要考虑局部湿、热、瘀邪未除，肝脾经络不畅，故加入野菊花、泽泻、丹皮以增强清热解毒、活血凉血、利湿消肿的作用，再配以针刺足太阴脾经合穴阴陵泉清利湿热，健脾理气，益肾调经，通经活络；三阴交为足太阴、厥阴、少阴三经交会穴，具有清利湿热、利水消肿的作用，《针灸甲乙经》曰"足下热，胫痛不能久立，湿痹不能行，三阴交主之"；阳陵泉为足少阳胆经合穴，又为八会穴，具有活血通络、疏调经脉的作用；太冲为足厥阴肝经的输穴、原穴，针刺太冲可以清利肝脾经络湿热之邪，解决肝脾经络不畅；公孙为足太阴络穴，能够以水湿风气的形式运化脾经之气，具有健脾化湿、通经活络的作用。并配合电针疏密波刺激能够加强穴位刺激，起到疏经通络、消肿止痛的作用。本病痊愈后患者必须注意饮食调节，宜多饮水，忌食海鲜、豆制品、啤酒、动物内脏及辛辣食品等。并积极配合适宜的体育锻炼，增强自身体质，预防疾病复发。

三十、周围性面瘫案

杨某，女，56岁，退休工人，重庆市渝中区人。初诊（2015年12月21日）：患者因"左侧口眼歪斜6天"前来就诊。患者主诉6天前晨起风吹后出现左侧口眼歪斜，漱口时左侧口角漏水，吃饭时食物塞于左颊部，并感觉左耳根部轻微疼痛，无头痛头晕、无四肢麻木，饮食二便正常。在外院检查诊断为"面神经炎"，给予甲钴胺、强的松片等药物治疗后未见明显好转。就诊时见左侧面部肌肉僵硬，左侧口角歪向健侧，左侧额纹消失，左眼睑不能闭合，左侧鼻唇沟变浅，口角下垂，不能做皱眉、闭眼、鼓腮、吹气等动作，左侧面部时有痉挛，舌红苔白，脉细紧。中医诊断：口僻（风邪中络）；西医诊断：周围性面瘫。治疗以祛风解痉、疏经通络为法。给予针刺合谷（双）、太冲（双）、风池（双）、左侧颊车、地仓、下关、阳白、太阳、四白，采用捻转泻法，并配合电针治疗仪疏密波刺激，每次20分钟，日1次；内服牵正散加减，处方：白附子9g、僵蚕10g、全虫粉9g、丹参12g、当归尾12g、防风12g、葛根15g、钩藤12g、白芍12g、炙甘草6g，水煎取汁，分3次服，日1剂。二诊（2015年12月28日）：患者诉左侧口眼歪斜明显改善，漱口时左侧口角漏水及吃饭时食物塞于右颊部等现象消失，左耳根部疼痛及右侧面部痉挛症状消失，做皱眉、闭眼、鼓腮、吹气等动作明显改善，但左眼睑不能完全闭合。针刺合谷（双）、太冲（双）、风池（双）、左侧地仓透颊车（左）、阳白透鱼腰（左）、下关、牵正、四白，采用平补平泻法，并配合电针治疗仪疏密波刺激，每次20分钟，日1次。患者经治疗6次后上述症状及体征消失，面部功能恢复正常，随访3个月未复发。

按：周围性面瘫属中医"口眼歪斜""口僻"、"口㖞"范畴，本病可见于任何年龄，以 20~50 岁者多见，发病急速，为单纯性的一侧面颊肌肉弛缓，无半身不遂、神志不清等症状。《内经》曰："足阳明之筋……其病……卒口僻，急者目不合，热则筋纵，目不开。颊筋有寒，则急引颊移口；有热则筋弛纵缓，不胜收故僻。"本病多由络脉空虚，风寒之邪乘虚侵袭面部阳明、少阳、太阳手足三阳经脉，气血阻滞，经筋失于濡养，肌肉弛缓不收所致。合谷、太冲为循经远道取穴，两穴对头面之疾最为有效。《四总穴歌》："面口合谷收。"《百症赋》："太冲泻唇喎以速愈。"从生物全息律角度也证明了合谷与太冲在分属四肢相对应部位的条件下整体特别是头面部调节治疗的同步作用。故四关穴对头面部病症有着独特的治疗效应，再加以配合针刺手足三阳在头面部的穴位及邻近穴位，更使其功能相得益彰，共达祛风散寒、通络解痉、引邪外出的作用。相关研究证明，通过针刺以上诸穴，可以改善面部血液循环，减轻面部组织水肿，促进面神经功能恢复。配合内服中药牵正散加减，则可达到祛风解痉、化痰通络之功，针药并用，药证相合，取效快速。